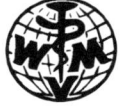

JOHANNES HUBER
ALFRED WORM

Frau sein
ein Leben lang

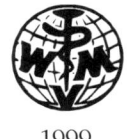

1999

VERLAG WILHELM MAUDRICH
WIEN – MÜNCHEN – BERN

Wie jede Wissenschaft ist die Medizin ständigen Entwicklungen unterworfen. Forschung und klinische Erfahrung erweitern unsere Erkenntnisse, insbesondere was die medikamentöse Therapie anlangt. Soweit in diesem Werk eine Dosierung oder eine Applikationsform erwähnt wird, darf der Leser darauf vertrauen, daß Autoren und Verlag große Sorgfalt darauf verwandt haben, daß diese Angaben dem Wissensstand bei Fertigstellung des Buches entsprechen. Der Verlag kann jedoch keine Gewähr für Dosierungsangaben und Applikationsformen übernehmen und ersucht jeden Leser, die vorgeschlagenen Therapien nur nach fachärztlicher Verordnung vorzunehmen.

Inhalt

Die Frau – ein Mysterium

EIN PRINZIP: DAS WORT – DIE PFLANZE – DAS MESSER

Was ist eine Frau?, fragte sich einmal der französische Schriftsteller Pierre Carlet de Chamblain Marivaux. Seine Antwort: „Um dies zu definieren, müßte man sie kennen. Und wenn man heute mit dem Definieren begänne, würde man frühestens beim Weltuntergang damit zu Ende kommen."

Marivaux lebte zwischen 1688 und 1763, aber seine „Definition" hat heute noch dieselbe Gültigkeit wie vor drei Jahrhunderten. Seit jeher wurden dem weiblichen Geschlecht mystische, fast unheimliche Fähigkeiten zugeschrieben. Die Geheimnisse der Frau waren im düsteren Mittelalter Grund genug für allerlei Mutmaßungen. Die Inquisition versuchte gewaltsam dorthin einzudringen, wo die Schöpfung ihren großen Plan verwirklichte. Was nicht erklärt werden konnte, ist böse. Und was böse ist, kann nur ein Werk des Teufels sein. Zahllose Frauen starben schuldlos am Scheiterhaufen – als Opfer jener Inquisition, die das geheimnisvolle Wesen Frau nicht zu ergründen vermochte.

Die Wissenschaft hat sich weiterentwickelt. Eine Revolution – eine medizinische Revolution – wird schon in wenigen Jahren unseren Planeten völlig verändern: Die Medizin wird über sichere Methoden verfügen, mit denen die Menschheit vor Krankheiten und frühem Tod bewahrt werden kann. Das faszinierende Geheimnis Frau wird aber auch in Zukunft nicht voll entschlüsselt werden können. Ein Mysterium bleibt ungründet, das am Anfang des Menschwerdens stand – jene unendliche Kraft nämlich, die aus dem Nichts vernunftbegabte Wesen mit Körper und Seele werden ließ.

Im weiblichen Körper sind starke Substanzen vorhanden, deren Kraft jeder Zerstörung widersteht

Das Geheimnis des Lebens liegt im Geheimnis der Frau verborgen

Und die Bibel irrte: Eva war der erste Mensch und nicht Adam

1

und deren Struktur Leben sichert. Es sind dies uralte Moleküle, die schon mit Beginn der ersten Organismen auf unserem Planeten wirkten. Zuerst erfüllten diese Moleküle in Pflanzen, Tieren oder Insekten ihre Aufgabe – Jahrmillionen später taten sie dies auch beim Menschen.

Ihr einziger Zweck: die Weitergabe des Lebens – die Erhaltung der Art. Nur die Frau – und nicht der Mann – wurde von der Natur auserkoren, unentwegt Leben weiterzuschenken. Jene geheimnisvollen Ursubstanzen sind der Motor zur immerwährenden Reproduktion.

Mit der Weitergabe des Lebens betraute die Evolution die Frau und nicht den Mann

Im Normalfall bleibt eine Frau immer Frau und der Mann immer Mann. „Frau sein ein Leben lang" – der Titel dieses Buches – wäre demnach ein Widerspruch in sich selbst, genau genommen sogar ein festgeschriebener Nicht-Widerspruch, hart am Rande eines Pleonasmus („Der weiße Schimmel" oder: „Frau sein für ewig"). Der Buchtitel will freilich mehr. Er soll die Rolle der Frau in der Biochemie und in der Menschheitsgeschichte würdigen, aber auch die komplexen Zusammenhänge aufzeigen, in die das weibliche Geschlecht in ganz besonderer Weise eingebunden ist.

„Frau sein ein Leben lang" – dieser Imperativ kann aber auch als Anleitung für Gesundheit und Wohlbefinden aufgefaßt werden.

Das weibliche Hormonsystem gleicht einer komplizierten Schweizer Markenuhr, das männliche Hormonsystem eher einem billigen Wecker

Dieses Buch ist in ganz besonderer Weise für Frauen bestimmt – viele der angesprochenen Probleme sind aber auch auf den Mann anwendbar. Verständlicherweise steht jedoch das weibliche Geschlecht im Mittelpunkt der Ausführungen. Physisch ist schließlich der weibliche Körper weitaus intensiver in die Fortpflanzung involviert als der männliche. Er ist daher zwangsläufig komplizierter gebaut, hat er doch die verschiedenen Systeme zu steuern, die von der Natur zur Reproduktion (Fortpflanzung) vorgesehen sind. Komplexe Systeme sind störanfälliger. Das erklärt, warum gewisse Probleme nur bei der Frau, niemals aber beim Mann auftreten. Davon betroffen sind jene frauenspezifischen Organe, ohne die es keine Schwangerschaft und somit keine Fortpflanzung geben kann: Brust, Gebärmutter oder Eierstock. Andere Probleme wiederum – etwa Depression, Arthritis, Herz- oder Augenerkrankungen – treffen nicht nur Frauen, an ihnen leiden auch Männer.

Das vorliegende Buch sollte daher für Männer kein Tabu sein.

Am Anfang stand das Wort

Es gab Zeiten, in denen Frauen fast schon routinemäßig auf die Tische der Operateure gelegt wurden. Es gehörte zum guten Ton, auf Parties über die Vor- und Nachteile entfernter Eierstöcke zu plaudern. Amputationen hatten – eine Fehlentwicklung gewisser Jahre – nahezu schon gesellschaftspolitische Dimensionen angenommen.

Die Zeiten haben sich – ein Segen für die Frauen, aber freilich auch eine Unbill für die Chirurgen – geändert. Das Skalpell wird heutzutage nur noch dann angesetzt, wenn es sich absolut nicht mehr vermeiden läßt.

Die einfache Mechanik mußte hoch intellektuellen Alternativen weichen. Vergleichbar ist diese erfreuliche Entwicklung mit der Quantenphysik. Über ein Jahrhundert lang setzte maschinelle Mechanik Energien von einem Zustand in einen anderen um. In jüngster Zeit freilich ist die Wissenschaft tief in den Mikro- oder Makrokosmos eingedrungen – Züge werden heute schon längst nicht mehr mit Dampf betrieben. Der „Quantensprung" – der Übergang eines mikrophysikalischen Systems aus einem stationären Zustand in einen anderen – schuf die Quantenmechanik, die Quantenbiologie, die Quantenchemie, die Quantenelektrodynamik und -elektronik, die Quantenlogik, die Quantenoptik und allerlei sonstige Systeme, denen das Wort „Quanten" vorangestellt werden kann. Die Wissenschaft erforschte besonders sorgfältig die Thermo-

Die Gesundheit des weiblichen Körpers erfaßt nur der, der um die reproduktiven Vorgänge (Fortpflanzung) Bescheid weiß

Das Zeitalter der mechanistischen Medizin ist vorüber

dynamik (Wärmelehre), aber auch – als neues Angstpotential der Menschheit – die Atomkraft.

Ebenso entwickelte sich die Gynäkologie weiter – weit weg vom Skalpell hin in Richtung Prävention und alternative Heilmethoden.

Die Medizin steht vor einem Quantensprung

Daß im vergangenen Jahrhundert die Dampfmaschine erfunden und eingesetzt wurde, war aus der Sicht der damaligen Zeit ein Quantensprung. Daß dann die Dampflokomotive bis hinein in unsere Zeit das Transportmittel schlechthin war, kommt nicht von ungefähr. Das menschliche Wissen macht Sprünge – Fachleute sprechen davon, daß es oszilliert. Und zu diesen Gesetzen gehört eine Zeit der Ruhe, in der sich der Geist ausruht und regeneriert ebenso wie die hektische Wissenschaftsexplosion.

Die Menschheit mag über die Eroberung des Weltraums dieser oder jener Meinung sein – so suspekt die raketenunterstützten Spionagesysteme auch sein mögen und so sehr die diversen Weltraumabenteuer („Star Wars") auch angezweifelt werden können, so haben sie doch eine intellektuelle Initialzündung bewirkt, die den gesamten Wissenschaftsbereich erfaßte.

Die Weltraumtechnologie war der Motor eines Quantensprungs für die Menschheit; in der Medizin ebenso wie in der Computer- oder Gentechnologie.

In den nächsten Jahrzehnten beginnt die „Weltraumfahrt" der biologischen Disziplinen. Die Naturwissenschaften werden ein völlig neues Bild vom Menschen zeichnen

Es ist geradezu kurios, daß sich die Wissenschaftler durch die Analyse der im Weltall vorhandenen Kleinstbausteine der Materie bis an den Urknall herantasten. Um nach vorne zu schauen, blickt die Wissenschaft zurück. Um zu den letzten Bestandteilen der Atome vorzudringen, und damit zum Beginn von Raum und Zeit, bedürfte es einer (ursprünglich nur militärisch geplanten) Eroberung des Alls.

Vielleicht wird es irgendwann einmal gelingen, auch jene Urmoleküle im Detail zu erforschen, die über die Frau zur Weitergabe des Lebens bestimmt sind.

Zurück zu den „Sprüngen" der Wissenschaft. Die Physik ist dabei, unentwegt ein Gesetz nach dem anderen zu enträtseln. Das Verständnis der Materie wird von Tag zu Tag größer. Die Wissenschaft ist also nahe daran, bis tief hinein in die tiefsten Ecken der Materie vorzudringen.

Die Biologie dagegen hat Aufholbedarf. Irgendwie blieb sie bei der einfachen und schulmeisterlichen Behandlung von Krankheitssymptomen stecken. Daher sind auch die Grundgesetze des Lebens – Reaktionen in der Welt der Proteine und der RNA (Ribonukleinsäure – eine Säure, die im Zellkern aller Lebewesen vorhanden ist) – derzeit noch weitgehend unerforscht. Die Wissenschaft hat zu diesen fundamentalen Gesetzen des Lebens Theorien, aber von gesicherten Erkenntnissen kann überhaupt keine Rede sein.

Das neue Motto der Naturwissenschaften: „Wohl weiß ich viel, doch ich will alles wissen"

„Wohl weiß ich viel, doch will ich alles wissen", sagt Faust. Würde sein Credo von der Biologiewissenschaft übernommen, stünde der Menschheit noch ein ordentliches Stück Forschungsarbeit bevor. Mit Sicherheit aber kommt auf sie eine neue Medizin zu. Eine Medizin, die – hoffentlich – Leben verlängert, und nicht eine, die von skrupellosen Intellektuellen für abartige Experimente mißbraucht wird.

Alexander der Große löste seinerzeit den Gordischen Knoten auf seine Art: Er zog sein Schwert und durchtrennte die Seile. Ähnlich verhielt sich die Medizin die längste Zeit: Der Chirurg zog das Skalpell und schnitt. Langes Überlegen und Grübeln war oftmals nicht die Sache der Mediziner.

Die Medizin wird zu gut werden – zu gut für unsere charakterliche Inkompetenz

Frei nach Faust will aber mittlerweile auch die Medizin schon ernster nachdenken, ehe irgendein Problem mit dem Schwert gelöst wird. Als Beispiel sei die Gynäkologie zitiert. Man weiß heute längst, daß viele Regelwidrigkeiten bei Frauen hormonellen Ursprungs sind: etwa Myome, Zysten oder Probleme mit der Brust.

In der Vergangenheit
wurde viel zu viel
operiert

In der Vergangenheit wurden diese Erkrankungen radikal – mit dem Messer – gelöst. Intellektuell war das nach damaligem Wissensstand redlich. Schließlich war die Forschung für andere Lösungslogistiken noch nicht reif genug, das Wissen über grundsätzliche Zusammenhänge noch nicht vorhanden.

Mittlerweile haben sich neue Wissenschaftszweige etabliert. Die Endokrinologie und die Parakrinologie beispielsweise sind Teil einer ganz neuen Medizin. Heute ist bekannt, daß der weibliche Körper durch Botenstoffe oder Kommunikationsfaktoren gesteuert wird, die entweder im Blut zirkulieren oder sich nur im Gewebe befinden. Mit diesem Wissen kann bei vielen Frauenleiden auf das Messer ganz verzichtet und die Behandlung dort angesetzt werden, wo Störungen auftreten – bei den Hormonen.

Freilich ist diese Sicht der Dinge nicht die vieler Chirurgen. Wohl aber ist es eine ausgesprochen humanistisch-hellenistische Sichtweise, die auch von einigen Ärzten der Antike praktiziert wurde. Das Johannes-Evangelium (entstanden um das Jahr 100 n. Chr.) stellt nicht ohne Grund das „Wort" an seinen Anfang. Diese „Frohbotschaft" (Übersetzung von „Evangelium") entspricht durch und durch dem philosophischen Hintergrund des weltoffenen, modernen, ja fast liberalen Hellenismus.

Das Zeitalter des
Skalpells geht
zu Ende

Und so soll das, was in der griechischen Antike gut war, auch als Konzept in die moderne Medizin übertragen werden:

> Am Anfang steht das Wort –
> dann kommt die Pflanze –
> und dann erst kommt das Messer.

Das Wort – die erste Priorität

Es ist doch sehr bemerkenswert, daß das fast zweitausend Jahre alte Evangelium nach Johannes – auch das „vierte Evangelium" genannt (in der Reihe nach Markus, Matthäus und Lukas) – heute ein Comeback feiert, das durchaus in die Kategorie „Lifestyle" oder „Zeitgeist" eingereiht werden kann.

„Im Anfang war das Wort, und das Wort war bei Gott, und Gott war das Wort", so lauten die ersten Worte des Prologes des Johannes-Evangeliums. Die Frage des Gottesbegriffes könnte zwar durchaus auch in Medizin-relevante Zusammenhänge gestellt werden, soll aber hier nicht weiter erörtert werden.

Es geht um das „Wort".

Im Anfang war das „Wort". Der Evangelist verwendet diesen tiefgründigen Satz – ganz im Sinne des hellenistischen Weltbildes, in dem er aufgewachsen ist – als Metapher. „Logos" (griechisch) ist mit „Wort" zwar richtig, aber doch nur sehr unvollständig übersetzt. Logos ist ein Zentralbegriff der hellenistischen Philosophie, der dem „Wort" die Gewichtung von Wahrheit, Vernunft und Richtigkeit gibt. Das Evangelium in diesem Sinne gelesen, hieße dennoch: Im Anfang war das Wort Gottes – womit ein Hoheitstitel für Jesus Christus, die Mensch gewordene Wahrheit, gemeint ist. Platon oder Aristoteles verstehen unter „Logos" die absolute Wahrheit einer Aussage; und Heraklit versteht darunter die ordnende Kraft des gesamten Kosmos. Andere philosophische Schulen gehen bei diesem Begriff davon aus, daß das gesamte Weltgeschehen nach dem Schöpfungsplan Gottes abläuft, daß alles der Vorsehung unterliegt.

Wir verwenden das „Wort" in einem daran anknüpfenden Sinn: als neuen Aspekt in der modernen Medizin. Wort, damit ist zunächst das Gespräch gemeint – jenes Gespräch, das der Wahrheitsfindung dient, das Wissen vermitteln und die Vernunft zur Entfaltung bringen soll. Als Beispiel:

Jede ärztliche Intervention muß mit dem Gespräch, mit dem Wort beginnen

Das Gespräch zwischen Patienten und Arzt ist der beste Weg zur richtigen Diagnose

7

Ehe einem gynäkologischen Problem mit dem Messer begegnet wird, soll in einem Gespräch zwischen Arzt und Patientin die Ursache ergründet und daraus die bestmögliche, schonendste und humanste Art der Therapie erarbeitet werden. Vielleicht kann in diesem Gespräch eine Änderung der Lebensweise als optimale Behandlungsmethode erkannt und das Skalpell überhaupt ganz verdrängt werden.

Oft ist das Gespräch auch die Therapie

Aber der „Logos“-Begriff, der ja auch mit „Wahrheit“ verbunden ist, geht weiter. Theoretisch wäre es denkbar, daß ein schwerer chirurgischer Eingriff die einzige Möglichkeit darstellt, ein Menschenleben zu verlängern.

Die Wahrheit dabei ist zweischneidig: Ein Leben kann – verkürzt – ohne schwere Operation und mit richtig eingesetzten schmerzlindernden Medikamenten mit großer Würde weitergehen; es kann aber auch durch eine Operation verlängert werden – im Dämmerzustand einer Intensivstation.

Logos – das Wort im modernen Sinn – bedeutet auch Wahrheit. In gewissem Sinne ist damit auch der Mut zur Wahrheit gemeint, wobei der Grat zwischen Mut, Barmherzigkeit und Verletzlichkeit ein sehr schmaler sein mag.

Die Wahrheit fordert auch den Arzt: „Logos“ ist keine Einbahn und erst recht keine Allerweltsformel, mit der alles über einen Kamm geschoren werden kann.

Logos bedeutet auch Unbequemlichkeit.

Logos bedeutet auch Information; je mehr der Patient informiert wird, umso zufriedener ist er

Die Anamnesemethoden herkömmlicher Art sind sicherlich einfacher: Der Arzt erhebt, meist nach Checkliste, die Vorgeschichte des Patienten, und schreitet nach möglichst kurzen Antworten auf präzise Fragen zur Untersuchung.

Erstaunlicherweise zwingt die Elektronik zur Änderung dieses Procedere. Die Massenkommunikationsmittel – Computer, Internet, TV, Hörfunk, aber auch die Magazine mit Medizinteil – gehen an der Gesellschaft längst nicht mehr vorbei. Vor allem

Frauen sind selbst- und informationsbewußter geworden. Die Gynäkologen sind es schon gewohnt, daß sich Patientinnen vor dem Arztbesuch im Internet genau über ihr Problem informieren und sogar schon über die bestmögliche Behandlungsart diskutieren.

Der moderne Mediziner ist also auch durch den Zeitgeist gezwungen, mehr Augenmerk auf das Gespräch zu legen. Wissen, das der Patientin aus irgend einem Medium nur auszugsweise vermittelt wurde, muß vom Arzt dann oftmals in die richtige Dimension gebracht werden – aber genau das ist bereits ein Teil der Behandlung. Das Gespräch als erster Schritt zur Gesundheit – die moderne Medizin wird selbst erst beginnen müssen, das Wertgefüge neu zu definieren.

Auch wenn der Zeitgeist nicht mehr wie ein Sturm durch unsere Gesellschaft braust – die Medizin kann auf ihn nicht mehr verzichten. Wissen ist Teil des sogenannten „Lifestyles", zumal sich genau dieser gesellschaftlich relevante Trend auch mit den Lebensgewohnheiten des Menschen beschäftigt.

Lebensgewohnheiten können Menschen krank oder gesund machen. Die Lifestyle-Beratung ist daher in der modernen Medizin ebenso wenig wegzudenken wie die so oft gescholtene Gentechnologie.

Der Zeitgeist kann die Gesundheit beeinträchtigen; umso logischer ist es, im Geist der Zeit das tiefergehende Gespräch in die ärztliche Konsultation zu integrieren. Das Geheimnis einer guten Behandlung besteht darin, Vertrauen zwischen Arzt und Patient zu bilden. Versteht die Patientin, der Patient, das Problem, und wird auch noch die Sinnhaftigkeit einer Therapie verstanden, ist das bereits ein erster Teil des Behandlungserfolges. Längst ist heute bekannt, daß die Heilung eines Leidens in erster Linie vom Informationsgrad des/der Betroffenen abhängt. Wenn die Überzeugung vermittelt

Durch das Gespräch gelingt es oft, den Lifestyle zu ändern

Nicht der Reiche wird von der Medizin besser behandelt, sondern der Informierte

9

werden kann, daß durch Änderung von Lebensgewohnheiten schon Heilung, zumindest aber Erleichterung oder Milderung des Leidens ermöglicht wird, dann hat die moderne Medizin schon Wirkung gezeigt.

Die Pflanze – die zweite Priorität

Die Pflanze ist das
Symbol der Hormone

Die Pflanze ist das Symbol für eine konservative Behandlungsmethode, die unter dem Begriff „Heilmittel" subsumiert werden kann. Nach aktuellem Wissensstand ist das jene ursächliche Therapie, die das Messer überflüssig macht. Pflanzen sind Heilmittel, die seit Jahrmillionen aus der Natur gewonnen werden. Viele Heilkräuter werden – nicht selten geringschätzig belächelt – als Placebos oder Beruhigungsmittel abgetan. Diese Abwertung ist hochmütig, denn es steht der modernen Medizin nicht zu, die seit endlosen Zeiten erprobte Heilwirkung bestimmter Pflanzen zu bagatellisieren. Im Gegenteil: Die Pharmakologie scheut nicht davor zurück, bewährte Heilerfolge pflanzlicher Herkunft industriell umzusetzen und all jenen zukommen zu lassen, die nicht auf die Suche nach geeigneten Heilkräutern in die Natur gehen können.

Viele hochwirksame
Substanzen stam-
men aus dem Schoß
von Mutter Natur

Das wichtigste und wirksamste Arzneimittel aller Zeiten ist das Penicillin. Das vom britischen Bakteriologen, Sir Alexander Fleming, 1928 entdeckte Stoffwechselprodukt aus Schimmelpilzen hat Abermillionen Menschen das Leben gerettet. Dieses Antibiotikum ist ein Naturprodukt und Beweis dafür, daß im Tresor der Natur ungeheure Schätze verborgen sind, die nur darauf warten, geborgen zu werden.

Viele hormonähnliche Stoffe stammen aus der Pflanzenwelt. Obwohl Hormone – diese wichtigen Botenstoffe unseres Körpers – nicht apodiktisch mit Pflanzen in Zusammenhang gebracht werden können, leiten sich viele Hormonersatzstoffe aus der Pflanzenwelt ab.

10

Von nicht minderer Bedeutung sind auch Chemotherapeutika, die es in höchst effizienter Form vielfach erst seit wenigen Jahre gibt. Zum Beispiel entstand das zur Behandlung des Brustkrebses eingesetzte Taxol® aus Pflanzen.

Es wäre daher unangebracht, auf das aus Pflanzen gewonnene Heilpotential überheblich herabzublicken – viele Mittel, die von der konventionellen Pharmazie entwickelt wurden, sind nicht immer besser als ähnliche Naturprodukte. Die „Phytomedizin" (Pflanzenheilkunde) ist ein Wissenschaftszweig, der von der Schulmedizin zwar nur zögernd wahrgenommen, aber immer öfter auch von dieser akzeptiert wird. Irgendwann einmal wird vielleicht auch die Phytotherapie routinemäßig in die Behandlungspläne integriert werden.

Hormone sind natürliche, körpereigene Substanzen

Die Reihenfolge der Prioritäten – das „Wort", danach die „Pflanze" – spiegelt die Wertigkeiten der modernen Medizin wider. Dem Gespräch wird heute ein größerer Stellenwert eingeräumt als der Medikation. Und diese wiederum rangiert vor dem Skalpell. Differenziert betrachtet, kann daraus auch ein Credo abgeleitet werden, das heute zwar noch nicht selbstverständlich ist, das aber erfreulicherweise immer selbstverständlicher wird: Jede Prophylaxe – Krankheitsvermeidung durch diverse Präventivmaßnahmen – ist besser als die beste aller Behandlungen bei bereits vorhandener Erkrankung.

Zu den Behandlungen gehört aber immer noch das Messer.

Manche chirurgische Eingriffe sind aber nicht zu vermeiden

Das Messer – die dritte Priorität

Das Skalpell – also die chirurgische Intervention – ist als „ultima ratio" die letztmögliche Vorgangsweise einer Behandlung. Der Wert der Chirurgie wird in keiner Weise in Frage gestellt.

Den Autoren dieses Buches ist die traditionsreiche Verbindung des Wiener Allgemeinen Krankenhauses mit den großen Operateuren der Wiener Medizinischen Schule achtungsvolle Anerkennung wert. Amreich, Billroth, Schauta oder Wertheim – große Namen herausragender Männer. Alle sind sie mit der Wiener Schule und dem Allgemeinen Krankenhaus untrennbare Geschichte, und zu Recht wird ihr Wirken mit Stolz in den Annalen vermerkt.

Die Wiener Medizinische Schule hat große Operateure hervorgebracht

Der zufriedene Blick nach hinten läßt vielfach aber auch vergessen, daß die Augen ganz weit für die Zukunft geöffnet sein müssen. Auf dem Gebiet der Chirurgie sind künftig keine großen Trophäen mehr zu holen. Das wird die vielen Meister des Skalpells zwar zu einem milden Lächeln veranlassen, weil („Uns wird's immer geben") auf ihre Kunst wohl nie verzichtet werden kann. Aber Strukturveränderungen sind wohl auch in der Chirurgie unübersehbar.

Was vor kurzem noch mit großen Schnitten in Angriff genommen wurde, geschieht heute vielfach schon „schonend" mit laparoskopischen Methoden. Kleine Löcher in die Bauchdecke, durch welche Optiken, Beleuchtung und chirurgische Instrumente eingeführt werden können, ersetzen längst jene Operationsmethoden, mit denen historische Chirurgen berühmt geworden sind.

Die Chirurgie der kleinen Schnitte hat eine große Zukunft

Längst stellt sich heute bereits die Frage, ob beispielsweise bei Stenosen (Verengungen) der Herzkranzgefäße künftig jene aufwendigen Bypass-Operationen erforderlich sein werden, deren routinemäßiger Vollzug die Erfolgsstatistiken prestigeträchtiger Spitäler bereichern. Nicht ohne Erfolg wird heutzutage schon mit Gefäßhormonen experimentiert, die – direkt in den Herzmuskel injiziert – den gleichen Erfolg verheißen, wie die mit einer großen Eröffnung des Brustraumes verbundene Bypass-Technik.

Manche chirurgische Eingriffe können durch eine richtige Hormonbehandlung vermieden werden

Mehr noch: Es ist nicht einmal auszuschließen, daß die Transplantationschirurgie durch die Stammzellenbehandlung eine fundamentale Konkurrenz erhält. Das Interesse und die Forschung an Stammzellen boomen bereits seit Jahren. Sollte die Wissenschaft mit verstärkten Kräften daraus einen Forschungsschwerpunkt machen, könnten Stammzellen die Medizin revolutionieren.

Ähnlich ist es auch in der Frauenheilkunde. Es ist noch gar nicht so lange her, daß jener Gynäkologe am besten war, der in kurzer Zeit möglichst radikal und absolut komplikationsfrei die Gebärmutter und andere Teile des inneren Genitales der Frau herausschneiden konnte. Die Amputation dieser Organe wurde zur Trademark einer Zeit, in der solche Operationen fast schon ein gesellschaftlich akzeptiertes Aperçu waren.

Die minimal invasive Chirurgie setzt sich auch in der Gynäkologie durch

Aber auf Dauer konnte das nicht gutgehen. Denn es waren die Frauen, die den Sinn einer Radikaloperation hinterfragten, zum Umdenken zwangen und die Chirurgen dazu anhielten, das althergebracht Tradierte neu zu überdenken. Die neue sanfte – wenn dieser Ausdruck erlaubt ist – Chirurgie findet bei den Patientinnen immer mehr Akzeptanz. Weniger zufrieden mit dieser Entwicklung sind die operierenden Kollegen; dagegen sind jene Gynäkologen die Gewinner, die auf den äußerstenfalls intellektuell redlichen Einsatz des Messers zwar nicht verzichten, die dagegen auch weniger radikale, mitunter aber sogar noch effizientere Therapiestrategien erfolgreich anwenden. Die neue Medizin verläuft undramatischer, unblutiger und komplikationsloser. Der von Alexander mit einem Schwertschlag durchtrennte Gordische Knoten ist in der zeitgeistig recht verstandenen Medizin kein Maßstab mehr.

Oft ist der chirurgische Eingriff immer noch die Methode der Wahl

Nur, um Mißverständnisse zu vermeiden: Diese andere Art der Sichtweise wird nicht in schrulligen Hinterzimmern von eigenwilligen Fexen praktiziert – sie steht zur „offiziellen" Schulmedizin absolut in keinem Widerspruch. Wenn das Skalpell die einzig mögliche Lösung eines Problems bedeutet, soll es kundig und verantwortungsvoll eingesett werden. Wo es aber gleichwertige sanftere Methoden gibt, sollten diese angewendet werden.

Die Beschäftigung mit dem Messer sollte Gynäkologen und Forscher nie müde werden lassen, mit der vollen intellektuellen Kapazität nach neuen Therapieformen zu suchen, mit denen Patientinnen weniger belastet und mehr geschont werden.

Geschlechtsspezifische Medizin

Gewisse Erkrankungen treten geschlechtsspezifisch auf – ein Gebärmutterleiden trifft also nur die Frau und niemals den Mann. Allerdings gibt es in der Gesamtmedizin viele Probleme, die – obgleich sie nicht die weiblichen Geschlechtsorgane betreffen – für beide Geschlechter Bedeutung haben, deren Auswirkungen aber völlig ungleich zu Lasten der Frau verteilt sind.

Dieser neue Wissenszweig nennt sich „geschlechtsspezifische Medizin". Ihr Kriterium ist die Beschäftigung mit völlig unterschiedlichen Krankheiten, die allerdings einen gemeinsamen Nenner haben: Sie treten bei Frauen um vieles häufiger auf als beim Mann. Beispiele für diese Form der neuen Medizin sind etwa die rheumatoiden Erkrankungen, das trockene Auge, die Krampfadern oder die hormonell bedingte Gewichtsproblematik.

Der zweite Teil dieses Buches soll sich mit diesem neuen Zweig der Wissenschaft befassen. Dabei werden in vielen Fällen schon Lösungen angeboten werden können – in vielen aber auch nicht. Diese übergreifende Medizin steht erst ganz am Anfang ihres Wirkens, sie kann daher nicht immer schon fertige Therapiekonzepte anbieten. Teilweise müssen auch die Zusammenhänge erst erforscht werden. Bei einer zyklusabhängigen Migräne oder einer depressiven Verstimmung ist es ziemlich wahrscheinlich, daß ein Zusammenhang zwischen diesem Problem und dem „Frausein" besteht und die Therapie danach ausgerichtet sein muß. In anderen Fällen wiederum – etwa beim Ge-

Oft muß der chirurgische Eingriff mit einer hormonellen Behandlung kombiniert werden

Die Frauenheilkunde von morgen wird sich nicht nur den Geschlechtsorganen, sondern dem gesamten Körper der Frau widmen müssen

14

wicht – kann, aber muß nicht, ein geschlechtsspezifischer Zusammenhang bestehen.

Dem Zweig der frauen- und geschlechtsspezifischen Medizin steht eine große universitäre Karriere bevor. Dieses Buch soll Tendenzen dieser Entwicklung aufzeigen – Prognosen, was die Patientinnen in den kommenden Jahren erwarten dürfen.

„Pfannenfertige" Lösungen werden noch einige Zeit auf sich warten lassen. Dabei soll aber das weibliche Geschlecht zu allererst den Nutzen aus der Wissenschaft ziehen: Während sich die Forschung voll auf die Frau konzentriert, muß der Mann in vielen Problemfällen noch auf spezifische Lösungen warten.

In der geschlechtsspezifischen Forschung haben also die Frauen die Nase vorn.

Es gibt „geschlechtsspezifische" Erkrankungen, um die sich die Wissenschaft in Zukunft mehr kümmern muß

Die wahren Helden – die Heldinnen

Oft haben zahllose große Männer mit viel Blut und Tränen Weltgeschichte gemacht. Statistisch kommen in den Geschichtsbüchern die Frauen ungleich weniger häufig vor.

Das ist ungerecht. Denn die wahren Helden der Weltgeschichte – in der Geschichte der gesamten Menschheit – sind alle jene Frauen, die zutiefst in die Weitergabe menschlichen Lebens involviert sind. Durch die Methode der künstlichen Befruchtung (In-vitro-Fertilisation) sind in der modernen Medizin heutzutage zwar auch Männer (Mediziner) an der Reproduktion beteiligt – die wesentlichste Verantwortung für den Weiterbestand des menschlichen Lebens trug aber zu allen Zeiten die Frau.

Um der Fortpflanzung willen nimmt die Frau zahlreiche Beschwerden auf sich

Der Fortpflanzung wegen nahm sie unzählige Beschwerden, Erkrankungen, Schmerzen und sonstige Probleme auf sich, alles Umstände, die den Männern aus eigener Erfahrung völlig unbekannt sein müssen.

Die Reproduktion des Lebens ist eine unikate Höchstleistung, die sich der kühnsten Vorstellungskraft des Mannes niemals zu eröffnen vermag.

Die Helden der Welt sind Heldinnen. Damals, heute und morgen.

Die Wiederentdeckung des Hellenistischen

Eine hellenistische Weisheit ist Programm für ärztliches Handeln

Dieses Buch ist bei den meisten Hauptkapiteln nach der Formel des Hellenismus,

1. Wort
2. Pflanze und dann erst das
3. Messer

strukturiert. Entdeckt, richtigerweise wiederentdeckt, wurde dieses Prinzip von Universitätsprofessor Sepp Leodolter, einem Mitglied der Wiener Medizinischen Fakultät.

Dieses griechische Postulat ist weitaus mehr als ein plakativer Slogan: Es ist ein dem Humanismus verpflichtetes Programm für medizinische Betreuung. Der Dialog – das mit medizinischer Detektivarbeit verbundene ärztliche Gespräch – sollte generell die Basis jeder ärztlichen Intervention werden.

Unsere Zeit ist schnellebig, hektisch und übertechnisiert. Über zahllose Medien werden die medizinischen Erkenntnisse in punktgefaßten Kurzwahrheiten an die Leserschaft gebracht. Und die ist begierig nach zutreffenden Lösungen, wie sie in den Illustrierten angeboten werden.

Nur der Arzt, der selbst gelitten hat, kann die Leiden der Patienten verstehen

Das Leben freilich und die dazugehörigen Krankheiten orientieren sich nur selten an den einfach gestrickten Lösungsmodellen. Die volle Leid- und Lebenserfahrung wird – trotz Internet und Hochglanzmagazinen – auch künftig nur dem voll ausgebildeten Arzt abverlangt werden können.

Es fordert also die Redlichkeit, daß das gegenständliche Buch nur ein Diskussions- und Gedankenanstoß sein kann, das aber das Gespräch mit dem Arzt niemals ersetzen kann.

16

Fortpflanzung – ein Privileg der Frau

HORMONE FÜR JUGEND, SCHÖNHEIT UND LEBEN

Was also ist nun das Geheimnis, das die Weitergabe des Lebens, die Erhaltung der Art und die Vielfalt an Organismen überhaupt bewirkt? Gibt es sie wirklich, diese mysteriösen Moleküle, die seit Jahrmillionen Leben schaffen?

Am Lebendigen generell – an Pflanzen, Tieren und Menschen – sind Botenstoffe und Hormone beteiligt. Sie stammen alle von den gleichen und sehr einfachen chemischen Verbindungen ab. Durch sie wird Leben erhalten und das Überleben – Fitneß wäre hierfür der plakative Begriff – garantiert.

Rückführbar ist alles Leben auf Kohlenwasserstoff und Essigsäure. Nehmen wir als Beispiel die Pflanzen. Sie benötigen organische Verbindungen, die das Wachstum bewirken und fördern. Diese Verbindungen heißen Auxine (griechisch für: Wuchsstoffe) und gehören zur Gruppe der Kohlenwasserstoffmoleküle. Diese wiederum leiten sich von der Essigsäure ab, jenem geheimnisvollen Urmolekül, das den wesentlichsten Anteil an der Artenerhaltung hat. Unmittelbar nach der Befruchtung bewirken die Auxine, daß sich das Fruchtfleisch des Apfels, der Zitrone oder des Pfirsichs bildet. Mehr noch: Auxine tragen Verantwortung, daß sich das Äußere der Frucht in wohlgefälliger Form entwickelt. Denn nur anziehendes Äußeres lockt Insekten oder Vögel an. Und nur schöne Früchte reizen auch Menschen.

Die Schönheit ist auch ein Propaganda- und Marketinginstrumentarium der Natur. Ein höchst erotisches noch dazu: Die Schönheit der Frucht hat auch den Zweck, für weitere Fortpflanzung und somit für die Erhaltung der Art zu sorgen. Verein-

Der Kohlenstoff ist das zentrale Atom des irdischen Lebens

Um der Fortpflanzung willen reagieren die Sinne auf Schönheit

17

facht gesagt: Auxine sind ein gewaltiger Erotikpool, dessen Hauptzweck die Fortpflanzung ist.

Auch
das Wachstum
der Bäume wird
von Hormonen
gesteuert

Gehen wir hinaus in die Natur, so sehen wir dort die beeindruckend schönen Eichen, die gar manchen Komponisten oder Poeten zu seiner Kunst animierten. Die Mächtigkeit von Eichen hängt ebenfalls von Hormonen ab, die auf die Essigsäure rückführbar sind. Im Gegensatz zu den Auxinen, die das Wachstum des Fruchtfleisches initiieren, sind die Wachstumsstoffe der Eiche differenzierter entwickelt.

Diese Hormone ähneln eher dem Testosteron des Menschen, jenem Baustoff, der in großen Mengen im Hoden und in geringeren Konzentrationen in den Nebennierenrinden des Mannes erzeugt wird. Diese Testosteron-ähnlichen Hormone bewirken also das Wachstum der Bäume sowie deren Holz- und Rindenbildung, sie sorgen aber auch für ihre Fortpflanzung. Wie beim Menschen, dem Homo sapiens, gibt es auch bei Pflanzen aktive und weniger aktive Hormonformen, Pusher und Bremser. Das aktive Androgen fördert beim Mann die Samenbildung, den Muskelaufbau und die Knochenstärke. Genauso verlangen auch Bäume dieses aktivierte Androgen.

Eichen verdanken
ihre Größe
Substanzen, die
dem männlichen
Hormon Testosteron
ähnlich sind

Kürzlich wurden gentechnologische Experimente beendet, deren Ergebnisse die Wechselwirkungen zwischen aktiven und nicht aktiven Hormonen illustrieren. Gentechnologisch wurde bei Bäumen dabei die Umwandlung des nicht aktiven Androgens in aktives verhindert. Die Folgen waren katastrophal: Wie ein Mann, der kein männliches Hormon mehr besitzt, waren auch die Bäume nicht mehr in der Lage, ihr Wachstum zu forcieren. Sie waren außerstande, ihren Stützapparat zu bilden; der Holz- und Rindenkörper degenerierte. Das größte Desaster aber war, daß die Bäume unfähig waren, sich zu vermehren. Das Testosteron fehlte – und schon konnte die Pflanze keine Samen mehr bilden.

18

Endlose Jahre vor dem Eintritt der Tiere in die evolutionären Vorgänge hatte die Natur an den Pflanzen diese hormonellen Stoffe – diese Jugendhormone – erprobt. Im Tierreich wurden sie in Millionen von Jahren dauernden Experimenten verbessert, und im weiblichen und männlichen Körper des Menschen entwickelten sie sich schließlich zu ihrer optimalen Form. Bei den Pflanzen sorgen die Jugendhormone für die Samenbildung, für die Größe der Gestalt sowie für die Holz- und Stammqualität. Jahrmilliarden später führen die Jugendhormone auch am Menschen jenes segensreiches Werk aus, das sie in der Pflanzenwelt erprobt haben: Sie sorgen für die Bildung der Samenfäden im Hoden des Mannes, sie stärken das menschliche Skelett und beeinflussen den Aufbau der Muskeln und des Bindegewebes. Auf ihrem Weg zum Menschen übernahmen diese Hormone gleich auch die Verantwortung für die Entwicklung der Stämme aller Säugetiere.

Die Samenbildung der Pflanzen wird durch „Jugendhormone" gesteuert

Diese aktiven Hormone – die Motoren der Jugend – haben phänomenale, mitunter bizarre Auswirkungen. Zum Beispiel bei den Insekten: Bei diesen niederen Tieren wirken die Bestandteile der gleichen Gruppe, nämlich die in komplizierter Form aneinandergereihten Essigsäure-Derivate. Die Natur treibt nun mit diesem Jugendhormon ein buntes Spiel: Es gibt weltweit nicht weniger als 775.000 Arten von Insekten, in Mitteleuropa davon etwa 28.000. Die Gliederfüßler werden 0,02 – 33 cm lang und haben einen starren Außenskelettkörper aus Chitin. Um dem wachsenden Tier die Möglichkeit zur Entwicklung zu geben, muß es sich mehrmals häuten. Der Organismus erhält in Vorstufen das Signal zur Weiterentwicklung, nämlich aus Larven Raupen und aus Raupen erwachsene Insekten zu bilden.

Der Häutungsprozeß der Insekten hängt ebenfalls von Hormonen ab, die denen des Eierstockes der Frau ähnlich sind

Die Wirkung ist phänomenal – ein Wunder der Natur, dessen Vervollkommnung erst in Jahrmillionen möglich wurde.

19

Die zur Familie der Essigsäure-Derivate gehörenden Jugendhormone umfassen auch die Hormone des Menschen: Östrogene und Androgene – die weiblichen und männlichen Kommunikationsstoffe des menschlichen Körpers – sind dieser Spezies der Jugendhormone zuzuordnen. Daß der Mensch ein Wunderwerk der Natur ist, bedarf keiner weiteren Erwähnung.

Viel eindrucksvoller dagegen läßt sich die Wirkung dieser Stoffe aber an Bienen studieren – an Insekten also, die in unterschiedlichen Populationen vorkommen. Bekanntlich gibt es im Bienenvolk die Königin, die von ihrem „Volk" – den Arbeiterinnen – bis zum letzten Atemzug gepflegt, versorgt, ernährt und beschützt wird. Eine Königin lebt 20 Jahre – die Arbeiterinnen im Bienenstaat sterben nach wenigen Monaten hektischer Betriebsamkeit.

Dem ersten Anschein nach würde man vermuten, daß es sich – angesichts des divergierenden Lebensalters – um zwei genetisch völlig differente Bienenstämme handeln muß. Aber diese Mutmaßung trügt: Beide, die Königin wie ihre Arbeiterinnen, tragen die gleiche Genstruktur in sich, sie verfügen über die gleichen Chromosomen; was beweist, daß die Gene nicht für die extrem unterschiedliche Lebenszeit verantwortlich sein können.

Es sind die Hormone,
welche eine Biene
zur Königin machen

Es muß also andere Faktoren dieser völlig unterschiedlichen Verhaltensform geben. Der Wissenschaft ist es gelungen, das Geheimnis im Bienenstock zu enthüllen: Es ist die unterschiedliche Zufuhr von Hormonen, die das Fußvolk von der adeligen Ersten im Bienenstaat unterscheidet. Die Königin wird von den Arbeiterinnen mit einem Sekret versorgt, das sie aus Pollenbestandteilen in ihren Schlunddrüsen produzieren. Mit jenem Sekret wird die Königin ihr Leben lang ernährt – jenes Hormon bewirkt ihre langanhaltende Jugend und auch die Fähigkeit, über Jahrzehnte hinweg Eier legen zu können.

Das Wunder im Bienenstock erschöpft sich aber am herausragenden Verhalten der Chefin noch lange nicht. Das Jugendhormon, das die Königin am langen Leben erhält, bewirkt parallel dazu ein extrem schnelles Heranreifen der Bienenembryonen. Diese werden direkt in den aus Pollen gebildeten Hormonsee abgelagert. Die Embryonen schwimmen förmlich im Hormonbad, und dabei saugen sie unentwegt diese wachstumsbestimmenden Hormone auf. Die Folgen sind unglaublich: Innerhalb von drei Tagen „explodieren" Embryonen zum fertigen Insekt. Kein Säugetier erlebt diesen fulminanten Hormonturbo. Kein Lebewesen sonst kennt diese unbremsbare Kettenreaktion, die ein hormonelles Beben der unvorstellbarsten Form auslöst. Innerhalb dreier Tage vollziehen Bienen einen Wachstumsschub, dessen Größenunterschied dem einer Maus im Vergleich mit einem Elefanten entspricht. Verantwortlich für dieses Wunder sind Substanzen, die die Natur der Natur zur Verfügung gestellt hat.

Die heranwachsende Bienenkönigin badet in einem See von Hormonen

Diese geheimnisvollen Substanzen sind Modulationsprodukte der Essigsäure – des sogenannten Acetyl-Coenzyms A, welches von der Wissenschaft als der Urbaustein der Jugend- und Überlebenshormone von Pflanzen, Tieren und Menschen enttarnt wurde. Beim Menschen sind es sogenannte Steroide – eine große Gruppe natürlich vorkommender (mittlerweile auch schon synthetisch hergestellter) Verbindungen, deren Herkunft sich letztlich aus Resten der Essigsäure ableiten läßt. Das chemische Zauberwerk im Detail zu erläutern, würde den Rahmen dieses Buches bei weitem sprengen. Als Grundgerüst der Steroidmoleküle dient das Cyclopentanoperhydrophenanthren, dessen Name bereits die Komplexität der Struktur dokumentiert.

Aus Essigsäure bildete Mutter Natur die Hormone des Eierstockes und des Hodens

Die Steroide entstammen also ebenfalls der Essigsäure. Ihre Wirkung entfalten sie als Bestandteile von Eierstock- und Hodenhormonen, jenen Stof-

21

fen, die am Jungbleiben und an der Fortpflanzung entscheidenden Anteil haben.

Auch Insekten
verfügen über
Östrogen-ähnliche
Substanzen

Interessant dabei ist die Nähe dieser Stoffe in Pflanzen, Tieren und Menschen in bezug auf ihre Auswirkungen. Bei allen Gattungen sind es Untergruppen der Essigsäureabkömmlinge – bei Bäumen ebenso wie bei Insekten und Menschen. Bei den Insekten beispielsweise bewirkt das Ekdysonhormon die Häutung. Genau dieses Häutungshormon der Insekten ähnelt dem Östrogen, dem Hormon des weiblichen Eierstocks. Beim Insekt reguliert das Ekdyson jenes feststrukturierte Skelett, das Insekten umgibt (das sogenannte „Exoskelett"); beim Menschen reguliert das Östrogen auch den Knochenbau. Osteoporose, die heimtückische Krankheit vieler Frauen über 50, ist eine Folge von Östrogenmangel.

Und letztlich eröffnet diese Ähnlichkeit einen phantastisch-faszinierenden Einblick in die Schöpfung: Östrogene verhindern die Knochenerweichung, weil sie der Osteoporose entgegensteuern. Und die ähnlich gebauten Ekdysone festigen das Skelettsystem von Insekten. Diese Parallelität ist Zeichen eines bis in die Anfänge der Schöpfung zurückzuverfolgenden, uralten Prinzips: So wie die Östrogene nicht nur die Stärke der Knochen garantieren, sondern auch die wichtigsten Fortpflanzungs-, Fitneß- und Stabilitätshormone des weiblichen Körpers sind, erfüllen die Ekdysone gleichgeschaltete Aufgaben bei den Insekten.

Hormonähnliche
Substanzen
existieren seit mehr
als 1 Milliarde Jahren
auf unserem
Planeten

Beides sind chemische Wunderstoffe, die generell der Arterhaltung von Pflanzen, Tieren und Menschen dienen. Begonnen hat dieses Wunder vor 1,4 Milliarden Jahren aus einfacher Essigsäure, aus deren Urform sich mehrere Unterarten (Derivate) entwickelt haben. Damals begann auf unserem Planeten übrigens der Anstieg der Sauerstoffkonzentration von 0 auf 0,2% (heute liegt die Sauerstoffspannung in der Luft bei 18% – darunter könnte der Mensch nicht mehr atmen).

In jedem Labor kann heute nachvollzogen werden, was damals, als die Sauerstoffkonzentration noch niedrig war, passierte: Die Essigsäureketten hatten zunächst nur Steuerungsaufgaben. Als sich diese Ketten mit einem Sauerstoffatom vereinten, formten sie sich zu Ringstrukturen – und die Steroide waren entstanden. Diese Steroidhormone begleiten das menschliche Leben bis heute.

Die Wissenschaft hat sich mittlerweile intensiv mit diesen Hormonen befaßt. Man weiß, sie dominieren die Wachstumsfaktoren, garantieren die Fortpflanzung und bestimmen die Jugend („Jugendhormon"), aber die letzten Geheimnisse über ihre geniale Einwirkung auf das menschliche Leben haben sie noch nicht preisgegeben.

Was aus der unendlich fernen Urwelt bis in unsere Zeit herübergerettet wurde, entfaltet – neuerlich ein Wunder der Natur – mittlerweile ein höchst segensreiches Eigenleben. Da gibt es drei „einfache" Hormone – das Östrogen, das Progesteron und das Testosteron – und die sind zunächst generell für das menschliche Wohlbefinden von Frau und Mann verantwortlich. Aber diese „einfachen" Hormone werden im Körper weiterentwickelt. Sie bilden in den einzelnen Organen Spinoffs, also Metabolite. Und die wiederum erfüllen ganz eigenständig völlig neue Aufgaben. Und wie der ganze Kosmos ein vernetztes System zu sein scheint, spielt sich eine Art kleiner Kosmos auch im menschlichen Körper ab. Geschlechtshormone und deren Abbauprodukte wirken also nicht isoliert, sondern stehen mit anderen Steuerungsfaktoren des Körpers in engster Beziehung. Wie ein perfekt konstruiertes Kommunikationssystem regeln die Hormone und ihre jeweiligen Metaboliten so unterschiedliche Bereiche wie Schönheit, Libido oder Haarpracht (bzw. Glatzenbildung, wenn ein Wirkstoff versagt).

Wachstum – Regeneration – Jugend: Diese Phänomene zu erforschen, wird die Medizin noch lange in Atem halten. Sind die Geheimnisse aller Zusammenhänge und Wirkungsmechanismen entschlüsselt, steht die Menschheit vor dem bereits angesprochenen Quantensprung.

Dann kommt es zur soziologischen Revolution: Immer mehr Krankheiten werden geheilt werden können; immer mehr Menschen werden gesünder leben und zufriedener alt werden können.

Und die Menschheit wird sich mit den daraus entwickelnden Problemen konfrontiert sehen: mit Überbevölkerung, Hunger – und mit einer Unzahl brotlos gewordener Mediziner.

Schönheit, Weisheit und Stärke

2

DIE FASZINIERENDEN HORMONTRICKS DER NATUR

Östrogen – Hormon der Schönheit

Wahrscheinlich ist das Östrogen das wichtigste, bekannteste und vielseitigste Hormon überhaupt; aus medizinischer Sicht ist es wohl auch das erfolgreichste: Die Forschung hat mittlerweile derart viele Wirkungsmechanismen dieses Hormons durchleuchtet, daß aus diesem Wissen bereits ein breitgefächertes Therapieangebot resultiert.

Das Östrogen ist das molekular kleinste der Steroidhormone, die im Eierstock der Frau gebildet werden und das in den Wechseljahren seine Wirkung beendet. Plakativ gesagt: Das Östrogen versiegt im Alter. Danach treten jene berühmten Beschwerden – von der Osteoporose angefangen bis hin zur schlaffen Haut – auf, die mit einem Schlag erkennen lassen, welch vielfältige Wirkung ein vorhandenes Hormon einmal gehabt hat. Fehlt das Östrogen, explodieren die Beschwerden der Frauen unweigerlich. Das Alter klopft an die Tür, und wer dieses Klopfen überhört, wer also die Symptome des Hormonmangels negiert, durchwandert diesen Lebensabschnitt zumeist sehr verzagt.

In früheren Jahren galt es als gesichertes Wissen, daß Östrogene nur für Fortpflanzung und Schwangerschaft wichtig sind. Mittlerweile ist das Wirkungsspektrum dieser Hormone schon weiter erforscht. Die Medizin weiß heute mit Sicherheit, daß Östrogene ganz wesentliche Faktoren jeder Alterung – und somit die wichtigsten Kriterien der Altersforschung – sind. Ihre Bandbreite ist tatsächlich gewaltig; sie wirken von der Jugend bis ins Alter völlig unterschiedlich. In jedem Lebensabschnitt haben sie eine andere Funktion.

Die Medizin ist für alle diese Erkenntnisse dankbar, konnte sie doch in der Altersforschung ihre

Östrogene sind nicht nur für die Fortpflanzung wichtig, sondern auch für das Wohlbefinden der Frau

Östrogene erhalten die Fortpflanzungsfähigkeit der Frau, und damit auch ihre Schönheit und Fitneß

25

bisher größten Erfolge erzielen. Es ist gesichertes Wissen, daß durch kontrollierte Hormonzufuhr bei festgestelltem Hormonmangel (Defizit) zahllose Alterungsprozesse gestoppt, zumindest aber eingebremst werden können. Östrogene zögern im Zuge von kontrolliert ablaufendem Hormonreplacement (Hormonersatz) viele Altersbeschwerden erfolgreich hinaus.

Diese Thesen können am konkreten Beispiel bewiesen werden. Alternde Menschen werden bekanntlich mit zunehmenden Jahren immer kleiner. Sie beziehungsweise ihre Skelettsysteme schrumpfen. Ältere Frauen bekommen mitunter sogar einen Katzenbuckel. Eine Erscheinung übrigens, die auch Männer – diese freilich erst in wesentlich späteren Jahren – betreffen kann. Diese Feststellung ist nicht abwertend zu verstehen, aber Skelettveränderungen dieser Art vollziehen sich nun einmal geschlechtsspezifisch – die Natur benachteiligt Frauen im Alter wesentlich stärker als Männer.

In den USA wurde einmal eine Kampagne gestartet, deren Titel auch schon das zum kategorischen Imperativ gereifte Programm war: „Aufrecht bis ins hohe Alter!" Wahrscheinlich war diese Initiative der Gesundheitsbehörden in den Vereinigten Staaten eine der erfolgreichsten Bewußtseinskampagnen überhaupt. Es sei nicht notwendig, daß sich 70jährige und von schwerer Osteoporose geplagte Frauen gekrümmt und von Schmerzen geplagt durchs Leben quälen müssen (wie dies heute vielfach noch in ländlichen Gegenden zu beobachten ist), lautete die Botschaft. Und auch der bei schweren Fällen von Knochenerweichung benötigte Rollstuhl würde sich erübrigen, wenn ..., ja wenn Osteoroseprophylaxe betrieben worden wäre.

Vorbeugemedizin heißt das Schlagwort: Durch exakt dosierte Verabreichung von Östrogen kann diese dramatische Form des Alterungsprozesses verhindert werden. Östrogen hat auf die Knochen einen stabilisierenden Effekt – die Evolution bewirkte schließlich auch, daß durch einen Abkömmling der Essigsäure bei Insekten das starke Exoskelett gebildet wird. Die gleiche Wirkung hat sich das Östrogen auch für den Homo sapiens aufgespart.

Aufrecht bis ins hohe Alter

Die Osteoporosetherapie ist heute vergleichsweise sicher und einfach. Durch eine einfache, völlig unblutige Knochenmessung erhält der Arzt Informationen über die Dichte des Skelettsystems. Daraus läßt sich die Wahrscheinlichkeit ableiten, ob diese Frau in späteren Jahren zur Knochenerweichung neigt oder nicht. Der Facharzt kann das Osteoporoserisiko also relativ sicher abschätzen. Wird bei dieser Knochendichtemessung ein zu niedriger Wert ermittelt, ist eine prophylaktische Östrogen-Verabreichung sinnvoll. Durch diese Präventivtherapie wird die Verminderung der Knochensubstanz des Skelettsystems verhindert und ein höchst unangenehmer Alterungsprozeß, nämlich die Osteoporose, schon im vorhinein gefahrlos hintangehalten.

In besonderem Maße von der Wirkung der Jugendhormone betroffen sind zwei Organe, die dem Kapitel „Frau und Schönheit" ganz extrem zuzuordnen sind: Haut und Haare.

Schöne Haut und schöne Haare – beides sind auch Symbole für Erotik und Anziehungskraft. Nicht zufällig stellen viele Frauen während ihrer Schwangerschaft ein besonders üppig-fülliges Kopfhaar fest, das in dieser Zeit nur wenige Rückstände im Kamm hinterläßt. Kurz nach der Entbindung fallen die Haare stärker aus, sie werden stumpf und brüchig. Beide Zustände hängen mit dem Schwangerschaftshormon Östrogen zusammen.

Haare sollen Attraktivität und Fitneß symbolisieren

Es ist eine wunderbare Attitüde der Natur, daß zwischen Schönheit, Attraktivität und Fitneß einer Frau und der Fortpflanzung ein enger Zusammenhang besteht. In der Schwangerschaft errei-

27

chen die Haare ein Höchstmaß an Fülle und Glanz – das Hormon Östrogen überflutet förmlich den weiblichen Körper.

E s gibt aber auch noch weitere Hinweise auf das geniale Konzept, das die Frau um so viel mehr auszeichnet als den Mann. Bekanntlich beginnen mit der Geschlechtsreife – während der Pubertät – nicht nur die Achsel- und Schamhaare zu sprießen, auch das Kopfhaar wird dichter. Genährt wird es aus aktivierten Talgdrüsen, die den Haaren auch die erforderliche Kraft verleihen. Die Wissenschaft hat lange das Phänomen untersucht, warum das Wachstum der Haare an Körper und Kopf ausgerechnet mit Beginn der Fortpflanzungsfähigkeit – und nicht vorher oder nachher – so signifikant forciert wird.

Die erste Vermutung, Haare seien zum Schutz des Menschen da, erweist sich als Irrtum. Haare haben, wie profund nachgewiesen werden konnte, eine viel wichtigere Funktion: Sie sind integrierender Bestandteil der zur Fortpflanzung gehörenden Infrastruktur des Menschen. Denn Haare unter der Achsel, am Kopf und im Schambereich sind Multiplikatoren jener Düfte, die in diesen Regionen aus Talg- und Duftdrüsen freigesetzt werden.

F rauen und Männer verfügen während ihrer geschlechtsfähigen Zeit gleichermaßen über derartige Drüsen – die Körper senden unbewußt Signale aus, die auf Attraktivität und sexuelle Anziehung hinweisen. Diese Riechstoffe werden unbewußt als erotische Magneten empfunden, die unterbewußt Sympathie und Antipathie zwischen Mann und Frau regeln.

Der Hintergrund dieses Verhaltens ist evolutionär bedingt: Bei höheren Säugetieren hat sich das Auge extrem weiterentwickelt und seine Effizienz perfektioniert, sodaß es in die Lage versetzt wurde, zumindest teilweise auch die Funktion anderer Sinne zu übernehmen. So kurios es klingt: Der Mensch vermittelt sich selbst beim Sehen Geruchsvisionen, die im Zusammenspiel mit anderen Sinnen sexualstimulierende Effekte auslösen. Überhaupt ist die Kombination von Gesichts- und Geruchssinn ein ganz wesentlicher Faktor der menschlichen Sexualität. Der Riechsinn – das olfaktorische System – ist die älteste Nervenanlage des Körpers, die es erlaubt, Signale von außen zu empfangen und zu verarbeiten. Die Wissenschaft hat erst kürzlich schlüssig nachgewiesen, daß das Riechen eines der wichtigsten Kriterien in der menschlichen Kommunikation ist.

Das Riechen gehört zu den ältesten Sinnen unseres Körpers

Was sind nun die Hintergründe jener geheimnisvollen Düfte, deren Existenz so wesentlich für die Fortpflanzung und sogar für den Weiterbestand des Menschengeschlechtes ist?

Chemisch betrachtet sind die Aromastoffe des Körpers kurzkettige Fettsäuren und Substanzen, die den Hormonen des Eierstockes ähneln. Der Hinweis ist mittlerweile fast müßig, daß alle diese Stoffe, die hier duftkompositorisch zusammenwirken, Verwandte und Abkömmlinge der Essigsäure sind. Der Organismus setzt diese Duftstoffe frei – er kommuniziert mit der Umwelt, vor allem mit anderen Menschen. Der bekannte Hinweis, daß der oder die den oder die nicht riechen kann, wurde von der Schulmedizin längst wissenschaftlich erforscht und bestätigt.

Dabei gibt es aber auch geschlechtsspezifische Facetten. So ist der Eisprung der Frau von diesen Riechstoffen abhängig. Auch zwischen der Geschlechtsreife von Mädchen, die in einem Familienverband leben, und den von ihnen empfangenen Riechstoffen des Vaters besteht ein Zusammenhang. Es gibt Hinweise darauf, daß Frauen, die ohne männliche Pheromone (Riechstoffe) leben, später pubertieren und häufiger „anovulatorische Zyklen" (Fehlen des monatlichen Eisprungs) aufweisen. Die Körperdrüsen senden also mit der Umgebung akkordierte Riechstoffe aus – die Nase empfängt sie und leitet sie als Information ins Ge-

Über das Riechen und damit über die Nase kommunizieren Mann und Frau, Kinder und Eltern

29

hirn weiter. Genau jene Duftdrüsen, die ein besonders hohes Maß an Riechhormonen freisetzen können, sind dort plaziert, wo der Körper die Behaarung konzentriert: am Kopf, in den Achseln und im
Schambereich. In diesen Regionen vergrößert das
Haar die „Duftoberfläche" – es wirkt also wie ein
Zerstäuber, über den die Aromastoffe über die Umgebung verteilt werden.

Die Sendestation
unserer Haare
wird von den
Hormonen versorgt

Und so ist es wohl ein geniales Konzept der Natur, daß ausgerechnet Haare, deren Sinnhaftigkeit
(etwa unter den Achseln) beim ersten Hinsehen
nicht einsichtig ist, im engagierten Dienst der zwischenmenschlichen Kommunikation stehen.

Haare sind also wichtige Faktoren im Sold der
menschlichen Fortpflanzung.

Was nun noch fehlt, ist der zwingende Beweis
eines Zusammenhangs zwischen Haaren und
dem Östrogen. Die Schlüssigkeit für das Phänomen, daß die Haare von Geschlechtshormonen –
allen voran dem Östrogen – abhängig sind, ergibt
sich durch eine Defizitärsituation. Fehlt ein Hormon im Körper der Frau oder ist es nur in geringer
Menge vorhanden, wird dieser Zustand in der Medizin als „defizitär" bezeichnet. Werden also Östrogene defizitär, erlebt die davon betroffene Frau sofort die Folgen: Die Haare werden brüchig, sie
werden schnell grau und wachsen auch nicht –
oder nur sehr langsam – nach. Dieser unangenehme Zustand stellt sich bei recht vielen Frauen
auch nach einer Schwangerschaft ein. Vor der Geburt wird die Frau im ganzen Körper von Östrogenen überschwemmt – die Haare entfalten ihre volle
Pracht; nach der Geburt kommt es vorübergehend
zu einem Östrogendefizit – und schon wirkt sich
das äußerst negativ auf die Haare aus.

Die Geschlechts-
hormone sind
für das Wachsen
der Haare mitver-
antwortlich

Diese Multifunktion der Östrogene versetzt die
Frau in eine extrem privilegierte Situation: Solange der weibliche Körper geschlechtsreif ist, steht
er unter ganz besonderem Schutz der Hormone.
Frauen unter 50 erleiden – dank der gefäßerwei-

ternden Funktion der Östrogene – nur äußerst selten einen Herzinfarkt. Östrogene sind in die Fortpflanzung involviert, denn sie fördern die Reifung der Eizelle. Ist das Ei befruchtet, überwacht das Östrogen während der Schwangerschaft die Gesundheit der Frau.

Darüber hinaus ist dieses Hormon für alles verantwortlich, was im Organismus die Attraktivität einer Frau sowie ihre sexuelle Begehrlichkeit hebt und was die Erotik des weiblichen Geschlechts ausmacht; wozu auch die Haare zählen.

Haare sind Vermittler und Symbole erotischer Gefühle

Den hohen Stellenwert dieses Hormons lernt die Frau dann kennen, wenn ein Defizit eintritt. Dieses wirkt sich sofort auch negativ auf die Schönheit aus. Von jeder Menge anderer Unannehmlichkeiten ganz zu schweigen. Erfreulicherweise ist es aber der modernen Medizin gelungen, das Schönheitshormon so zu verpacken, daß es als Salbe oder Shampoo auf die Kopfhaut aufgetragen werden kann, wodurch das Nachwachsen der Haare initiiert wird. Die Haare werden dadurch auch wieder fülliger, ohne daß es in anderen Teilen des Körpers zu Hormonüberschwemmungen kommen muß.

Haare sind also ein Organ, das Erotik produziert und die Attraktivität der Frau steigert – somit sind Haare also in der Phase der Geschlechtsreife und der Fortpflanzungsmöglichkeit wichtige Kommunikationsfaktoren. Verständlicherweise gilt das auch für die Haut, das flächenmäßig größte Organ unseres Körpers.

Fortpflanzung und Schönheit werden durch die Östrogene gesteuert

Mit der Geschlechtsreife setzt auch die Drüsentätigkeit ein, wodurch die Haut mit einem Schutzfilm überzogen wird, der Feuchtigkeit und Elastizität gerantiert. In diesen Vorgang sind auch männliche Hormone involviert, die – ähnlich den Östrogenen – ebenfalls das Haarwachstum anregen, aber auch die Talg- und Drüsenaktivität steigern. Viele Jugendliche beginnen daher in der Pubertät damit, extrem viel Schweiß und darüber hinaus ein riechbares Sekret abzusondern. Vor der Pu-

In der Pubertät
entsteht häufig die
unangenehme Akne

bertät kannten sie diese Phänomene noch nicht. Schießen die männlichen Hormone zu Beginn der Geschlechtsreife im Körper der jungen Frau übers Ziel, dann werden zu viele Talg- und Duftdrüsensekrete erzeugt; die unangenehme Akne entsteht. Diese hormonell bedingte Krankheit ist fast schon eine Trademark der weiblichen, aber auch der männlichen Pubertät.

Der Einfluß der Eierstockhormone auf die Haut sollte am besten durch einen Querverweis auf das Tierreich illustriert werden. Es gibt hochentwickelte Säuger, bei denen sich zur Zeit des Eisprungs unter dem Einfluß des Östrogens die Geschlechtsteile verfärben und so auf visuelle Art dem Partner die Zeit des günstigsten Verkehrs signalisieren. Und über die gleichen Jugendhormone, die über die Qualität der Haut einer Frau wachen, wird auch der Federschmuck von Vögeln – dessen Vielfalt und Buntheit – gesteuert.

Immer wieder sind es die Essigsäure-Derivate der östrogenen Familie, die der Haut Stärke und Elastizität verleihen und die auch das Bindegewebe forcieren.

Um der Fortpflan-
zung willen haben
Östrogene auch
einen kosmetischen
Effekt

Das alles ließe den Schluß zu, daß dem Östrogen eine ausschließlich kosmetische Verpflichtung zukäme, deren einziger Zweck die Sicherstellung des sexuellen Erfolges einer Frau wäre. Das ist ein Irrtum – das Östrogen hat auch einen ganz wesentlichen medizinischen Aspekt. Ihm kommt – wie bereits angedeutet – auch eine eminente Schutzfunktion zu.

Während einer Schwangerschaft trägt die Frau zur Fortpflanzung des Menschengeschlechts bei – ein Akt, dem die Natur allerhöchste Priorität beimißt. In dieser Zeit muß der weibliche Körper vor allem vor seinen äußeren Feinden – den Viren, Bakterien und Pilzen – geschützt werden. Diese Funktion nimmt die Haut, unser größtes Organ, wahr. Und deshalb ist es auch ganz besonders wichtig, daß in der Schwangerschaft die Funktion der Haut in voller Integrität erhalten bleibt. Diese Schutzfunktion übernimmt das Juvenilhormon Östrogen, das die Multifunktionen der Haut steuert.

Die häufigste Todesursache unserer Zeit ist die Gefäßverkalkung – die gefürchtete Arteriosklerose. Ihr wirkt, als Folge des umfassenden Schutzes der Frau vor Gefahren, das Eierstockhormon Östrogen in erstaunlich effizienter Weise entgegen. Warum das so ist und warum ausgerechnet diese körpereigene Substanz die Blutgefäße derart nachhaltig vor Schäden bewahrt, ist noch Gegenstand umfangreicher Forschungen. Daß dieser Schutz durch Östrogen gegeben ist, haben die jüngsten wissenschaftlichen Erkenntnisse längst bewiesen.

Um der Fortpflanzung willen schützen Östrogene das Blutgefäßsystem der Frau

Versuchen wir eine Rekonstruktion dieser komplizierten Östrogen-Forschungsarbeiten.

Die Durchblutung unseres Körpers ist nicht nur die Voraussetzung für Jugend und Fitneß, sie bewahrt auch das Gefäßsystem vor der so gefürchteten Verkalkung. Nicht zufällig, sondern als Folge einer höheren Ordnung kommen dem Jugendhormon Östrogen diese Schutzaufgaben zu. Durch die medizinische Forschung wurde das Prinzip der Gefäßerweiterung analysiert. Und wiederum wurde dabei ein Zusammenhang zwischen Prävention und Weitergabe des Lebens entdeckt – die Gebärmutter.

Die Durchblutung der Gebärmutter wird von Östrogenen beeinflußt

Zu Beginn einer Schwangerschaft hat die Gebärmutter ungefähr die Größe einer Birne. Am Ende der Gravidität erreicht sie einen Längendurchmesser von ungefähr 70 cm. Volumsmäßig verhundertfacht sie also im Laufe einer Schwangerschaft ihre Größe. Wenn ein Organ innerhalb von neun Monaten gezwungen wird, derart explosiv zu wachsen, erfordert das auch eine radikale Anpassung der Durchblutung. Das Kreislaufsystem muß permanent adaptiert werden, um ein so außerordentlich wachsendes Organ mit Blut (und Sauerstoff) zu versorgen, also am Leben zu erhalten. Diese Sy-

33

stemangleichung ist Schwerstarbeit, die durch das Juvenilhormon Östrogen geleistet wird.

Durch die hormoneigenen Wirkstoffe erweitert das Östrogen die Blutgefäße – Mediziner sprechen von einer „Weitstellung". Durch diese Gefäßerweiterung wird die Gebärmutter, und mit ihr der heranwachsende Embryo optimal mit Sauerstoff und allen erforderlichen Nährstoffen versorgt. Von dieser für die Gebärmutter gedachten Schutzmaßnahme profitieren auch alle übrigen Gefäße des weiblichen Körpers. Frauen, die vor ihrer Menopause, also während der rund drei bis vier Jahrzehnte ihrer Fruchtbarkeit, einen Herzinfarkt erleiden, sind – verglichen mit gleichaltrigen Männern – ausgesprochen selten. Mit Eintritt der Wechseljahre läßt auch die Östrogenproduktion nach – und für die Frau erhöht sich das Herzinfarktrisiko schlagartig.

Während einer Schwangerschaft muß die Frau die Ernährung des heranreifenden Kindes mit gewährleisten. In dieser Zeit müssen daher zahlreiche mütterliche Organe verstärkt durchblutet werden. Dies besorgt das Östrogenderivat 17-Beta-Östradiol, das dann die Aufgabe eines Antiverkalkungshormons übernimmt. Nicht zu Unrecht wurde daher dem Östrogen das Attribut „Jugendhormon" verliehen.

Bekanntlich verstärkt hoher Cholesterinspiegel die Arteriosklerose. Werte jenseits der Gefahrengrenze von 200 mg% (ideal: 120-150 mg%) gelten als Risikofaktoren, denn sie begünstigen die Verkalkung. Die Senkung eines überhöhten Cholesterinwertes gehört heutzutage zur allgemein akzeptierten Prophylaxe, um Gefäßerkrankungen zu verhindern. Und wieder ist es das Östrogen, das zugunsten der Frau in den Stoffwechsel eingreift. Das Eierstockhormon ist nämlich ein natürlicher Cholesterinsenker und schützt gefährdete Blutgefäße effizient vor drohender Verkalkung.

Östrogene stellen die Blutgefäße weit und haben die gleiche Wirkung wie Nitropräparate

Östrogene senken den Cholesterinspiegel und schützen die Blutgefäße

34

Der Natur schwebt bei all diesen umfassenden Schutzkriterien ein einziges Ziel vor: die Gewährleistung der Fortpflanzung. Die Geschlechtssteroide sind daher auch unter diesem völlig neuen Verständnis zu definieren. Sie wirken deshalb lebensverlängernd und verjüngend, weil sie die Fortpflanzung sichern. Und im Naturverständnis ist Fortpflanzung gleichzusetzen mit Verjüngung.

Wobei das Cholesterin auf keinen Fall verteufelt werden darf, sofern es in richtigem Ausmaß vorhanden ist. Das Cholesterin ist ein wertvoller Baustein unseres Körpers. Ohne Cholesterin könnten die Zellen überhaupt nicht existieren. In der Frühzeit der Menschheit und der Säugetiere war dieser Baustoff eine Mangelsubstanz, erst in unserer Überflußgesellschaft wird der Organismus mit Unmengen an Nahrungsmitteln und Alkoholika überschwemmt. Die Folge sind Gefäßerkrankungen. In Notzeiten – etwa während eines Krieges – sterben die Menschen viel seltener an Herzinfarkten, weil kaum fettreiche Nahrung verfügbar ist.

Die Zellen benötigen in ausgewogener Menge Blutfette. Vor allem die Zellmembran, aber auch andere Zellbestandteile brauchen Cholesterin für ihr Wachstum und ihre Funktion. Das in der Gebärmutter heranwachsende Kind benötigt besonders viel Cholesterin, denn innerhalb des embryonalen Systems findet ja in dieser Zeit eine wahre Zellexplosion statt. Das Cholesterin muß gezwungenermaßen von der Mutter bereitgestellt werden, da der Embryo zur Eigenproduktion noch nicht fähig ist. Er ist voll auf Fremdversorgung eingerichtet.

Durch einen genialen Trick der Natur wird dieser Umstand so ausgenützt, daß er letztlich für Mutter und Kind von Vorteil ist. Zunächst öffnen während einer Schwangerschaft die mütterlichen Zellen unter Östrogeneinfluß ihre Pforten, um das im weiblichen Blutkreislauf herumirrende Cholesterin begierig wie ein Schwamm aufzusaugen.

Östrogene öffnen die Tore der Zellen für das Cholesterin; dieses sinkt damit im Blutstrom ab

In der Schwangerschaft entziehen Östrogene der Mutter das Cholesterin und stellen es dem heranwachsenden Kind zur Verfügung

35

Über das mütterliche Blutgefäßsystem wird das Cholesterin unmittelbar an den Embryo weitergeleitet, dem es zum Zellaufbau dient. Der Mutter kommt dieser Transfer insofern zugute, als durch die Cholesterinreduktion im Blut die Herzinfarktgefahr minimiert wird. Bei Frauen im Wechsel kann die Schwangerschaft durch eine Östrogengabe simuliert und das altersbedingte Infarktrisiko dadurch verringert werden.

Verständlich wird der cholesterinsenkende Östrogeneffekt nur aus dem mit der Schwangerschaft verbundenen Reproduktionsauftrag der Frau. Realisiert wird dieses Postulat durch ein geniales Kompensationsgeschehen: Um dem Kind genügend Cholesterin abzugeben, wird unter Beihilfe des Östrogens aus dem Blut der Mutter vermehrt Cholesterin abgezogen. In der Postmenopause, wenn das Östrogen defizitär wird und im Blut der Frau das Cholesterin gefährlich ansteigt, wird vom Frauenarzt das bewährte Prinzip der Reproduktion imitiert: durch Verabreichung einer genau ermittelten Östrogendosis (Hormonersatztherapie, auch Hormon Replacement Therapy – HRT – genannt).

Das Östrogen ist somit auch eine der wichtigsten Substanzen zur umfassenden Integrität der Blutgefäße – und somit eine der wesentlichsten Überlebenssubstanzen für den weiblichen Körper.

Das Östrogen wirkt sich aber auch auf eine sehr bemerkenswerte Weise im Gehirn aus. Die Natur denkt nämlich nicht in kleinen Teilen – sie organisiert ihr Wirken mit einer systemübergreifenden Großzügigkeit.

Geht man davon aus, daß die Schwangerschaft jene Phase im weiblichen Leben ist, in der alle Teile des Körpers ihren optimalen Wirkungsgrad entfalten, dann erklärt das Endziel das Verständnis für dieses Wirken: Es ist die Sicherstellung der Fortpflanzung. Der weibliche Körper arbeitet in dieser Phase auf Hochtouren. Seine Belastbarkeit ist am größten, seine Durchblutung optimal und das Skelettsystem hart wie sonst nie. Und – diese Funktion wurde auch erst nach langwierigen Forschungsarbeiten entdeckt – interessanterweise reicht die Großzügigkeit der Natur sogar hinauf bis ins Gehirn.

Östrogene sind nämlich auch an zahlreichen Hirnfunktionen beteiligt, ohne deren Koordination eine Schwangerschaft unmöglich wäre und deren Ausfall erst dann bemerkbar wird, wenn das Östrogen defizitär geworden ist. Vor allem in der Menopause klagen viele Frauen über Gedächtnisverlust. Namen, die früher wie selbstverständlich präsent waren, müssen notiert werden; alltägliche Telefonnummern gehen verloren; Gegenstände werden verlegt und nicht mehr gefunden. Das Östrogen wirkt diesen Ausfallserscheinungen entgegen – es setzt im Gehirn gedächtnissteigernde Substanzen frei und baut das Merkpotential wieder auf.

Die Schwangerschaftshormone verbessern Gedächtnis und Merkfähigkeit - eigentlich nur zum Schutz des Kindes

Nur ein kleiner weiterer Abriß über die Effizienz dieses Hormons: Die gleichen Substanzen transmittieren jene Impulse, die im Gehirn die entsprechenden Hörnerven aktivieren.

Und sogar am Riechen sind die östrogenen Hormone beteiligt. Ab der Frühschwangerschaft ist das Geruchs- und Geschmacksvermögen der Frau übersensibilisiert – für die Natur ist dies eine Maßnahme zum Schutz des werdenden Kindes. Das System ist voll auf die Protektion des werdenden Lebens hin orientiert: Mit Hilfe der Sinne – Gehör, Geschmack – aber auch mit dem Gedächtnis soll garantiert werden, daß die werdende Mutter das heranwachsende Kind bestmöglich bewacht. Um die drohenden Umweltgefahren zu umgehen, wird der weibliche Körper durch das Östrogen mit verbesserten Sinneseindrücken aufgeladen. Der Grad der Wachsamkeit – die Vigilanz – explodiert förmlich.

Um die Ernährung des Kindes optimal zu gestalten, bringen Östrogene die Geschmacksempfindungen der Frau auf Hochtouren

Interessante Untersuchungen ergaben, daß Frauen in der Menopause einen deutlichen Einbruch ihrer Konzentrationsfähigkeit erleiden. Durch Östro-

Wegen ihrer besonderen Rolle in der Fortpflanzung ist die Frau auch besonders privilegiert und dem Mann überlegen

gengabe kann dieses Defizit aber wieder kompensiert werden.

Erfaßbar ist das komplexe Zusammenwirken nur dann, wenn das Interesse der Natur verstanden wird: Dem Aspekt der Weitergabe des Lebens – der Reproduktion – wird alles untergeordnet, was diesem hohen Ziel dienlich ist. Hormone steuern Fortpflanzung, sie verjüngen daher, stärken die schwangere Frau und setzen alles daran, um den weiblichen Körper mit allen nur denkmöglichen Privilegien auszustatten.

Die längste Zeit ihres Lebens ist die Frau in ihrer Gesamtbefindlichkeit dem Mann überlegen. In den Wechseljahren entschwindet dieser Vorteil: Aus der von der Natur reichlich verwöhnten Frau wird im Klimakterium und danach ein ganz normal gefährdetes Wesen. Der weibliche Körper gleicht sich dem männlichen an – viele Frauen sind auf diesen Privilegienverlust überhaupt nicht vorbereitet, empfinden den veränderten eigenen Körper plötzlich wie einen Fremdkörper und müssen vom Frauenarzt erst behutsam auf den Boden der Realität zurückgeholt werden.

Mit der Fortpflanzungsfähigkeit verschwindet im Wechsel auch die privilegierte Situation der Frau

Schockartige Zustände sind aber locker vermeidbar, verfügt doch die Frauenheilkunde über genügend Ressourcen, um die Wechseljahre und die lange Zeit danach beschwerdefrei, mehr noch: glücklich, erleben zu lassen.

Jeder Embryo ist ein Fremdkörper in der Gebärmutter der Frau, da er genetisch teilweise vom Vater stammt – die Frau ist daher theoretisch darauf konditioniert, ihn als fremdes Gut abzustoßen. Technisch wäre also diese Autoaggression ein kontraproduktiver Akt gegen die Erhaltung der Art. Um nun die Abstoßung des neuen Lebens in der Gebärmutter zu unterdrücken, wird Östrogen mobilisiert. Dieses Hormon bindet den Embryo an die Gebärmutter und bewahrt die Menschheit phylogenetisch vor dem Aussterben. Untersuchungen haben ergeben, daß östrogene Hormone bei Walen

– alten Säugetieren – eine erstaunlich effiziente Entzündungshemmung entwickeln. Diese Wirkung hat sich auch auf den Homo sapiens übertragen. Östrogene bewahren den Körper der Frau vor autoaggressiven Tendenzen.

Östrogene hemmen auch Entzündungen und wirken anti-autoaggressiv

Wie immer ist es auch hier ratsam, den Gegenbeweis anzutreten und die Auswirkungen eines hormonellen Defizits zu untersuchen. Es gibt Frauen, die nach dem Aufwachen Steifigkeiten an den kleinen Fingergelenken und Gelenkschmerzen entdecken. Diese Frauen sind über die eingeschränkte Fingermobilität meist sehr beunruhigt. Meist werden solche Frauen vom Praktiker zum Rheumatologen geschickt, der zahllose Untersuchungen initiiert. Deren Ergebnis ist aber häufig negativ. Sicherheitshalber wird die Frau mit Antirheumatika behandelt, die zwar keine Linderung des Gelenkleidens der kleinen Finger bringen, nicht selten aber schwere Nebenwirkungen, etwa Magengeschwüre, zeigen.

In den meisten Fällen leiden diese Frauen unter Östrogendefiziten. Die kausale Therapie wäre dabei denkbar einfach: Östrogen wird als Salbe auf das schmerzende Fingergelenk aufgetragen – und in den meisten Fällen (ausgenommen, die Frau leidet tatsächlich unter Rheuma) schwindet der Schmerz innerhalb kürzester Zeit. Der Grund dieses Therapieerfolges: Ein Östrogendefizit mobilisiert Körperreaktionen, die sich auch gegen eigene Gewebsteile – etwa gegen Knorpel und Gelenkkapseln – richten.

Gelenkschmerzen sind erste Anzeichen eines Östrogenmangels

> Das als Salbe
> applizierte Östrogen
> wirkt innerhalb kürzester Zeit
> entzündungshemmend.
> Der Frauenarzt
> kann mit großem Erfolg
> am weiblichen Körper seine Kunst
> demonstrieren.

39

Statistisch sind autoaggressive Erkrankungen bei Frauen viel häufiger anzutreffen als bei Männern. Immer öfter sind daher die Gynäkologen aufgerufen, Frauen vor steifen und schmerzenden Gelenken – manchmal sogar vor kompletten Verformungen der Finger – zu bewahren.

Die „Trockenheit"
im weiblichen Körper
wird durch
ein Östrogendefizit
hervorgerufen

Man trocknet aus, lautet im Volksmund die gängige Umschreibung fürs Altern. Was damit gemeint ist, weiß jeder, der sich die üblichen Beschreibungen von Alterungsvorgängen vorzustellen vermag: die alternde Haut, die alternde Schleimheit und die vielen anderen Organe, die im Alter unter Feuchtigkeitsverlusten zu leiden haben. Ganz besonders davon betroffen, weil extrem schmerzhaft, ist das Auge. Leidet die betroffene Frau unter Östrogenmangel – im Alter sind das die meisten – und wird dagegen medizinisch nichts unternommen, kommt es zu einem rapiden Flüssigkeitsdefizit und als Folge davon, zur Austrocknung. Bei östrogendefizitären Frauen ist dieser Mangel mitunter auch schon in jungen Jahren feststellbar. Nicht selten ist er ein Nebeneffekt der Pille, der in gewissen Konstellationen einen Östrogenmangel auslöst und der dann die betroffene Frau sehr stark beunruhigt.

In der Menopause treten diese Symptome verstärkt auf: Mit dem Abfallen der Östrogene wird das Trockenheitssyndrom gesteigert und die davon betroffene Frau fühlt sich in ihrer Gesamtbefindlichkeit recht oft extrem beeinträchtigt.

Auch
das Auge reagiert
sensibel auf einen
Östrogenmangel –
das trockene Auge
entsteht

Das Auge ist aber nur ein Organ, das dem alterungsabhängigen Trockenheitsprozeß unterliegt. Auch die Schleimhaut, der Rachen, ja sogar die gesamte Mund- und Nasenhöhle können mehr oder weniger komplett austrocknen. Dieser Zustand ist mitunter extrem schmerzhaft, gelegentlich wird dabei auch die Geruchskapazität schwer reduziert. Die Anzahl der Geschmacksnerven an der Zunge und in der Mundhöhle erreicht in der Kindheit ihren Höhepunkt und nimmt danach rapide ab. Das verändert im Laufe des Alterns die Genußfähigkeit für Speisen. Trocknet die Mundschleimhaut noch zusätzlich aus, wird der Alterungseffekt potenziert.

Greift die Trockenheit nun aber auf Magen und Darm über, kann das gefährliche Folgen haben. Wichtige Vitamine, Nährstoffe und Nahrungsbestandteile werden dadurch nur noch unvollständig resorbiert und das wertvolle Energieangebot, auf das der Körper tagtäglich angewiesen ist, sinkt. Damit wird die Leistung des Körpers reduziert, auf Streßbelastung zu reagieren und die notwendigen Wiederaufbauarbeiten einzuleiten.

Das Fehlen des Östrogens kann die Aufnahme der Nährstoffe aus dem Darm reduzieren

Alles das muß nicht sein. Mit Hilfe von Östrogen kann das lästige Trockenheitssyndrom einfach beseitigt werden. Das heilende und verjüngende Hormon Östrogen wird am Abend in Form von Augentropfen auf die Bindehaut getropft, und schon nach wenigen Tagen stellt sich die Wirkung ein. Trockenheit und Augenrötung gehen zurück und verschwinden schließlich ganz.

Bei der Trockenheit im Gaumen werden keine Tropfen, sondern kleine Östrogenpillen verwendet, die nicht geschluckt, sondern ganz langsam im Mund zum Zergehen gebracht werden. Dabei wird das Östrogen aus den Pillen freigesetzt, was die Einlagerung wichtiger Substanzen in die Zellen der Mundschleimhaut bewirkt. Gleichzeitig wird die Sekretions- und Speichelbildung angeregt.

Die Wasserbildung im Körper und das Eierstockhormon Östrogen stehen in ursächlichem Zusammenhang. Hat eine Frau (möglicherweise durch falsche Dosierung) ein hormonelles Überangebot dieses Hormons, kommt es zu Wassereinlagerungen in Fingern, Beinen – ja sogar im Rumpf bis hinauf in den Brustkorb. Der Facharzt erkennt an diesen Symptomen sofort die Östrogenüberdosierung.

Wasserstau in den Geweben ist Folge eines Progesteronmangels

Jedenfalls symbolisiert dieses Phänomen den gewaltigen Einfluß, den das Östrogen sogar bis in

41

den Wasserhaushalt der Zellen ausübt. Dieser wirkt sich im Überfluß ebenso negativ aus wie im Mangelzustand. Wassereinlagerungen einerseits, Austrocknung andererseits sind die Folgen. Segensreich ist das gesunde Mittelmaß.

> Richtig dosierte Östrogenmengen im Körper machen das Gewebe resistent gegen Druck und Witterungseinflüsse, sie geben ihm Elastizität und gewährleisten Haltbarkeit.

Schwangerschafts-hormone bestimmen die Körpersilhouette der Frau

Die weibliche Figur – Mediziner sprechen von der „Körpersilhouette" – ist auch eine Facette des hormonabhängigen Wasserhaushalts von Frauen. Tatsächlich wird die Körpersilhouette in ganz entscheidender Weise von den Geschlechtshormonen beeinflußt – Wasser in den körpereigenen Zellen ist nur eine der Möglichkeiten. Tatsache ist jedoch, daß der Eierstock über die Hormone die weiblichen Formen bestimmt und für jene Rundungen mitverantwortlich ist, die der Frau gegeben sind.

An der weiblichen Silhouette sind aber – neben dem Östrogen – auch noch andere Mechanismen beteiligt. Auch das Gelbkörperhormon Progesteron ist in die Schwangerschaft und Fortpflanzung involviert und auch dieses Hormon vergrößert die Fettzellen der Frau. Damit werden wichtige Energiereservoirs für die Schwangerschaft angelegt, aber auch Ressourcen für die darauffolgende Laktation (Milchbildung) bereitgestellt. Über diesen Progesteronmechanismus wird also das körperliche Outfit der Frau zusätzlich zum Östrogen moduliert.

Das Gesäß- und Oberschenkelfett wird durch die Eierstockhormone vermehrt

Der grundsätzliche äußerliche Unterschied zwischen weiblichem und männlichem Körper beruht auf diesem Hormoneffekt, dessen verstärkte Wirkung – egal in welche Richtung das Pendel ausschlägt – gefürchtet ist:

Durchflutet ein Übermaß an Östrogenen den weiblichen Organismus, verstärkt es die Wassereinlagerung und die Ödembildung. Außerdem nehmen dabei die frauenspezifischen Fettpolster zu, die vom weiblichen Geschlecht meist nicht goutiert werden: am Oberschenkel, am Gesäß und an der Taille. Ein Zuviel an Hormonen ist dabei genauso schlecht wie ein Zuwenig. Fehlt nämlich der Frau das Eierstockhormon, entwickelt die Natur einen betont knabenartigen Körper, der die weiblichen Laufstegmodels auszeichnet und mitunter in der Geschichte des Geschmacks seinen Stellenwert hatte, in vielen Fällen aber nicht dem gängigen Schönheitsideal entspricht. Obwohl sich über Geschmack trefflich streiten ließe, ist aus ärztlicher Sicht das hormonelle Mittelmaß – nicht zuviel, nicht zuwenig – das richtige.

Das Gesäßfett erfüllt eine wichtige Aufgabe – es ist Energiespender für die Stillzeit

Die Fetteinlagerungen, die hier beschrieben wurden, werden Glutealfett genannt. Fett macht auch einen gewissen Füllungs- und Größenstand der weiblichen Brust aus, wodurch dieser eine erotisierende Wirkung zukommt. Eine schön geformte weibliche Brust ist ein Symptom der Frische und der Jugend, beides in direkter Abhängigkeit vom Östrogen. Indirekt steht dieses auch hier wieder im Dienste der Fortpflanzung.

Jeder Gedanke daran, die figurbetonende Wirkung des Östrogens sei Selbstzweck, wäre absolut verfehlt. In Wahrheit dienen sogar die weiblichen Rundungen nur der Arterhaltung, weil nur durch sie die Gravidität und Aufzucht der Kinder sichergestellt werden können. Die Östrogene sind es nämlich auch, die weibliche Fettzellen mit jenen Triglyzeriden füllen, die zahlreiche Prozesse im Körper der Frau mit der erforderlichen Energie versorgen. Beispielsweise benötigt der weibliche Organismus während der Schwangerschaft Höchstmengen an solcher Energie – Energie, die neues Leben formt und dieses auch noch ernährt. Im Gegensatz zu anderen Säugetieren kann ein neugeborenes Kind spontan noch keine Nahrung zu sich nehmen. Das biologische Postulat verlangt es, daß

Zuviel Östrogen und Gelbkörperhormon können Gewichtsprobleme am Gesäß und an den Oberschenkeln verursachen

43

im weiblichen Organismus Vorsorge für den hochenergetischen Prozeß der Nahrungsproduktion für ein Baby – und das Energiepotential für die Mutter selbst – getroffen sein muß.

Durch die Milchproduktion wurden Säugetiere von Naturprodukten unabhängig

Normalerweise ist das Leben auf unserem Planeten nur eindimensional konditioniert: Daß nämlich Nahrung aufgenommen und in Leistung und Energie umgewandelt wird. Den Säugetieren ist danach ein Quantensprung gelungen: Sie verbrauchen Nahrung nicht nur, sondern stellen diese auch her. Sie haben sich damit vom Blühen und Ernten der Pflanzen emanzipiert. Fortpflanzung wird damit zu jeder Jahreszeit – auch im Winter, wenn keine Erntemöglichkeit besteht – garantiert.

Dem Homo sapiens gelang dann die evolutionäre Steigerung: Seine Hormone erfüllen nicht nur alle überlebensstrategischen Notwendigkeiten, diese infrastrukturellen Kriterien dienen als erotisierender Nebeneffekt gleichzeitig wiederum auch der Erhaltung der Art.

Die Energiespeicher der Frau befinden sich am Gesäß und am Oberschenkel und bestehen im wesentlichen aus Triglyzeriden. Das sind Fettprodukte, die der Körper dann verbraucht, wenn gestillt werden muß. Dabei wird Fett in Milch umgewandelt – aber nicht zufällig, sondern nach einem genau vorherbestimmten, biologischen Plan. Mit der Vorsorge hiezu beginnt der weibliche Körper schon zu Beginn der Geschlechtsreife. In dieser Zeit der Pubertät steigt das Östrogen an und übernimmt die Verantwortung für Eisprung, Ovulation und Menstruation. Daneben formt es den Körper eines Kindes in den einer Frau um: Es entstehen dabei jene typischen weiblichen Rundungen, die den fraulichen Körper so attraktiv machen.

Der Stillakt und die Milchbildung benötigen viel Energie – diese wird aus dem Gesäß- und Oberschenkelfett gewonnen

Das aber war nicht die ursprüngliche Intention der weiblichen Evolution. Die Natur verfolgte nur die eine Absicht, über die Fortpflanzung die Art zu erhalten und damit auf möglichst lange Zeit die Spezies Homo sapiens zu etablieren und zu gewährleisten. Die später aufkeimenden Gelüste des Mannes waren dabei gewissermaßen nur der unbeabsichtigte Nebeneffekt.

Die nicht erotische Komponente des ursprünglichen Evolutionsplanes ist dadurch gekennzeichnet, daß die Fettreserven am Oberschenkel und am Gesäß zunächst nur den einen Sinn hatten, Kinder zu ernähren, die Nachkommen zu versorgen und somit eines der wichtigsten Postulate der Biologie zu erfüllen. Die Frau hatte dabei die Funktion eines Säugetieres.

Der erotisierende Effekt des Gesäß- und Oberschenkelfettes wurde erst viel später entdeckt, zuletzt von der plakativen Werbung. Dabei wird unterschwellig ein uralter Reflex ausgenützt. Das männliche Säugetier erkennt am Zustand der Gluteal- und Oberschenkelfettpakete des Muttertieres, ob die Jungen gut oder schlecht aufgezogen werden können und wie deren Überlebenschancen aussehen. Das Gehirn von Säugern ist seit Jahrmillionen auf diesen prüfenden Blick der Männchen auf die Fettregionen des Weibchens konditioniert – ein Artverhalten, das auch auf den Menschen übergegangen ist.

Gesäß- und Oberschenkelfett haben erotisierende Wirkungen, weil sie an der Fortpflanzung teilnehmen

Der begehrliche Blick des Mannes auf diese speziellen Regionen des weiblichen Körpers ist somit keine Versündigung, sondern perfekt artgerechtes Verhalten eines hohen Säugetieres. Wenn in der Hierarchie der Blicke des Mannes primär die Gesäßregion einer Frau angestarrt wird, dann steckt ein uralter Imperativ dahinter, den die Verhaltensforschung so interpretiert: Der Mann verschafft sich durch diese Taxierung Informationen über das reproduktive Potential der Frau. Sind die Fettzellen von Oberschenkel und Gesäß ausreichend gefüllt, dann kann man mit hoher Wahrscheinlichkeit daraus schließen, daß die Frau ihr Neugeborenes ernähren und durchbringen kann. Ob überschießende Fettmassen diese Gewißheit potenzieren oder beim Mann einen gegenteiligen Effekt be-

Das Fett des Gesäßes dient als Energiereservoir für die Stillzeit

45

wirken, hängt wohl von der persönlichen Geschmackslage ab.

Gewichtsprobleme im Gesäß- und Oberschenkelbereich sind durch Östrogen und Progesteron induziert

Je komplizierter ein Mechanismus ist, desto störanfälliger ist er auch. Manche Frauen reagieren auf Hormonstörungen mit einem übermäßigen Anbau von Fettzellen in diesen Regionen des weiblichen Körpers. Dabei kommt es zu bemerkenswerten Kollisionen innerhalb des weiblichen Haushaltes. Denn hormonell bedingte Fettansammlungen bedeuten zwangsläufig auch Gewichtsprobleme. Andererseits werden Fettpolster am Hinterteil und an den Oberschenkeln vom Körper besonders sorgsam gehütet, wurden diese Teile von der Evolution ja als besonders wichtig klassifiziert.

Das Opfer dieser skurrilen Widerstreitigkeiten ist die Frau: Sie leidet unter dem Übergewicht – und setzt alles in Bewegung, um das lästige Fett wegzubekommen. Sie nimmt zahllose (nur wenig sinnvolle) Abmagerungskuren auf sich, sie fastet, sie betreibt Sport und kann sich zuletzt über den Erfolg dieser Torturen nur noch wundern. Sie nimmt überall ab, nur nicht dort, wo sie will und soll: am Gesäß. Es ist so, als hätte die Natur ausgerechnet um diesen Körperteil einen eisernen Käfig herumgebaut, dessen einziger Zweck es ist, die volle Integrität der prallen Fettansammlungen zu erhalten.

Die Abhilfe aus diesem Dilemma kann nur der Frauenarzt schaffen, der eine genau dosierte Hormontherapie einleiten wird.

Ein Überangebot an Östrogen erzeugt Brustschmerzen

Das Östrogen ist auch am Aufbau der weiblichen Brust mitbeteiligt. Dort wirkt ein ähnlicher Mechanismus wie bei Gesäß und Oberschenkeln. Auf das Brustgewebe wirken die gleichen Sexualsteroide ein. Frauen, die im Zuge einer Hormonersatztherapie irrtümlich zu viele Östrogene zu sich nehmen, merken die Wirkung sofort: Die Brust wird größer, sie spannt und mitunter schmerzt sie auch. Das Östrogen nimmt in der Brust eine Wassereinlagerung vor und vergrößert auch die Fettzellen, was zur Schaffung eines in der Brust angelegten Fettreservoirs führt.

Eine Frage des Sexappeals ist die Brust der Frau allemal. Ihr kommt längst ein ganz besonderer Symbolcharakter zu, der die ursprünglichen Intentionen der Evolution längst verdrängt hat. Der weiblichen Brust kommt eine sehr wichtige tiefenpsychologische Facette zu: Die Brust ernährt das Kind – und somit den Garanten für die Altersvorsorge. Aus evolutionärer Sicht ist damit die Erhaltung des Homo sapiens verbunden. Dadurch wurde dieses Organ zum Synonym für Weiblichkeit, Erotik, Attraktivität und die Anziehung des männlichen Geschlechtes.

Die weibliche Brust zählt daher zu den entscheidenden Fortpflanzungs- und Reproduktionskriterien des menschlichen Geschlechts.

Progesteron – Hormon der Weisheit

Das Gelbkörperhormon Progesteron wurde die längste Zeit völlig mißverstanden und weit unter seinem Wert verkauft. Die Medizin glaubte nämlich, daß seine einzige Aufgabe nur darin bestünde, die Einnistung des Embryos zu gewährleisten und dessen Aufzucht zu garantieren. Positive andere Wirkungen wurden diesem Hormon kaum zugetraut, als Motor für vitale Leistungsfähigkeit, Fitneß und Schönheit der Frau war es daher kaum von Interesse.

Freilich änderte die Medizin in den vergangenen Jahren schlagartig ihre Meinung, als erkannt wurde, daß das Aufgabenprofil des Gelbkörperhormons bei weitem jenes schmale Spektrum überschreitet, das ihm bis dato zugeteilt war. Das Progesteron hat auch einen verjüngenden und kosmetischen Effekt. Seine Hauptaufgabe ist zwar, die Fortpflanzung zu sichern, die Weitergabe der Art und der Fortbestand der Menschheit, mittlerweile ist aber auch – unabhängig von der Schwanger-

Auch das Progesteron erfüllt eine ästhetische Aufgabe

schaft – der gesundheitsstimulierende Effekt dieses Hormons auf den weiblichen Körper bekannt.

Der Stimulationseffekt außerhalb der Gravidität basiert im wesentlichen auf einer Überlistung der Natur: Durch die Progesteroneinnahme signalisiert die Frau ihrem Organismus eine (tatsächlich nicht vorhandene) Schwangerschaft – und der weibliche Körper läßt prompt alle jene Programme anlaufen, die er bei einer Schwangerschaft zur Stärkung und Verschönerung der Frau bereithält.

Die Frau profitiert also durch die Einnahme dieses Schwangerschaftshormons von den positiven Seiten einer Schwangerschaft, ohne überhaupt schwanger zu sein. Der Körper wird regelrecht überlistet. Die durchaus angenehmen Folgen sind für die Frau äußerst günstig: Das Hormon bewirkt eine gefestigte Gesundheit und eine sehr effiziente Spannkraft.

Gegenargumente zu dieser Form der Hormonanwendung sind kaum aufbietbar. Es gilt der medizinische lateinische Leitsatz: „Primum nil nocere" – frei übersetzt: „Helfen ohne zu schaden". Es dürfen bei dieser Art der Behandlung keine Nachteile auftreten. Sollten sich aus irgendwelchen Gründen aber tatsächlich Nachteile einstellen, dann müssen diese absolut ungefährlich und stets um vieles kleiner sein als die damit erworbenen Vorteile.

In Kurzform die Wirkungsweise von Progesteron. Dieses Hormon greift in den Zentralmechanismus des menschlichen Körpers ein. Während einer Gravidität wird der Körper, nicht zuletzt durch das Gelbkörperhormon, auf seine neue Aufgabe umgestellt. Frau und Kind werden richtiggehend aufgerüstet – der weibliche Körper bekommt Kraft und Energie, um Organe, Gewebe und andere Körperteile aufzubauen.

Um die Zusammenhänge zwischen Alterungsprozeß und hormoneller Wirkung zu verstehen, sollen deren Abläufe hier erläutert werden.

Die Vorteile des Gelbkörperhormons kann man dem weiblichen Körper auch außerhalb einer Schwangerschaft anbieten

Das Schwangerschaftshormon schützt gegen das Altern

48

Der Körper eines erwachsenen Menschen unterliegt einem ständigen Auf- und Abbau, der Tissue
Remodelling genannt wird. Mit zunehmendem Alter verschiebt sich das vitale Gleichgewicht im
menschlichen Körper – der Aufbau wird geringer,
der Abbau stärker.

Das Progesteron
kann den Zellabbau
verhindern

Der Mensch verliert im Alter an Lebenskraft.
Dies kann oft deutlich sichtbar werden und mit
sehr negativen Folgen verbunden sein: Das Gesicht
bekommt Falten, die Muskeln bilden sich zurück
und verlieren an Spannkraft, die Nägel an Fingern
und Zehen werden schwächer und brüchiger und
die Knochen werden dünner; gefährlich dünn sogar, denn die Osteoporose zählt zu den gefährlichen Altersbeschwerden. Die Tendenz des Organismus, im Alter verstärkt Gewebe abzubauen,
heißt in der Medizin Katabolismus.

Merkwürdigerweise ist es der medizinischen
Forschung noch nicht gelungen, die Gründe für
diesen Katabolismus restlos zu erhellen. So wie die
Zeit eine physikalische Größe ist, die sich nur in einer einzigen Richtung fortbewegt, scheint das Alter
wohl auf Abbau vorprogrammiert zu sein.

Die Medizin hat sich mit dieser destruktiven
Sichtweise zu keiner Zeit abfinden wollen, denn
der ewige Jungbrunnen war schon immer ein Ziel,
das in allen Zeiten der Menschheit angepeilt
wurde. Ewig jung bleibt niemand, wohl aber hat
die moderne Medizin mittlerweile ein Lebensmo-
dell gesichtet, bei dem das körperliche Abbaupro-
gramm weitgehend ausgeschaltet ist und in dem
nur noch der Aufbau zugelassen wird.

Dieses Modell ist die Schwangerschaft. Durch sie
wird eine schwangerschaftsähnliche Situation
simuliert, die der Frau – auch ohne heranreifendes
Kind – privilegierte Gesundheitszustände bietet.
Viele Frauen berichten, daß sie sich noch nie so
wohl gefühlt hätten wie während ihrer Gravidität.
Ihre Haut war in dieser Zeit wunderschön, die
Haare dicht und seidig und die Stimmung extrem

Das Progesteron
steuert den Umbau
unserer Organe

positiv. Manchmal gibt es freilich auch Komplikationen – etwa Hormonstörungen, erhöhten Blutdruck oder abnorme Gewichtszunahme. Diese Schattenseiten einer Schwangerschaft sind aber beherrschbar. Der verjüngende Effekt einer hormonellen Schwangerschaftskonstellation überwiegt eindeutig alle Nachteile.

Es sind noch nicht
alle Details
der Schwangerschaft
erforscht

Derzeit ist die Medizin noch nicht ganz in der Lage, die Gravidität bis ins letzte Detail zu imitieren, sie ist aber schon sehr weit fortgeschritten. Um das „Modell der Natur" mit natürlichen Mitteln, nämlich mit dem Gelbkörperhormon, komplett zu simulieren, wird die Forschung schon extrem forciert. Der Frau soll erhöhte Flexibilität, höhere Vitalität und langandauernde Schönheit zuteil werden – auch in jenen Jahren, in denen sie nicht schwanger ist.

Im schwangeren Körper zirkulieren zahlreiche Hormone; meist sind es Umbauprodukte der Eierstockhormone. Ihre Wirkungsweise ist derzeit noch nicht völlig erforscht, die Wissenschaft arbeitet aber mit großem Aufwand an der Entschlüsselung. Ein Ergebnis steht aber fest: Die meisten positiven und verjüngenden Eigenschaften kommen vom klassischen Schwangerschaftshormon Progesteron.

In der Frauenheilkunde der vergangenen Jahrzehnte wurde das Progesteron lediglich dazu eingesetzt, um einen regulären Zyklus zu gewährleisten, um dadurch ein Menstruationschaos zu verhindern. Das Gelbkörperhormon bzw. seine künstlich erzeugten Verwandten wurden die längste Zeit zur Regulierung oder Auslösung der Monatsblutung verwendet.

Biochemische
Scheren, die Gewebe
zerstören, werden
durch das Schwangerschaftshormon
Progesteron
gehemmt

Das viel breitere Wirkungsspektrum dieses Schwangerschaftshormons wurde erst in den letzten Jahren entdeckt. Die Forschung enthüllte erst relativ spät das Prinzip dieses Hormons. Es hemmt nämlich den Abbau vieler Gewebe dadurch, daß es die sogenannten „Matrixmetalloproteinasen" unterdrückt, das sind biochemische Scheren, die im Tissue Remodelling die Aufgabe des Abbaues von Gewebe erfüllen.

Diese Matrixmetalloproteinasen sind also kontraproduktiv. Und überall dort, wo Organe, Stützgewebe und Kollagen (Bindegewebe) altern oder leichte Beschädigungen aufweisen, zerschneidet der Körper diese mit Hilfe von Enzymen in kleine Stücke (daher der Ausdruck „biochemische Scheren") und führt sie dem Endabbau zu.

Im Alter vermehren sich die biochemischen Scheren, welche z.B. auch das Kollagen zerschneiden

Im Alter, aber auch unter Belastung werden diese Enzyme verstärkt und sie beginnen hemmungslos alles zu zersäbeln, was sich ihnen anbietet. Das Progesteron hemmt diese Zerschnipselungsorgie und verhindert (zumindest teilweise), daß überschießendes Gewebe abgebaut wird. Der Bremsmechanismus des Progesterons dient natürlich zu allererst der Schwangerschaft und dem heranwachsenden Kind. In der Phase, in der neues Leben entstehen soll, müssen alle unnötigen Abbauprozesse blockiert werden – vor allem jene, welche das Wachstum stören könnten.

Bildlich gesprochen, legt das Gelbkörperhormon förmlich seine schützende Hand auf die weiblichen Organe, vor allem auf die Gebärmutter mit dem darin permanent größer werdenden Embryo – und stellt so quasi das gesamte Gebärsystem unter Sicherheitskuratel.

Die Devise dieser Zeit: Auf- und nicht Abbau.

Manche Frauen freuen sich während ihrer Schwangerschaft über makellos schöne, faltenfreie Haut – ein Zustand, der durch die Progesteron-gebremste Wirkung der biochemischen Scheren verständlich wird. Im Alter zerschneiden diese Scheren auch das Kollagen unter der Haut – die elastischen Fasern werden dabei durch die gleichen Enzyme verdaut, die im Tissue Remodelling den Gewebsabbau bewirken. Dadurch entstehen die Falten.

Das Gelbkörperhormon hemmt die Aktivität vieler biochemischer Scheren in unserem Körper

51

Natürlich gäbe es auch für die Gesichtshaut ein Blockierungssystem, das die Kollagenasen – so nennt man in der Medizin diese Abbaumechanismen – in die Schranken weist. Bei dieser Art der Abbaublockade müßten viele der erforderlichen Voraussetzungen stimmen, was leider nicht immer der Fall ist. Denn das Blockiersystem ist extrem leicht irritierbar. Die geringste Belastung der Gesichtshaut führt sofort unweigerlich zur Verletzung der oberflächlichen Zellen. Und diese Verletzung wiederum mobilisiert prompt die biochemischen Scheren, die sich mit heftiger Akkuratesse ans Zerstörungswerk machen. Können diese „Scheren" nicht unterdrückt werden, dann beginnen sie, über die beschädigten Hautteile herzufallen, diese zu verdauen – und das in einem Übermaß, was durch den Aufbau ganz normalen Gewebes gar nicht mehr wettzumachen ist.

Der schlimmste Feind unserer Haut ist die Sonne mit ihren UV-Strahlen. Und diese Sonneneinwirkung ist Irritation genug, um die biologischen Scheren zu wahren Freßorgien zu animieren. Einerseits ist Sonnenlicht die Voraussetzung für irdisches Leben, denn es mobilisiert jene geheimnisvollen Kräfte, deren segensreiches Wirken des Lichtes der Sonne bedarf. Andererseits aber ist das Sonnenlicht extrem gefährlich, denn es kann auch den Tod bewirken. Die Abhängigkeit des Hautkrebses vom UV-Licht der Sonne ist wissenschaftlich längst erforscht – zahlreiche Experten warnen mittlerweile über alle Medien vor den Gefahren der Sonnenbestrahlung. Über die Kollagenasen wird durch die UV-Strahlung aber auch das Dünnerwerden der Haut, ihr Altern und vor allem die Faltenbildung ausgelöst.

UV-Strahlen und
Sonnenbelastung
vermehren die bio-
chemischen Scheren
unseres Gesichtes
und bewirken damit
das Altern der Haut

Die Formel ist einfach: Je mehr UV-Strahlen, umso stärker die Wirkung der biochemischen Scheren; und je intensiver deren Arbeit, desto schneller altert die Haut.

Die Abbauvorgänge vollziehen sich unmittelbar. Trifft also ein Übermaß an UV-Belastung auf das Gesicht, zerstören auch schon die Elektronen des Lichtes einige Strukturen der Hautzellen. Diese verwundeten oder zerstörten Zellen rufen schnell die Kollagenasen zu Hilfe, die sich sofort an die Arbeit machen und das tiefer gelegene Kollagen der Haut in Stücke zersäbeln. Und schon nimmt die Zerstörung unwiderruflich ihren Lauf.

In manchem hat das Gelbkörperhormon eine ähnliche Wirkung wie die von den Hautärzten verwendeten Vitamin-A-Derivate

Das gesunde Outfit einer gebräunten Haut täuscht schwer. Durch den Bräunungseffekt werden diese Scheren mitunter so stark stimuliert, daß sich der Hautabbau über Jahre hinaus vermehrt fortsetzt, bis zuletzt, manchmal schon zur Lebensmitte, irreversible Hautschäden übrigbleiben. Wer sich dabei einen tödlichen Hautkrebs zugezogen hat, hat das schlechtere Los gezogen; wer dann „nur" unter schlaffem Bindegewebe zu leiden hat, darf sich zumindest über Glück im Unglück freuen. Bindegewebsschwäche entsteht nach dem gleichen Prinzip: Jene Kollagenfasern, die das unterhalb der Haut befindliche Bindegewebe durchziehen und festigen, werden auch durch die genannten Scheren zerstört.

Progesteron verhindert die Zerstörung des Kollagens

In begrenztem Umfang kann das Progesteron Hilfestellung geben. Da das Gelbkörperhormon während einer Schwangerschaft ja den Abbau verschiedener Organe bremsen kann, blockt es – auf die Haut aufgetragen – auch die „Verdauungsmaschinerie" ab. In beschränktem Rahmen kann es also den UV-induzierten Alterungsprozeß der Haut stoppen.

Eine gleiche Wirkung geht von der Vitamin-A-Säure aus, einem Hormon, das dem Progesteron ähnelt.

Die Vitamin-A-Säure kann den Alterungsprozeß der Haut verzögern und wird daher in der Dermatologie eingesetzt.

Auch das Rauchen
erzeugt Falten –
ähnlich wie
die UV-Strahlung

Kein Buch über gesundes Leben, in dem nicht vor den Gefahren des Nikotins gewarnt wird. Das Nikotin unterstützt die biochemischen Scheren leidenschaftlich, es ist daher ein Gegenspieler des Progesterons. Ähnlich wie die UV-Strahlen der Sonne, üben die Inhaltsstoffe des Rauchens die gleiche Stimulation auf die Kollagenasen aus. Auch dieser Zerstörungsprozeß läuft unmittelbar ab: Das Rauchen initiiert synchron die Kollagenasen, die sofort in vermehrter Zahl unter der Haut freigesetzt werden und ohne zu zögern beginnen, das Kollagen zu zerschneiden und zu verspeisen.

Erstaunlicherweise haben Airline-Bedienstete ein besonders gutes Gefühl für Hautschäden. Sie müssen berufsbedingt am Tag mehrere Hundert Passagiere an den Schaltern abfertigen. Routinemäßig stellen sie die Frage: „Raucher oder Nichtraucher?".

Einschlägige Untersuchungen ergaben, daß erfahrenes Check-in-Personal auf diese Frage verzichten kann – mit einer extrem hohen Trefferquote wissen sie die richtige Antwort im vorhinein. Sie brauchen nur einen kurzen Blick auf die Haut des Passagiers links und rechts der Augen zu werfen – und schon wissen sie Bescheid. Raucherinnen sind durch rund ums Auge konzentrierte Krähenfuß-ähnliche („Krähenfüße") Falten leicht enttarnbar. Diese Fältchen sind aber keine unmittelbare Folge des Rauchens – sie entstehen indirekt durch Aktivierung von Zerstörungsenzymen, die durch UV-Strahlen und Nikotin stimuliert werden.

In den Vereinigten
Staaten werden
bereits Kosmetika,
die natürliches
Progesteron ent-
halten, angeboten

Das Östrogen ist gut, das Progesteron ist gut – wie gut muß erst eine Kombination aus beiden Hormonen sein?, fragten sich die Mediziner. Es steht fest, daß beide Hormone die Haut kosmetisch äußerst positiv beeinflussen. Auch vom Östrogen ist bekannt, daß es die Kollagenneubildung stark stimuliert. Kürzlich hat man daher dem hormonellen Kosmetikum Östrogen auch das Progesteron beigefügt und beide zu einer kosmetischen Salbe verarbeitet. In den USA wird diese bereits zum

Kauf angeboten und als Erfolg gepriesen. Das Produkt hemmt verstärkt die biochemischen Scheren, es verhindert den Alterungsprozeß der Haut zwar nicht, aber es bremst ihn nachhaltig. Und es stoppt auch die Abbauenzyme, die in letzter Konsequenz die Faltenbildung bewirken. Das Kombinationspaket muß also vorsichtig positiv beurteilt werden. Die Wirkung des Doppels basiert auf der Aufgabenteilung der Komponenten.

Dem Progesteron kommt die Aufgabe zu, die Haut jung zu erhalten. Es unterdrückt – durch Simulation einer Schwangerschaft – jene Enzyme, die den Abbau der Zellen beschleunigen würden. Das „Schwangerschaftssyndrom" – Sicherstellung der mütterlichen Organe und Schutz des heranwachsenden Kindes – kommt durch das Progesteron voll zum Tragen. Und den Rest – Schönheit, Elastizität, Makellosigkeit – gibt der Haut die Östrogenkomponente.

Das Schwangerschaftshormon verfügt aber auch noch über weitere Facetten, die weit über die Schutzfunktion während der Gravidität hinausgehen.

Im ersten Anlauf sind freilich die Zusammenhänge zwischen dem Progesteron und beispielsweise dem Beckenboden der Frau nicht ganz einsichtig. Aber dennoch gibt es sie.

Der Beckenboden ist jene Muskel- und Bindegewebsplatte, auf dem das innere Genitale und das Gedärm der Frau ruht. Die Funktion dieser Stützkonstruktion ist altersabhängig. Manche Frauen über 50 klagen über eine Schwäche dieses Stützteiles. Manchmal merken sie während des Geschlechtsverkehrs, daß die Scheide weiter wird und zu klaffen beginnt. Manchmal – meist beim Tennisspielen, beim Niesen oder Lachen – kommt es zu einem unbeabsichtigten Harnverlust. Gelegentlich spürt die Frau sogar eine Lageveränderung der Gebärmutter – eine Art „Absacken".

Die Wirkung des Progesterons ist in der Schwangerschaft sichtbar: Haut und Haare sind während dieser Zeit von besonderer Qualität

Progesteron schützt auch den Beckenboden und beugt dem Harnverlust vor

55

Nach der Geburt, wenn das Schwangerschafts-hormon Progesteron fehlt, sind bio-chemische Scheren besonders aktiv

Alle diese Symptome sind Sonderformen des Alters – und auch sie können durch das Gelbkörperhormon teilweise behandelt werden. Sein Wirkungsmechanismus steht in engstem Zusammenhang mit jenen biochemische Scheren, die durch das Progesteron unterdrückt werden.

Unmittelbar nach einer Schwangerschaft kommt es aber zu einem Progesteronabsturz und prompt fällt dieser Arretierungsprozeß – also die Knebelung der kollagenzerstörenden Scheren – aus. Dadurch kommt es zu einem gegenläufigen Effekt: Es bilden sich sehr rasch die kollagenabbauenden Enzyme und diese beginnen prompt mit ihrer Vernichtungsarbeit. Mit erstaunlicher Zielsicherheit wandern sie zu allererst zu jenem Körperteil, der noch geburtsbedingte Verwundungen aufweist – in die Gebärmutter. Dort gibt es jede Menge zerstörter Zellen und verwundetes Kollagen, die die bevorzugten Adressaten der Kollagenasen sind. Dorthin pilgern sie zuerst und entfalten sofort ihr Zerschneidungswerk.

Wehrloses Opfer ist die Gebärmutter, die unmittelbar nach einer Geburt die Größe eines Fußballs hat und etwa zwei Wochen braucht, um wieder auf Normalgröße zu schrumpfen. In diesen 14 Tagen, in denen sich die Gebärmutter wieder auf die Größe einer Birne rückentwickelt und dabei jede Menge Veränderungen in Kauf nehmen muß, ist das Organ in seiner Wehrhaftigkeit stark eingeschränkt. Es muß zunächst schrumpfen. Das geschieht durch Kollagenasen, die unmittelbar nach der Geburt verstärkt gebildet werden und die in der Gebärmuttermuskulatur die Reduktion der dicken Muskelschicht bewirken. Parallel dazu vollzieht sich ein – wohl negativer – hormoneller Absturz, dessen Folgen einschneidend sind.

Kollagenasen bewirken die Verkleinerung des Uterus nach der Geburt

Während der Schwangerschaft verfügt das Progesteron im weiblichen Körper über seine Höchstkonzentration; unmittelbar nach der Entbindung fällt die Konzentration des Gelbkörperhormons steil ab. Durch diesen abrupten Konzentrationswechsel werden die Kollagenasen richtiggehend schockmotiviert. Prompt stürzen sie sich auf den durch die Geburt leicht verletzten Gebärmuttermuskel – in dieser Phase eine verwundbare Stelle im weiblichen Körper. Die Gebärmutter wird so zum beliebten, weil wehrlosen Zielorgan der Kollagenasen.

In diesem Gemetzel um den besten Platz am Trog der verwundeten Zellen werden einige dieser Enzyme abgedrängt, andere wiederum verirren sich. Sie wandern in Gebärmutternähe in andere Gewebeteile ein und enden letztlich am Beckenboden. Auch der wurde durch den Geburtsvorgang in Mitleidenschaft gezogen und gibt ein passables Ersatzbetätigungsfeld für zerstörungswillige Enzyme ab. Schließlich wurden die Kollagenfasern des Beckenbodens beim Durchtritt des Kindes überdehnt und dabei teilweise auch verletzt. Diese Schäden wirken auf die biochemischen Scheren wie ein Magnet. Scharenweise werden sie von den verletzten Zellen angezogen und gierig beginnen sie – ähnlich wie in der geschädigten Gebärmuttermuskulatur – das Kollagen zu zerschneiden. Die Schwächung des Beckenbodens ist die unmittelbare Folge.

Manchmal verirren sich biochemische Scheren auch in den Beckenboden und erzeugen Beckenbodenschwäche und Inkontinenz

Die Hemmwirkung des Gelbkörperhormons wird derzeit wissenschaftlich erforscht. Erste Untersuchungsergebnisse sprechen dafür, daß Inkontinenz, Beckenbodenschwäche und die Zerschneidung des Kollagens durch Gabe eines Gelbkörperhormons gehemmt werden kann. Wahrscheinlich gilt dies auch für die Zeit nach einer Operation, in der die operierten Organe vom Körper ebenfalls als verwundet eingestuft werden und dadurch vermehrte Anziehungskraft auf Zerstörungsenzyme haben. Vor allem bei Blasenoperationen ist der chirurgische Effekt vom Einbremsen der Kollagenasen abhängig. Knabbern sie das Operationsgebiet an, wird der Erfolg in Frage gestellt.

Bei Blasenproblemen wird man künftig auch das Progesteron in der Vorbeugung und Behandlung berücksichtigen müssen

Kollagenasen – zerstörende Enzyme: Mit diesem Phänomen werden sich Gynäkologen und Patientinnen noch lange befassen müssen.

Auch Zahnfleischschwund wird durch zuviel biochemische Scheren bewirkt

Während der Schwangerschaft kann es zu einem Kalkentzug und dadurch mitunter zur höheren Kariesanfälligkeit an den Zähnen kommen. Am Ende der Schwangerschaft, manchmal auch unmittelbar nach der Entbindung sind recht häufig auch Zahnfleischveränderungen festzustellen. Es kommt vermehrt zu Parodontose – das Stützgewebe für die Zähne bildet sich zurück. Zu den Attributen der weiblichen Schönheit gehört ein gesundes Gebiß. Verständlich also, daß auch dieses im Visier der Geschlechtshormone steht.

Die Parodontose entsteht im Gefolge von Entzündungen, die verschiedenste Ursachen haben können. Allerdings bedienen sich auch dabei die Bakterien jener emsigen Kollagenasen, die überall dort Aktivitäten entwickeln, wo Zellen Schwächungen zeigen. Jene „Scheren" knabbern Zahnfleisch und Verankerungsgewebe regelrecht an, um diese schließlich auf ein für die Zahnhalterung unvertretbares Minimum zu reduzieren. Die Parodontose ist somit teilweise auch eine Folge verstärkter Abbauprozesse, an denen wiederum die schon bekannten Matrixmetalloproteinasen maßgeblich beteiligt sind.

NO (Stickstoffmonoxid) – das multifunktionelle Molekül

Interessanterweise ist an der Parodontose auch das Stickstoffmonoxid (chemische Formel: NO) beteiligt – ein Gas, das multifunktionell wirksam ist. In die Entwicklung von Viagra® ist es ebenso involviert wie in die Entstehung der Reizblase oder in die Erweiterung der Herzkranzgefäße. Bei allen jenen Organen, die eine glatte Muskulatur besitzen, wirkt NO erweiternd. Wegen der verstärkten Sauerstoffzufuhr ist dieser Effekt meist erwünscht. NO hat aber noch eine – wohl eher unerwartete – andere Eigenschaft: Es wirkt wie ein Geschoß, mit dem weiße Blutzellen ihre Feinde regelrecht niedermetzeln. Seine physikalischen Eigenschaften erlauben es dem NO, die Zellmembran von Bakterien und Viren unter Beschuß zu nehmen, aufzubrechen und damit die Feinde des Körpers zu liquidieren.

Dieser Eigenschaft kommt im Mund und in der weiblichen Scheide eine nicht zu unterschätzende Bedeutung zu.

Mund und Scheide sind Körperöffnungen, die – will man das Eindringen gefährlicher Feinde verhindern – ganz besonders sorgfältig überwacht und geschützt werden müssen. Üblicherweise verfügt der menschliche Körper über genügend weiße Blutkörperchen, mit denen eingedrungene Feinde sofort getötet werden können. In Mund und Scheide verläßt sich aber der menschliche Organismus nicht mehr nur allein auf die weißen Blutkörperchen. In diese beide Öffnungen hat die Natur zusätzliche Schützengräben eingebaut, aus denen heraus auftauchende Feinde sofort mit scharfer Munition bekämpft werden.

Als gefährliches Geschoß dient dabei das NO. Dieses Gas ist in jenen Öffnungen permanent als Wolke präsent, durch die jeder herankommende Feind sofort liquidiert wird. Der Mund ist somit ein durch weiße Blutkörperchen und NO doppelt abgesichertes Sperrgebiet, in das Viren oder Bakterien nur unter widrigsten Umständen eindringen können.

Diesem clever konstruierten Abwehrmachanismus begegnet man auch in der Scheide der Frau. Dabei wird das mit der Nahrung zugeführte Nitrat in den Zellen der Scheide (bzw. des Mundes) als Nitrit eingelagert. Wenn der Säuregrad der Umgebung sinkt, wird vom eingelagerten Nitrit permanent NO abgegeben. Dazu werden aber Milchsäurebakterien benötigt, die die Scheide (bzw. im Mund den Raum zwischen den Zähnen) kontinuierlich ansäuern. Diese Milchsäurebakterien tragen somit die Verantwortung dafür, daß das scharfe Geschoß NO überhaupt freigesetzt wird. Fehlen aus

Die Eintrittspforten in den weiblichen Körper – Mund und Scheide – werden besonders bewacht; auch dabei spielen die Geschlechtshormone eine bedeutende Rolle

Das Geschoß, mit dem in Mund und Scheide Bakterien und Viren zerstört werden, ist ein Gas – das Stickstoffmonoxid

59

irgendwelchen Gründen in der Scheide diese Milchsäurebakterien, bildet sich sehr häufig als Folge des Fehlens der NO-Munition eine Entzündung oder Pilzerkrankung.

Im Mund gibt es gelegentlich ein Überangebot an NO, das wiederum ein ganz neues Problem beschert. Auslöser ist Schokolade, die von vielen Frauen oft mit Heißhunger verspeist wird. Schokolade setzt vermehrt Milchsäure frei, und viele Milchsäurebakterien im Mund bewirken eine NO-Überproduktion. Diese richtet sich primär gegen Keime; gelegentlich schießt sich das NO aber auch auf das körpereigene Gewebe ein. Dieser Effekt führt in der Folge zur Beschädigung des Zahnfleisches – und die Parodontose nimmt ihren zerstörenden Lauf.

Selbstverständlich sind Veränderungen des Zahnfleisches, bzw. deren Verhinderung, Aufgabe ausreichenden Zähneputzens und richtiger Zahnhygiene. Ist jedoch das Schwangerschaftshormon Progesteron in ausreichender Menge vorhanden, kann die Parodontose wirksam bekämpft werden.

Der vorerst noch sehr kühne Zusammenhang zwischen Zahnfleischproblemen und Schwangerschaftshormon bedarf allerdings einer Erläuterung. Vereinfacht dargestellt, sind es wieder die „biologischen Scheren", die den ursächlichen Zusammenhang herstellen. Diese Kollagenasen zerstören das Zahnstützgewebe, sobald es Entzündungstendenzen zeigt. Und das Progesteron stärkt das Kollagen, also das Bindegewebe. Ist das Schwangerschaftshormon ausreichend vorhanden, wird es das Zahnfleisch vor den „Scheren" ausreichend schützen; ist es defizitär, nimmt die Parodontose unweigerlich ihren Lauf.

Auch im Mund
spielt das Gas
Stickstoffmonoxid
eine große Rolle

Die Natur ist, was ihren Einfallsreichtum betrifft, bekanntlich sehr verschwenderisch. Haben sich irgendwelche Mechanismen aber einmal bewährt, werden sie von der Natur in verschiedensten Abwandlungen hemmungslos immer wieder zum Einsatz gebracht. Vergleichbar ist das mit einer schön komponierten Musik: Ihr Schöpfer findet ein Leitthema, das er in abgewandelter Form immer wieder – als Symphonie oder Sonate – zum Einsatz bringt.

Die Kombination von Stickstoffmonoxid und Progesteron ist ein bewährtes Team, das von der Natur nicht nur in Mund und Scheide eingesetzt wird. Man findet jenen Zerstörungsmechanismus, der an den Zähnen den Schwund des Zahnfleisches bewirkt, auch in den Venen. Venektasien (Besenreiser), vor allem aber Krampfadern sind Probleme, die vorwiegend beim weiblichen Geschlecht auftreten. Man könnte sie deswegen fast auch schon als gynäkologische Erkrankung bezeichnen.

Auch bei den Venenproblemen teilen sich die an der Entstehung Mitwirkenden, das Progesteron und Stickstoffmonoxid, unterschiedliche Aufgaben zu. Und wiederum sind die zerstörerischen Kollagenasen beteiligt.

Jedes Blutgefäß, also auch die Venen, ist von einer Kollagenschicht umgeben, das ihm Halt und Festigkeit verleiht. Werden nun die Venen durch mechanische Belastungen strapaziert, reißen die Kollagenfäden innerhalb der Venen leicht ein. In diesem Fall sind sofort die Metalloproteinasen zur Stelle und beginnen ihre Abbauarbeit. Diese ist sehr oft überschießend und löst somit die Verankerungsschicht der Blutgefäße regelrecht auf. Das gleiche Phänomen ist an der Gebärmutter oder am Beckenboden zu beobachten. Ist bei den Venen das NO für deren Erweiterung verantwortlich, so löst die Zerstörung (Mediziner sprechen von einer „Degraduierung") der dünnen Kollagenschicht eine zusätzliche Gefäßwandschwäche aus.

Möglicherweise wird bei solchen Leiden schon bald das Progesteron helfen können. Ob das Schwangerschaftshormon – und in welchem Umfang – Venenprobleme in den Griff bekommen

Venenprobleme sind häufige Beschwerden, die in den Wechseljahren auftreten

Durch das Gelbkörperhormon Progesteron können Venenprobleme gemildert werden

kann, wird derzeit noch medizinisch erforscht. Die Wissenschaft ist vorerst noch auf Analogieschlüsse angewiesen.

Da gibt es beispielsweise den Schmerz der weiblichen Brust (die sogenannte Mastalgie), der durch das Schwangerschaftshormon beseitigt werden kann. Das Progesteron wird dabei als Gel auf die spannende Brust aufgetragen, und die Schmerzen werden sehr effizient gelindert. Dieser Mechanismus der Schmerzreduktion bei mastalgischen Beschwerden beruht auf folgendem Prinzip: Aus irgendwelchen – nicht selten hormonellen – Gründen erweitern sich die Gefäße extrem stark und die Frau empfindet Schmerzen in ihrer Brust. Zweck einer Therapie ist es nun, jene Gefäße, die die Brust durchziehen, wieder zu verkleinern oder – wie es in der medizinischen Fachsprache heißt – zu kontrahieren. Dies geschieht durch Auftragen von Progesterongel. Das Schwangerschaftshormon wirkt dabei offensichtlich dem gefäßerweiternden NO entgegen, sorgt für eine Gefäßverkleinerung und reduziert dadurch den Schmerz. In diesen Fällen ist das Progesterongel als Therapeutikum bereits akzeptiert und zugelassen.

Analog dazu ist die Venenproblematik zu beurteilen. Frauen, die die Pille nehmen, oder Frauen mit Östrogen-bedingtem Venenschmerz können das gleiche Progesterongel verwenden wie bei Mastalgie (vorerst noch im Versuchsstadium). Unter Laborbedigungen kann dabei eine Linderung der Venenleiden beobachtet werden. Ob das Progesteron auch zum Kollagenaufbau, bzw. zur Verhinderung eines übermäßigen Kollagenabbaues herangezogen werden kann, bedarf noch einer medizinischen Klärung. Sie ist in Kürze zu erwarten.

Östrogene
vermehren das
Stickstoffmonoxid
und tragen damit
zur Weitstellung von
Arterien und Venen
bei

Vorerst steht aber fest, daß das Tissue Remodelling auch die Blutgefäße, und damit auch die Venen betrifft und daß dies ein weiterer Aspekt des Alterns ist.

Das Stichwort „Östrogen-bedingter Venen-schmerz" ist bereits gefallen. Daß eine Schwangerschaft mit Problemen verbunden sein kann, ist bekannt; desgleichen das Einnehmen von Hormonen (und damit der Pille). Venenleiden sind eines dieser Probleme.

Bei einer Schwangerschaft ist es weniger die mechanische Belastung, die Venen hervortreten und Besenreiser entstehen läßt, es sind vielmehr biochemische Umstellungen, die in sehr komplizierter Weise mit der Reproduktion in Zusammenhang stehen.

Es beginnt damit, daß eine ausreichende Blutversorgung für eine Schwangerschaft von eminenter Bedeutung ist. Das Wachstum des Kindes und die Funktionssteigerung zahlreicher mütterlicher Organe sind nur dann garantierbar, wenn genügend Sauerstoff, Nährstoffe und damit Blut in das heranwachsende Kind und in die Organe der Mutter fließen können. Das Östrogen hat, dem Schöpfungsplan entsprechend, die Aufgabe übernommen, während einer Schwangerschaft die Blutgefäße der Frau weiterzustellen, sie also querschnittmäßig zu vergrößern. Dies trifft natürlich auch auf die Venen zu. Ihr Durchmesser wird während der Gravidität größer. Sehr oft bleibt er noch nach der Entbindung groß – zumindest größer als er vor der Schwangerschaft war. Durch die Querschnittvergrößerung entstehen die Krampfadern.

Ähnliches geschieht unter der Pille, einem künstlichen Hormon, das dem weiblichen Körper zugeführt wird. Venenbeschwerden während einer Östrogentherapie, aber auch unter Ovulationshemmern (Pille) sind keine Seltenheit. Im Gegenteil: Sie kommen, wie Frauen in den Ordinationen der Gynäkologen berichten, sogar recht häufig vor. Das Hervortreten der Venen, aber auch das Entstehen von Besenreisern wird durch das Stickstoffmonoxid ausgelöst, das in diesem Fall unter dem

Venenschmerzen sind oft durch eine östrogenbedingte Erweiterung des Gefäßdurchmessers bedingt

Auch unter der Pille klagen manche Frauen über Schmerzen in den Venen

63

Einfluß eines Östrogen-Abkömmlings, nämlich dem 17-Beta-Östradiol steht.

Kein Vorteil ohne Nachteil also: Das Östrogen, das auch für die Durchblutung des schwangeren Körpers verantwortlich ist, erweitert zwar, um die Ernährung des heranreifenden Kindes sicherzustellen, die Blutgefäße, es kommt aber dabei mitunter auch zur Bildung von Krampfadern und Besenreisern.

D ie Medizin ist allerdings zu weiteren aktuellen Erkenntnissen über das weibliche Gefäßsystem gelangt. Es gibt spezielle Gefäßschwächen, die vor allem an Arterien auftreten. An bestimmten Stellen des Gefäßes entsteht eine höhlenförmige Wandausbuchtung – das lebensbedrohende Aneurysma. Diese Erkrankung muß als extrem schwer eingestuft werden. Sie entsteht nicht, wie eine zeitlang vermutet wurde, auf mechanische Weise, sondern als Folge des Einwirkens von Abbauenzymen.

Aneurysmen, Defekte in den Blutgefäßen, entstehen durch eine Überaktivität der Kollagenasen, der biochemischen Scheren

Auslösend mag dabei möglicherweise eine mechanische Belastung sein. Viel wahrscheinlicher ist eine lokale Entzündung oder gar ein Sauerstoffmangel, wie er beim Rauchen gelegentlich auftritt. Durch dieses Initialereignis wird an bestimmten Stellen der Arterie ein Kollagen-auflösendes Enzym stimuliert, das sich in die Wand des Blutgefäßes hineinfrißt. An dieser Stelle entsteht eine Gefäßschwäche, daraus ein Aneurysma. Ob in solchen Fällen das Gelbkörperhormon prophylaktisch eingesetzt werden kann, ist wissenschaftlich noch nicht abgesichert. Allerdings spricht einiges dafür.

Um der Schwangerschaft willen schützt das Progesteron zahlreiche Organe des weiblichen Körpers

E s bleibt aber dabei: Die Hauptaufgabe des Progesterons ist die Überwachung der Schwangerschaft und die damit verbundene Schutzfunktion. Das Schwangerschaftshormon greift in phänomenaler Weise in die Verteidigungsmaschinerie des weiblichen Körpers ein. Es stärkt die Abwehrkraft, macht den Organismus resistent gegen Feinde und ist auch sonst unermüdlich schützend tätig.

64

Im Bereich der Scheide ist die Frau ganz besonders gefährdet. Das Organ besitzt eine direkte Verbindung zur Gebärmutter und zur Bauchhöhle. Durch diesen Gang kriechen vor allem die Samenfäden empor. Über ihn können aber auch Erreger in die Gebärmutter vorstoßen. Während einer Schwangerschaft hätte das verheerende Konsequenzen.

Es ist nun die Aufgabe des Progesterons, den weiblichen Organismus auch jenseits der Schwangerschaft vor lebensbedrohenden Infektionen zu schützen. Dabei stimuliert das Progesteron die sogenannten Langerhans'schen Zellen (Abwehrzellen des Gewebes), eindringende Viren und Bakterien so zu markieren, daß sie – wie auf einem Präsentierteller – den weißen Blutkörperchen zum Fraß vorgeworfen werden können.

Dieser durch das Progesteron ausgelöste Schutzmechanismus funktioniert auch dann, wenn keine Schwangerschaft vorhanden ist. Möglicherweise ist er in der Krebsprophylaxe von Bedeutung, da Karzinomzellen auf ähnliche Weise entsorgt werden. Die medizinische Wissenschaft schließt daher nicht aus, daß dem Schwangerschaftshormon auch die Perspektive einer krebsabwehrenden Substanz zukommt.

Das Altern geschieht auch im Gehirn, aber es scheint, als wäre das Schwangerschaftshormon in der Lage, während der Gravidität diesen sehr langsam verlaufenden Alterungsprozeß zu unterbrechen. Plakativ gesagt, scheint es als stünde während einer Schwangerschaft die Zeit still und das Älterwerden sei dabei gestoppt.

Das Gehirn besteht nicht nur aus Nervenzellen, sondern auch aus Nährschichten, die diese Zellen umgeben, sie versorgen, Nährstoffe heranschaffen und sie vor Feinden schützen. Nicht die Nervensubstanz nimmt im zunehmenden Lebensalter ab, die Schutzschichten unterliegen dem Verschleiß. An ihnen nagt der Zahn der Zeit, was zur Folge

Selbst die Immunsituation wird durch das Progesteron in der Schwangerschaft angeregt: Spezielle Polizisten, die Langerhans´schen Zellen, werden durch das Gelbkörperhormon angeregt

Die Ernährung unserer Nerven kann durch das Gelbkörperhormon erheblich verbessert werden

Die Neurologie
überlegt bereits,
das Progesteron
bzw. ihm verwandte
Substanzen für
therapeutische Ziele
zu verwenden

hat, daß die Nervenzelle nur noch ungenügend mit Nährstoffen versorgt wird und dadurch degeneriert. Alle Indikatoren deuten darauf hin, daß die Schwangerschaft den Degenerationsprozeß für einige Monate unterbricht. Zumindest ist das eine interessante Arbeitsthese.

Ganz gesichert dagegen ist, daß das Progesteron diese als „Myelinscheide" bezeichneten Schutz- und Ernährungsschichten der Nerven nicht nur schützt, sondern auch regeneriert. In der Neurologie wird daher überlegt, Progesteron bei degenerativen Nervenerkrankungen therapeutisch einzusetzen.

Einen aufregenden Einfluß übt das Gelbkörperhormon auf die Zellmembran aus. Seit jeher werden diese kleinen Organteile unterbewertet. Immer wieder werden sie mit Zäunen verglichen, die rund um Häuser angeordnet sind. Aber dieser Vergleich hinkt: Die Zäune sind in diesem Fall genauso wichtig wie die Häuser selbst. Sie sind fundamental in das Phänomen Leben involviert.

Leben hängt von jener Energie ab, die in den menschlichen Zellen produziert wird. Die Kraftwerke, die innerhalb dieser Zellen die Energie liefern, heißen Mitochondrien. Fehlt diese Energie, dann ist die Zelle aktionsunfähig. Sie kann keine chemischen Substanzen mehr verknüpfen, keine enzymatischen Schritte einleiten und auch sonst keine Aktionen vollbringen. In diesem Fall bräche die Impulsübertragung der Nervenzellen zusammen, es gäbe auch keine Kontraktionen von Muskelfasern mehr. Das alles sind Funktionen, die von jener Energie abhängen, die von den Mitochondrien in den Zellen erzeugt wird.

Selbst im Kraftwerk
unserer Zelle, in den
Mitochondrien, übt
das Progesteron eine
Schutzfunktion aus

Diese „Kraftwerke der Zelle", wie Mitochondrien auch genannt werden, funktionieren wie eine ganz normale Batterie. Entlang einer Membran baut sich Spannung auf, und durch das Zusammenfließen der Ionen entsteht Strom, der in Energie umgesetzt werden kann. Die Integrität (Unversehrtheit) dieser mit einer Batteriemembran vergleichbaren Trennschicht ist die Grundvoraussetzung für die Entstehung von Strom, und damit von Energie. Ist diese Membran verletzt oder alt, kann die Zelle nicht mehr ausreichend Kraft erzeugen. Auf den Punkt gebracht, ist also ein einfaches Häutchen – die Membran der Zellkraftwerke – für die wichtigsten Lebensvorgänge maßgebend. Die Funktionsfähigkeit dieser Trennschicht hängt von ihren Bestandteilen ab: Fettsäuren, die sich mit Kohlenhydraten verbinden und zusätzlich noch Eiweißkörper aufnehmen.

Die zerstörten Fettsäuren unserer Zellen werden durch das Progesteron regeneriert

Den entscheidenden Anteil an diesen Bestandteilen haben jedoch die Fettsäuren, die perlschnurartig aneinandergereiht, den Hauptbaustoff der mitochondrialen Wand beisteuern. Den Fettsäuren verlangt die Natur eine gewisse Flexibilität ab. Schon die geringste Beeinträchtigung kann diese Fettsäureketten untauglich machen.

In einem sehr komplexen Vorgang greift nun das Gelbkörperhormon Progesteron ins Geschehen ein. Es fällt Monat für Monat unmittelbar vor der Menstruation ab und unterliegt Schwankungen in- und außerhalb einer Schwangerschaft. Diese Schwankungen stimulieren jene Bewegung, die für die Regeneration der mitochondrialen Membran mitverantwortlich ist. Wechselt die Konzentration des Progesterons, werden beschädigte Fettsäuren aus der mitochondrialen Membran herausgespalten und durch gesunde ersetzt. Das Progesteron bewirkt damit eine permanente Regeneration jener Bestandteile der Zellkraftwerke, die den Lebensmotor ständig mit Energie versorgen. Letztlich hält das Progesteron dadurch das Leben in Schwung.

Warum aber wird das Progesteron zu den Hormonen der Weisheit gezählt? Die Antwort ist einfach: Es gibt außer ihm kein körpereigenes Kommunikationsmittel, das in gleichzeitig viele und derart komplexe Vorgänge des menschlichen Körpers involviert ist und dabei in den ineinander-

Das Gelbkörperhormon renoviert permanent die Membranen unserer Zellkraftwerke

greifenden Systemen mühelos seine optimale Wirkung entfaltet.

Das Progesteron ist das mit Abstand weiseste aller Hormone; mit Sicherheit aber eines der wichtigsten, denn es schützt das werdende Leben und die Frau, die durch ihren Körper dieses Leben beschützt.

Androgen – Hormon der Stärke

Androgene (männliche Hormone) im weiblichen Körper – eine Situation, die widersprüchlicher nicht sein könnte. Die längste Zeit fristeten diese Hormone auch ein von der Wissenschaft sträflich vernachlässigtes Dasein. Erst mit verspäteter Intensität wurde der wahre Wert dieser Botenstoffe entdeckt und deren Aufgabenspektrum nach und nach erforscht. Wie immer, wenn sich die Forschung entschließt, die lange Zeit unentdeckt gebliebenen, vielfach auch lustlos beiseite geschobenen Bandbreiten der Hormone auszuloten, sind Überraschungen möglich. Jedenfalls sind die Androgene absolut faszinierende Hormone.

Die männlichen Hormone werden im Eierstock der Frau gebildet. Auch im Eierstock, müßte es wohl heißen, denn die Selbstverständlichkeit, mit der Östrogene mit dem weiblichen Geschlecht assoziiert werden, trifft wohl auf die Androgene nicht zu. Tatsächlich hat die Frauenheilkunde in den vergangenen Jahren ihre Forschungsschwerpunkte allzu einseitig auf die Östrogene konzentriert, auch – aber sehr weit abgeschlagen – auf die Gelbkörperhormone. Die Androgene dagegen galten die längste Zeit als Problemhormone, an die man am besten nicht anstreifen sollte. Zu den Nachteilen der Androgene wurden seit jeher unreine Haut, intensive Behaarung und Haarausfall gezählt – aus weiblicher Sicht Mängel, die dieses Hormon unsympathisch erscheinen ließen.

Heute sind diese Hormone längst besser erforscht. Man weiß daher auch, daß die beschriebe-

Die Androgene zählen zu den vergessenen Hormonen der Frau

Der weibliche Organismus verfügt über hohe Mengen an männlichen Hormonen, sie werden im Eierstock gebildet

nen Negativa der Androgene nur dann von Bedeutung sind, wenn die Wirkstoffe in zu hoher Konzentration auftreten. Im normalen (physiologischen) Bereich bewirken die Androgene sehr viel Positives.

Die Androgene haben im weiblichen Körper zwei fundamentale Aufgaben:

Sie sind Vorläufersubstanzen für die weiblichen Hormone, und sie erfüllen auch durchaus selbständige Aufgaben, etwa im Bereich des Skelettbaues oder der Celluliteprophylaxe. Sie haben daher als eigene Hormongruppe einen sehr wichtigen Stellenwert.

Um den Wert der Androgene zu kennen, muß man über die Arbeitsweise der Ovarien grob Bescheid wissen. Die Eierstöcke der Frau arbeiten nach dem Zweikammersystem: In der einen Kammer werden die männlichen Hormone hergestellt (das sind die sogenannten „Thekazellen"), und in die zweite Kammer fließen dann diese männlichen Hormone, um dort zu Östrogen weiterverarbeitet zu werden. Östrogene werden daher nie selbständig aus dem Nichts geboren, sondern gelangen immer über die männlichen Hormone in den weiblichen Körper. Beraubte man den weiblichen Organismus der Androgene, käme es sohin auch sofort zum Östrogenmangel.

Es ist Hunderte Millionen Jahre her, daß auch Pflanzen – etwa Bäume – auf die Effizienz von Hormonen zurückgriffen. Bäume haben die enorme Qualifikation der Androgene erkannt und sich diese zunutzegemacht. Seither steuern männliche Hormone die Stärke des Stammes, das Auswachsen der Äste und auch die Vermehrung von Baumarten. Fehlen den Pflanzen diese männlichen Hormone, dann werden aus großen Bäumen kleine, mikrige Sträucher. Sie wachsen nicht, stehen geschwächt herum und können sich nicht mehr vermehren.

Männliche Hormone sind im Körper der Frau in höheren Mengen vorhanden als Östrogene

Aus Androgenen, den männlichen Hormonen, bildet der weibliche Körper die Östrogene

69

Das gleiche Syndrom kann gentechnisch erzeugt werden, wenn nämlich die männlichen Hormone experimentell aus den Pflanzen eliminiert werden.

Männer klagen
weniger oft über
Osteoporose –
die Androgene
schützen sie davor

Was bei Pflanzen der Stamm, ist beim Menschen das Skelettsystem. Da die männlichen Hormone als die „Hormone der Stärke" gelten, haben sie einen stark aufbauenden und stimulierenden Effekt auf das gesamte Stützsystem des Menschen. Die Androgene sind sogar in der Lage, eine bestehende Osteoporose zu verbessern und die Knochensubstanz nachträglich zu verdichten.

Die Menschen werden erfreulicherweise immer älter, und weil sie das tun, gewinnt auch die Osteoporose immer stärker an klinischer Bedeutung.

Die Osteoporose (Knochenerweichung) kann von den Androgenen nicht verhindert werden. Die Prophylaxe dieser gefährlichen Krankheit obliegt den Östrogenen, also den weiblichen Hormonen. Leidet aber eine Frau schon an Knochenerweichung, dann können meist Östrogene allein den Knochenaufbau nicht mehr genug stimulieren. Den therapeutischen Part übernehmen in diesem Fall die männlichen Hormone. Diese können additiv beigezogen werden und eine Neubildung des Knochens bewirken. Während also Östrogene aktiv Osteoporose-vorbeugend eingesetzt werden, haben die Androgene einen kurativen, heilenden Effekt. Was einmal mehr ihrer Bezeichnung als „Hormone der Stärke" zur Ehre gereicht.

Die männlichen Hormone sind aber auch an der Stärkung des Stützsystems von Fett- und Bindegewebe beteiligt. In dieser Funktion haben sie Einfluß auf die von Frauen ungewünschte Cellulite bzw. auf deren Vermeidung.

Die Fettverteilung
und die
Body composition
werden auch von den
männlichen
Hormonen gesteuert

Das Fettgewebe darf man sich nicht als amorphe Masse vorstellen, in der eine Fettzelle neben der anderen aufgereiht ist und in der alle zusammen ein harmonisches Orchester bilden. Eher das Gegenteil ist der Fall – was in der Vergangenheit fast unbeachtet blieb: Das Fettgewebe hat eine Fülle von physiologischen Aufgaben; statt eines einheitlichen Orchesters sind zahlreiche Solisten aktiv. Zunächst sind Fettzellen hormonproduzierende Körperteile; sie sind aber auch Energiereservoir; und daneben verfügen sie auch über Stützfunktionen, die für die Integrität des Körpers nicht unwesentlich sind.

In diese Fettschichten eingebettet sind zahlreiche Bindegewebsfasern, die die Fettzellen in kleine Einheiten – Kammern – zusammenfassen. Diese Bindegewebsschichten stehen vor allem unter dem Kuratel der männlichen Hormone aus dem Eierstock. Diese männlichen Hormone entscheiden, in welche Form die Einheiten der Fettmassen gebracht werden. Fehlen die Androgene, werden die Fettzellen wie Säulen zwischen den Gewebsfasern verpackt. Wie aufrechtstehende Säulen sind sie parallel zueinander aufgereiht. Kneift man die Haut mit den darunterliegenden Fettpolstern zusammen, bildet sich der zylindrische Kopf dieser Areale – wie der Durchmesser eines Kreises – an der Oberfläche ab. Das ist die Orangenhaut – die Cellulite.

Kann dagegen das Fettgewebe auf ausreichend männliche Hormone zurückgreifen, dann sieht das Verpackungsmuster des Fettes ganz anders aus: Die einzelnen Bindegewebsschichten stehen nicht mehr parallel zueinander, sondern durchkreuzen sich massiv. Die einzelnen mit Fett gefüllten Kammern sind klein, da sie von vielen Stützsträngen durchzogen sind. Das Gesamtgewebe ist durch die kreuz und quer gezogenen Stützverstrebungen massiv gefestigt. Da die Fettdepots dadurch stark fragmentiert sind, kann sich deren Oberfläche auch an der Haut nicht widerspiegeln. So verpackt findet man die Fettzellen im männlichen subkutanen Fettgewebe. Kneift man in diesem Fall die Haut zusammen, gibt es keine Cellulite, denn männliches Fettgewebe zeigt keine.

Die gefürchtete Orangenhaut ist also ein Folgeschaden aus dem Fehlen der Androgene.

Die Umwandlung von Fett in Energie und damit die Mobilisierung des Fettgewebes hängt von der Anwesenheit männlicher Hormone ab

Auch die Cellulite ist eine Hormonerkrankung; sie entsteht durch einen Mangel an männlichen Hormonen im Gewebe

71

Fehlt Männern
das Testosteron,
so entwickeln auch
sie Cellulite

Vor vielen Jahren wurde dieses Phänomen von zwei Deutschen – einem Dermatologen und einem Pathologen – auch in sehr eindrucksvoller Weise empirisch nachgewiesen. Die beiden Mediziner untersuchten Männer, die an einer Chromosomenveränderung – dem sogenannten „Klinefelter-Syndrom" – litten, einem Schaden im Erbgut, der mitunter zu einem Androgen-Defizit führen kann. Jene Männer, bei denen die männlichen Hormone in zu geringer Konzentration vorhanden waren, hatten Cellulite; die Männer mit normalem Androgenspiegel hatten ein Bindegewebe wie jeder andere Mann auch – frei von Cellulite.

Dazu gibt es auch noch das Clochard-Syndrom, das erstmals bei den Bettlern von Paris entdeckt wurde. Es ist bekannt, daß sich diese Personengruppe hauptsächlich von Alkohol ernährt und mehrheitlich unter schweren Leberschäden leidet. Die Clochards haben ein Überangebot an weiblichen Hormonen. Der Grund ist einfach erklärbar: Alkohol bewirkt ein künstliches Wachstum der Fettzellen. Die männlichen Hormone werden in ihrem Fettgewebe verstärkt in Östrogene, also in weibliche Hormone umgewandelt. Kein Problem, wäre die Leber in Ordnung. Das ist aber bei Clochards nur selten der Fall, also können die Östrogene über dieses Organ nicht mehr ausgeschieden – entsorgt – werden. Die Folge: Bei diesen Männern verschiebt sich das Gleichgewicht zwischen männlichen Hormonen und Östrogenen zugusten der weiblichen Hormone. Die Androgene dagegen nehmen in ihrer Bedeutung ab.

Das Gleichgewicht
zwischen weiblichen
und männlichen
Hormonen ist für
die Körpersilhouette
der Frau von
hoher Bedeutung

Die davon betroffenen Männer müssen Konsequenzen in Kauf nehmen, die unübersehbar sind. Viele Clochards bekommen einen Busen, sie sind wenig aggressiv, betont gutmütig, geduldig – und sie verfügen über das gynoide (frauliche) Gewebsverteilungssystem. Das bedeutet: Fast alle Clochards haben Cellulite.

Zur Gegenprobe deuten auch andere Phänomene auf ein Abhängigkeitsverhältnis des Fettgewebes von den Androgenen hin. Unter normalen Voraussetzungen haben Männer nicht unter Cellulite zu leiden. Müssen Männer aber aus medizinischen Gründen (Krebs) orchektomiert (kastriert) werden, passen auch sie voll hinein ins Thesenbild: Binnen kürzester Zeit leiden auch sie unter Bindegewebsschwäche – und Cellulite.

Die Cellulite ist eine Hormonmangelerscheinung. Sie spricht hervorragend auf das männliche Hormon an. Dieses wird nicht als Tablette, sondern als Gelee zugeführt oder als Salbe aufgetragen.

Cellulite und Bindegewebsschwäche haben zwar Gemeinsamkeiten, sind aber dennoch unterschiedlichen Problemkreisen zuzuordnen:

Die Cellulite ist durch die typische Orangenhaut – kleine Höcker, die die Fettdepots konturmäßig erfassen – gekennzeichnet;

Bindegewebsschwäche dagegen ist durch schlaffes Unterhautgewebe charakterisiert, das sich vor allem an den Oberarmen und Oberschenkeln zeigt.

Die Cellulite entsteht durch Mangel an männlichen Hormonen.

Die Bindegewebsschwäche dagegen hat eine komplizierte Entstehungsgeschichte: Sie entsteht durch biochemische Scheren (Kollagenasen), die im Muskel- und Bindegewebe dadurch unangenehm aktiv werden, indem sie diese Körperteile zerkleinern und dann verdauen. Diese Gewebe können sich nicht mehr regenerieren. Mitbeteiligt ist auch das UV-Licht der Sonne. Intensive Sonneneinstrahlung regt die biochemischen Scheren zum Aktivwerden an. Das Gewebe wird devastiert (verwüstet) – oder, wie die Mediziner es nennen, degradiert. Dieser Zerstörungsprozeß kann über Jahre hinweg ablaufen, ohne daß irgendeine Reaktion sichtbar wird. Ganz plötzlich merkt dann die Frau, daß Oberarme und Oberschenkel schlaff

Die Cellulite hängt von der Architektur des Unterhautfettgewebes ab

Männliche Hormone verkleinern die einzelnen Kammern des Unterhautfettgewebes und verhindern damit die Cellulite

73

werden. Dann aber ist es für eine Behandlung oft schon zu spät.

Eine lokal auf-
getragene Hormon-
kombination kann
das Bindegewebe
festigen

Viele Frauen leiden unter diesen Veränderungen, die doch immerhin eine beträchtliche optische Beeinflussung darstellen. Merkwürdigerweise hat sich die medizinische Forschung der Bindegewebsschwäche zwar schon angenommen, aber noch keine brauchbaren Therapien entwickelt.

Als Behandlungsmethode wird sich das Kombinationsangebot von Östrogen, Progesteron und Androgenen als das effizienteste erweisen.

Brustkrebs – die Urangst der Frau

EIN LEIDEN, DEM VORGEBEUGT WERDEN KANN

Der Fall Risa

Risa ist eine Erfolgsfrau. Sie steht mitten im Leben, ist beruflich im oberen Management tätig und führt nebenbei auch noch einen größeren Haushalt. Für die Familie hat sie unter der Woche kaum Zeit – der Job beansprucht sie auch öfter am Abend. Risa ist Raucherin, zu regelmäßigem Sport fehlt ihr die Zeit.

Das seit Wochen anhaltende undefinierbare Gefühl in der linken Brust negierte sie. Beim Betasten in der Badewanne bemerkte sie zwar eine leichte Verhärtung – eine Beobachtung, die sie die längste Zeit verdrängte. Doch dann kam es zu Verformungen der Brust – zu Einbuchtungen, Verspannungen und zu Asymmetrien. Erst jetzt suchte Risa einen Gynäkologen auf. Der ließ eine Mammographie durchführen – und danach setzte er sofort für den nächsten Tag einen Operationstermin fest.

Diagnose: mutmaßliches Mammakarzinom.

Hendrickje Stoffels, die Geliebte des berühmten Rembrandt (1606–1669), litt unter einem Mammakarzinom, dem sie schließlich nach langem Leiden unter großen Schmerzen erlag. Der große holländische Meister machte diese Frau, die 1649 als Magd in seinen Haushalt kam, unsterblich, indem er der Biblischen Bethsabe, einem seiner berühmtesten Gemälde, ihre Züge verlieh.

Hendrickje Stoffels ist durch ihre seelisch-körperliche Leiderfahrung im Kampf gegen ihre tödliche Erkrankung zum Denkmal für alle jene Frauen geworden, die unter Brustkrebs leiden und mit ungeheurem Lebenswillen gegen ihr Schicksal ankämpfen.

Durchschnittlich erkrankt eine von zehn Frauen an Brustkrebs

75

Rembrandts Kunstwerk – es wurde von einer Jury zum „Gemälde des Jahres 1997" erkoren – hängt im Pariser Louvre. Den meisten Besuchern des Museums bleiben aber die tragischen Hintergründe dieses Bildes verborgen. Das Gemälde illustriert formell eine weltgeschichtliche Szene, in der großes Leid verkündet und von der schwer erschütterten Betroffenen unter seelischen Schmerzen zur Kenntnis genommen werden muß. Das Kunstwerk vermittelt die tragische Erfahrung, wie zerstörend Hiobsbotschaften Menschen treffen können.

Die Erkrankungen an der Brust gehören zu den größten Belastungen für die Frau

Bethsabe ist – so steht es im Buch der Könige des Alten Testaments – eine wunderschöne Israelitin, die von König David als Frau begehrt und zur Gattin auserkoren wurde. Allerdings war Bethsabe mit Urias verheiratet, dem Feldherrn des Königs. Aber den selbstsüchtigen Herrscher störte das wenig: David beging Ehebruch, er verführte Bethsabe und versündigte sich damit gegen Gott und die Menschen. In ihm reifte der teuflische Plan, den Ehemann Urias zu beseitigen. Und so wurde die Sünde zum Verbrechen: David machte Urias zum Führer seiner Soldaten, schickte diesen in einen gefährlichen Krieg und sorgte dafür, daß er tatsächlich vom Feind erschlagen wurde.

Auf Rembrandts Meisterwerk ist jener Schmerz des Augenblicks verewigt, als Bethsabe die Botschaft vernimmt, daß ihr Gemahl in den Krieg ziehen muß. Sie trägt die leidvoll verzerrten Gesichtszüge von Hendrickje Stoffels, der Geliebten Rembrandts.

Auch beim Brustkrebs kann man Vorbeugemaßnahmen treffen

Es ist historisch verbürgt, daß Stoffels an Brustkrebs litt – sie hatte einen großen Knoten im äußeren unteren Viertel der linken Brust. Als kürzlich dieses Rembrandt-Gemälde röntgenologisch untersucht wurde, kam auch das Drama dieser tapferen Frau zutage: Wenige Monate vor ihrem Tod hat Rembrandt noch das bereits fertige Gemälde mit einigen Strichen retouchiert. Er zeichnete an

76

der linken Brust der Bethsabe jene narbenförmige Einziehung nach, die Jahrhunderte später in die Lehrbücher der Hochschulmedizin als klassisches Symptom für Brustkrebs im extrem weit, zu weit fortgeschrittenen Stadium eingehen sollte.

Bethsabe dokumentiert das Leid von Millionen Frauen, die mit der Diagnose Mammakarzinom leben müssen.

Das Gespräch als erster Teil der Therapie: Die Brust – Symbol für die Emanzipation

Die weibliche Brust ist ein Organ der ganz besonderen Art – Symbol der Fruchtbarkeit, Quelle für neues Leben, Inbegriff der Erotik und Sinnbild für einen Quantensprung in der Evolution. Fast jede Frau leidet unter der Urangst, irgendwann mit der Diagnose einer bösartigen Erkrankung der Brustdrüse konfrontiert zu werden. Der Brustkrebs belastet die Frau emotionell in besonderer Weise – dieses Karzinom kann mit keinem Krebs irgend eines anderen Organs auch nur annähernd verglichen werden. Das tief in der weiblichen Seele verankerte Angstgefühl ist entwicklungsgeschichtlich erklärbar.

Viele Frauen leiden schon in jungen Jahren an der Angst, an Brustkrebs zu erkranken

Vor mehr als 60 Millionen Jahren entstanden die Säugetiere. In einer schon damals stark belebten Welt waren die Säuger – als deren Krönung der Mensch gilt – ein besonders gelungener Quantensprung. Aus niedrigen waren hohe Organismen entstanden. Das weibliche Säugetier hatte Brustdrüsen erhalten und war nun – unabhängig von der sie umgebenden Natur – plötzlich in der Lage, mit selbstproduzierter Nahrung die Nachkommenschaft aufzuziehen.

Die Brustdrüsen sind Symbole der Fortpflanzung und damit Symbole des ewig Weiblichen

Heutzutage liefern Milupa®, Nestlé® und andere Konzerne jede gewünschte Babynahrung. Vor Jahrmillionen gab es aber die Nahrungsmittelindustrie noch nicht – in diesen Zeiten überlebt das Neugeborene nur durch die Brust der Mutter. Niemand kann sich heute vorstellen, daß das Überleben der

Säugetiere von einer Brustdrüse abhing. Und dennoch hatte das Leben neuen Sinn bekommen – es konnte sich plötzlich außerhalb der Rhythmen der Natur vollziehen. Bis dahin war die Natur das Maß der Dinge: Sie stellte Nahrungsmittel bereit und sie bestimmte durch ihre Ressourcen den Gang des Lebens.

Die Ernährung über Brustdrüsen erlaubte der Evolution, neue Gattungen und schließlich den Menschen hervorzubringen

Mit den Säugern wurde eine völlig andere Art der Fortpflanzung möglich. Die erwachsenen Muttertiere holten sich die Nahrung noch aus der Natur; nun produzierten sie erstmals selbst Nahrung für ihre Nachkommen. Die Brustdrüse wurde so zum Sieg der Emanzipation über die Abhängigkeit. Von da an war im Bereich der belebten Natur eine völlig andere Art der Fortpflanzung möglich. Zeugung und Geburt waren nicht mehr auf Erntezeiten hin orientiert, sie konnten sich vom normalen Kreislauf der Jahreszeiten abkoppeln, und die Säugetiere konnten unabhängig vom Nahrungsangebot der freien Wildnis ihre Nachkommen großziehen.

Die Brustdrüsen haben in der Evolution eine besondere Bedeutung

Die Fortpflanzung hatte sich mit einer genialen Idee emanzipiert – dem dualen Versorgungsmodell. War seit Beginn des Lebens der Organismus nur einbahnig auf Konsum angelegt, wurde mit dem Auftreten der Säugetiere dieses Prinzip radikal erweitert: Erstmals seit Beginn des Lebens überhaupt gab es mit den Säugern auch eine erzeugende – eine produzierende – Spezies. Das duale System behielt die Bereitstellung der Nahrung durch die Natur bei („Konsum"-Prinzip), ergänzte sie aber um das künstlich hergestellte Speiseangebot („Produktions"-Prinzip). Diese neuen Angebote ließen neue Arten mit ausgetüftelter und überlegener Fortpflanzungsstrategie entstehen. Und das erbrachte auch einen neuen Überlebensvorteil, waren doch Reproduktion und Aufzucht der Jungen nunmehr zu allen Jahreszeiten, unabhängig vom Bereitstellungsangebot der Natur, garantiert.

Der höchstentwickelte aller Säuger ist der Mensch. Ihm gelang es dank seiner Intelligenz, das Nahrungsangebot durch Aufbereitung von Speisen zu verbreitern. Ins neue Lebensprinzip wurde also eine Qualitätskomponente integriert.

Die Frau hat eine unikate Fähigkeit erlernt: Sie konnte plötzlich einem anderen Lebewesen – dem Säugling – über eine produzierende Drüse Nahrung anbieten, statt nur noch selbst Nahrung zu verbrauchen. In der Entwicklung der Arten war dies ein gewaltiges Privileg. Naturwissenschaftlich kommt somit der weiblichen Brust bei der Entstehung neuen Lebens eine exorbitante Rolle zu.

Im Unterbewußtsein hat sich die wichtige Bedeutung dieses Organs verankert – es wurde zum Synonym für die Erhaltung der Art. Aus dem Unterbewußtsein strömte diese Bewertung des weiblichen Organs auch in den kognitiven (bewußten) Bereich des Großhirns ein.

Die Ernährung über die Brustdrüsen emanzipierte die Säugetiere vom Ausgeliefertsein an die Natur

Die Brüste betonen die besondere Rolle der Frau. Sie zeichnen die Frau vor allen anderen Lebewesen aus. Brüste sind das manifest gewordene Privileg, Leben zu erhalten und die Fortpflanzung sicherzustellen. Frauen verbinden mit diesem Körperteil eine ganz persönliche, intensive Identifikation – naturwissenschaftlich und evolutionär ist der Konnex nur allzu verständlich.

Ist gerade dieses Organ erkrankt oder muß es gar aus medizinischen Gründen entfernt werden, ist die Betroffenheit besonders groß. Erkrankungen der Brust haben daher eine stark emotionelle Komponente, die über die medizinische weit hinausgeht.

Zahlreiche Risikofaktoren sind bekannt, die das Brustgewebe belasten

Die Brust ist ein ganz besonderes Organ. Sie ist aber auch ein Organ, das ganz besonderen Risiken ausgesetzt ist. Drei der besonderen Risikofaktoren sind Stress, Übergewicht und Alkohol.

79

Risikofaktor Stress

Ein Fallbeispiel: *Edith ist eine begeisterte, für-sorgliche, aber auch stets besorgte Frau. Sie besitzt zwei Kinder, die sie mit der Zuneigung der liebenden Mutter überschüttet. Mit Stolz umhegt sie ihre Familie. Die aufgeweckten Kinder haben einen Garten und ein Haus zur Verfügung, in dem sie nach Herzenslust herumstreifen können.*

Die zweijährige Michaela hat ihrer Mutter immer wieder zugesehen, wie sie in der Küche an den Kochgeräten hantierte. In einem unbeobachteten Augenblick, als das Kind versucht, es der Mutter gleichzutun, geschieht das Unglück: Michaela stellt sich an den Herd und beginnt, Köchin zu spielen. Und dabei schiebt sie ein Gefäß mit siedend heißem Wasser von der glühend heißen Kochplatte. Wenige Sekunden nur hat Edith die Küche verlassen – aber schon ergießen sich drei Liter kochender Flüssigkeit über das Kind. Es folgen herzerschütternde Szenen – Michaela ist nur knapp dem Tod entronnen. Mehrere schwere Operationen haben ihr Leben gerettet.

Vier Monate nach dieser Katastrophe entdeckt Edith einen Knoten im unteren Bereich der linken Brust. Der Frauenarzt stellt die Diagnose: Mamma-karzinom.

Dieselbe Familie, aber ein anderer Fall: *Die kleine Michaela hat den Unfall überlebt. Sie ist zwar an mehreren Teilen des Körpers verunstaltet, aber sie ist geheilt. 20 Jahre später erleidet Micha-elas Großmutter Hertha einen schweren Schicksals-schlag. Ihr Mann, den sie jahrelang vorbildlich gepflegt hat, stirbt zuhause an einem Schlaganfall.*

Sechs Wochen später schießt in Herthas Brust ein Knoten auf. Krebs – initialisiert durch Stress – ist entstanden.

Stress muß heutzutage für alles und jedes herhalten: für den Herzinfarkt, für das schlechte Betriebsergebnis, für familiäre Troubles – und für Krebs. Wenngleich es doch zu einfach wäre, jedes

---

Bei Stress finden in der Brust biochemische Vorgänge statt, die wahrscheinlich eine ungünstige Auswirkung auf das Brustgewebe haben

Durch Stress werden weiße Blutkörperchen in der Brust angeregt, Streßstoffe zu bilden

Ungemach dem Risikofaktor Stress in die Schuhe zu schieben, scheint dieser für unseren Körper doch ganz wesentliche Bedeutung zu haben. Wissenschaftliche Daten untermauern immer mehr die Wahrscheinlichkeit, daß Stress tatsächlich in die Entstehung von Krebs involviert ist. Streßsituationen sind gute Beispiele für die Zusammenhänge von Körper und Geist, von Organen und Psyche. Potenziert wird das Risiko durch familiäre Vordispositionen.

Bei Kränkung oder Unbehagen – also unter psychischem Stress – setzt das Gehirn Schutzfaktoren frei, die eine zeitlang die unterschiedlichsten Teile unseres Körpers protegieren. Übersteigt aber der Stress ein bestimmtes physiologisches Maß, wird Stress also zum Dauerzustand, versagen die körperlichen Schutzmechanismen. Dann wird Stress zum Risikofaktor.

Nicht nur auf das Herz wirkt sich Stress ungünstig aus, auch auf die Brust

Die Medizin hat mehrere Erklärungen, wie Stress zum Brustkrebs führen kann; eine davon tangiert hormonelle Zusammenhänge. Grundsätzlich wäre ja die menschliche Nebenniere dazu auserkoren, Streßreaktionen zu bewältigen. Sie produziert streßprophylaktisch eine Reihe von Hormonen – darunter auch das Androstendion. Dieses, übrigens männliche Hormon wird permanent dann freigesetzt, wenn schwerer Stress andauert. Das Androstendion zirkuliert nun durch den streßgeplagten weiblichen Körper und wird in verschiedenen Organen weiter umgewandelt, insbesondere wird es in Richtung Östrogen umgebaut. Die weibliche Brust ist ein hiefür besonders privilegiertes Organ. Sie kann nämlich männliche Vorhormone in ihren Zellen zu Östrogenen umwandeln – ein Vorgang, den normalerweise sonst nur der weibliche Eierstock vollziehen kann.

Die Nebenniere bildet in Streßsituationen männliche Hormone, die in der Brust in weibliche umgewandelt werden

Als Ausgangsstoffe dienen hiefür den Brustdrüsenzellen die von der Nebenniere produzierten Hormone. Unter Stress wird nun das Androstendion in großer Menge produziert und steht damit auch der Brust in größeren Mengen zur Verfügung. Die Brust schüttet daraufhin große Östrogenkontingente aus, die das Brustgewebe überdurchschnittlich belasten und zur Krebsbildung führen können.

Akkumulieren in der Brust bestimmte Hormone, so kann dies eine Belastung des Gewebes darstellen

Die Belastungskette ist damit geschlossen: Die Streßhormone der Nebenniere dienen der Brust als Ausgangssubstanz für jene Hormone, die in hohen Dosen dann tatsächlich das Brustgewebe schwer belasten können.

Es soll unmißverständlich klargestellt werden: Das Östrogen ist grundsätzlich keine krebserzeugende Substanz. Östrogene können aber im Körper in einer zu hohen Konzentration vorkommen (etwa durch falsche Dosierung oder durch erhöhte Eigenproduktion) – in diesem Fall können sie sich an der Entstehung von Karzinomen beteiligen. Stress forciert nun diese erhöhte Hormonausschüttung und erhöht somit das Karzinomrisiko.

Das Thema Streßbewältigung füllt mittlerweile ganze Bibliotheken. Jeder Mensch wird seine eigenen Methoden kennen, mit denen er diesen Risikofaktor ausschalten kann. Besonders für Frauen ist es wichtig, den Körper auf eine möglichst effiziente Weise vor dieser gefährlichen Überbelastung zu schützen. Schließlich löst Stress nicht nur bösartige Krebse aus, er begünstigt auch andere Gesundheitsprobleme.

Stressabwehr, Sport und Musik schützen die weibliche Brust

Eine ganz wichtige Facette der Streßbekämpfung ist die „mentale Hygiene". Das heißt: Unser Geist, unser Bewußtsein, unsere Gedanken und unser ganzes Handeln müssen vom Müll jener Ängste gereinigt werden, die permanent durch unseren Kopf schwirren. Konkrete Sorgen nisten sich ununterbrochen in unserem Geist ein und drücken dabei auf unsere Psyche. Streßabwehr hieße nun, die Sorgen, Kränkungen, Ängste und schlechten Gedanken loszulassen, den Kopf nur für das Schöne und Angenehme frei zu bekommen.

Streßfrei zu leben heißt, zur Ruhe finden zu können.

Wie aber löst sich der durchschnittlich willensbegabte Mensch vom Stress? Sport scheint – darauf deuten alle Untersuchungen hin – ein probates Mittel zu sein. Bei jeder körperlichen Aktivität muß zunächst durch die 10 bis 20 Minuten dauernde Überwindungsphase getaucht werden. In diesen ersten Minuten sportlicher Betätigung und des Zweifelns („Wozu tue ich mir diese Tortur überhaupt an?") erfolgen – bedauerlicherweise – die meisten Abbrüche. Ist diese Phase bewältigt und der Drang zur Bequemlichkeit überwunden, setzt das Gehirn das sogenannte Endorphin frei. Endorphin ist körpereigenes (und daher nicht gefährliches) Morphium, das den Organismus in den Zustand der Befriedigung, der Zufriedenheit und Ausgeglichenheit, ja sogar des Glücks versetzt. Viele Sportler verspüren in dieser Phase ihrer Betätigung ein Gefühl der Freiheit und der Unbezwingbarkeit (das einige Sportler übrigens dazu verleitet, ihrem Körper schädliche Höchstleistungen abzuverlangen, die nicht selten in einem Herzinfarkt enden).

Durch körperliche Aktivität sinken die hohen Hormonspiegel in der Brust

Diese Glückshormone des Gehirns, Folgen einer ausgewogenen körperlichen Anstrengung und von gut vorbereitetem Sport, können voll in den Dienst der Streßbewältigung gestellt werden. Irgendwo wurde die sehr plakative Botschaft schon verkündet: „Je mehr Kränkung, umso mehr Sport". Und – nicht minder wichtig – muß ergänzt werden: Der Sport muß dem Trainingszustand des Körpers angepaßt sein. Ausdauernder Sport ist gesünder als eine Spitzenleistung hart am Limit. Und damit Sport nicht Selbstmord wird, empfiehlt es sich beim ersten Mal, einen (heutzutage schon in jedem besseren Fitneßstudio anwesenden) Sportmediziner zu konsultieren. Ansonst ist das Mittel seit Jahrhunderten probat: Körperliche Betätigung und regel-

Die Brust dankt Ihnen die zwanzig Minuten, die sie täglich am Ergometer verbringen

mäßige Sportaktivitäten sind bewährte Beiträge zur seelischen Ausgeglichenheit.

Ganz besonders positiv ist die Wirkung dann, wenn die gewählte Art der körperlichen Ertüchtigung auch noch Spaß macht. In diesem Fall doppeln die freigesetzten Endorphine des Gehirns das Glücksgefühl auf – der Stressabbaueffekt wird idealisiert. Körperliche Betätigung wird optimiert.

Viele Frauen schwören auf die Gartenarbeit. Zurecht übrigens: Die Beschäftigung mit der Natur in der Natur birgt ein unglaubliches Stressabbaupotential. Dieses hat schon der legendäre Konfuzius erkannt, von dem der berühmte Satz stammen soll: „Möchtest Du vier Tage glücklich sein, so schlachte ein Schwein. Möchtest Du vier Jahre glücklich sein, so nimm Dir ein Weib. Suchst Du aber Glück bis an Dein Lebensende, so pflanze Dir einen Garten."

Die körperliche Arbeit im Grünen, verbunden mit Muskelanstrengung durch Setzen, Schneiden und Pflegen von Pflanzen, und das alles in freier Natur, garantiert nicht nur die Freisetzung von Endorphinen – diese Tätigkeit beschert auch emotionelle Freude, die sich durch Beobachtung des Wachsens und Blühens der Pflanzen fast automatisch einstellt.

Gartenarbeit ist also eine ideale Methode, Stress abzubauen und dem Brustkrebs Risikofaktoren zu entziehen.

Aber auch die Musik ist ein Seelentröster. Unter Stress – Kränkungen oder sonstigen Belastungen – wirkt meditatives Hören der Lieblingsmusik wahre Wunder. Sie hellt Stimmungen auf oder spendet Trost. Kurz vor seinem Tod im Jahre 1989 initiierte Herbert von Karajan noch ein wissenschaftliches Projekt, durch das die heilende Wirkung der Musik objektiviert und erforscht werden sollte. Die Studie wurde nach dem Tod des Maestro zwar nicht mehr abgeschlossen, aber schon vorher zeichneten sich wenig überraschende Erkenntnisse ab: Wie optische Eindrücke, können auch akustische Empfindungen im Gehirn Botenstoffe – sogenannte Neurotransmitter – freisetzen, die sich positiv auf Stimmungen und Befindlichkeit auswirken.

Musik als Rezept gegen Stress ist ein ideales Medium.

Gelegentlich raten Ärzte ihren Patientinnen, den stressauslösenden Ort zu verlassen und einige Tage in einer völlig neuen Umgebung zu verbringen. Dieser Ratschlag hilft streßbeladenen Menschen fast immer, denn es ist bekannt, daß Ortsveränderungen mit hoher Problemlösungsfähigkeit einhergehen. Meist ist ein mehrwöchiger Urlaub sogar kontraproduktiv, während einige Tage Ortswechsel schon genügen, streßbeladene Anspannungen zu verdrängen.

Auch ein Kulissenwechsel kann manchmal von üblen Gedanken befreien

Ideal ist die Ausarbeitung eines „Regenerationsplanes" von über das ganze Jahr verteilten Entspannungstagen mit den hiezu eingeplanten Zielorten. Dabei können die Urlaubstage ebenso genossen werden wie die Vorfreude darauf. Ziele – ein bestimmtes Museum, irgendeine Landschaft oder die Auffrischung positiver Erinnerungen – sind ein wunderbares Therapeutikum für Streßgeplagte, soferne sie mit einem Wechsel in eine andere Umgebung verbunden sind. Wen freilich das blaue Ufer, schönes Wetter und ein Sandstrand bereits in Panik versetzen, der sollte die „Entstressung" besser in anderer Umgebung vollziehen.

Fragen Sie Ihren Körper, womit man ihm eine Freude machen könnte

Viele Frauen sind brustkrebsgefährdet, die meisten sind durch ein internes Warnsystem auf ihr Risikopotential sogar eingestimmt. In der ärztlichen Praxis kann immer wieder beobachtet werden, daß sehr viele Patientinnen „Vorahnungen" einer Krankheit haben. Diese gefährdeten Frauen sollten sich daher unter allen Umständen ein Konzept zurechtlegen, mit dessen Hilfe sie systematisch gegen nicht vermeidbaren Stress ankämpfen. Dieses Konzept sollte in der Priorität Ablenkung und Zerstreuung zumindest gleichstellen (besser sogar wäre die Höherbewertung) mit den unvermeidbaren Streßtagen.

Ein derartiges Konzept könnte aus einem ausfaltbaren Jahreskalender bestehen, wie solche heutzutage schon jeder Organizer standardmäßig anbietet. In diesen Kalender sollten mit roter Farbe alle stresserzeugenden Fixtermine eingezeichnet sein („eine Woche Modemesse in Mailand") und gleichwertig sollten die Antistreßtage mit blauer Farbe als Antwort auf die „roten" Festtermine eingetragen werden. Auf die Modemesse in Mailand („rot") sollten vielleicht vier Tage Venedig („blau") folgen. Die „blauen" Termine sollten – obgleich keine Pflichtveranstaltungen – über das ganze Jahr verteilt im vorhinein ins Konzept integriert werden. Die „blauen" Eintragungen sollten dabei so behandelt werden, als wären sie „rote" Pflichttermine.

Der Hintergrund dieser Strategie liegt auf der Hand: Der Körper kann zwar nicht vom Stress ferngehalten werden, kann sich aber rechtzeitig auf die fix geplanten Antistreßtage vorbereiten. Über das Gesamtjahr sollte dabei das Gefühl der Freude die Tage der Anspannung bei weitem überwiegen. Dies wäre eine der wichtigsten Kampfmaßnahmen im Krieg gegen den Krebs. Für gefährdete Frauen sowieso; für nicht gefährdete ebenfalls.

Risikofaktor Übergewicht

Im Kampf gegen den Brustkrebs kann auch das Körpergewicht eine Rolle spielen; zumindest ist eine Gewichtskorrektur zur Vorbeugung mancher Brustkrebsformen von Vorteil. Die Ursache dieser Gefährdung ergibt sich aus den energetischen Tätigkeiten unseres Körpers. Fettzellen sind die Reservoirs des Organismus, die normalerweise in Energie umgewandelt werden. Adenosintriphosphat (ATP) ist die im ganzen Körper vorkommende Energiewährung, die aber nur dann gebildet wird, wenn der Organismus sie benötigt.

Das innere und äußere Wohlbefinden ist eine gute Vorbeugung gegen Krankheit und Krebs

Frauen, die Brustkrebs-gefährdet sind, sollten das Idealgewicht anstreben

Können Überschüsse an Fettzellen nicht in Kraft und damit Energie umgesetzt werden, verwendet sie der Körper für andere Zwecke. Er setzt sie für artfremde Aufgaben ein. Eine dieser entfremdeten Tätigkeiten ist die Bildung von Östrogenen – und zwar, wie bei der Stressentstehung, aus männlichen Vorstufen. Das ist der Grund, warum übergewichtige Menschen dazu neigen, in ihrem Körper ein Übermaß an Östrogenen zu bilden – und damit verschiedene Organe, wie etwa die Brust, zu belasten.

Fettreiche Nahrung und Übergewicht erzeugen in der Brust biochemische Reaktionen, die das Gewebe belasten

> Ein ganz einfacher Merksatz
> könnte daher lauten:
> „Hohes Körpergewicht – viel Östrogen,
> kein Übergewicht – richtige Hormonmenge."

In dieser Konsequenz gibt es nun tatsächlich weitere Erkrankungen, die bei übergewichtigen (adipösen) Frauen durch das gleichzeitig erhöhte Östrogen ausgelöst werden: Die signifikant adipösen Patientinnen neigen nicht nur zum Brustkrebs, sondern auch zum Gebärmutterkrebs. Bei stark übergewichtigen Frauen wuchert die Schleimhaut des Uterus so stark, daß daraus Krebs entstehen kann. Auch dafür ist die Fettzelle verantwortlich, denn sie stimuliert die Östrogenumwandlung und bietet dem Körper übermäßig hohe Östrogenspiegel an. Diese verleiten die Gebärmutterschleimhaut zum „Proliferieren" (Überwuchern), dickleibige Menschen neigen daher zu hohem Blutdruck und/oder zu Zuckererkrankungen. Auch diese Phänomene sind auf einen erhöhten Östrogenspiegel zurückzuführen.

Die wirksamste Methode abzunehmen, ist das Dinner-Cancelling-Programm

Das Übergewicht ist ein Risikofaktor. Zu den Möglichkeiten, dem Brustkrebs vorzubeugen, gehört daher die Normalisierung des Körpergewichtes.

Abgesehen vom Brustkrebsrisiko, ist ein ideales Körpergewicht auch eine Frage der Schönheit. Medizinisch hat Übergewicht nur Nachteile und keine

Vorteile. Zu viele Kilos bergen für alle Menschen – nicht nur für Frauen – ein enorm hohes Risikopotential.

Übergewicht ist gefährlich, Auslöser für viele Krankheiten und verkürzt das Leben insgesamt. Abnehmen ist daher das Gebot jeder Stunde. Müßig ist es nur, den Tausenden Kuren und Diäten noch eine weitere hinzuzufügen. Tatsache ist, daß zu einem gesunden Körper das richtige Gewicht gehört. Ist dieses zu hoch, muß es – daran führt kein Weg vorbei – reduziert werden.

Über den Erfolg einer gewichtsreduzierenden Kur entscheidet nicht der Mund, sondern der Kopf

Abnehmen ist ein großes Problem; das wissen alle, die sich dieser an Marter grenzenden Prozedur jemals unterzogen haben, aber es ist kein Problem des Hungerns (mit dem schier unüberwindbaren Hungergefühl), weit eher eine Aufgabe, deren Lösung im Kopf sitzt. Die Gewichtsreduktion ist eine mentale Herausforderung, vergleichbar dem Ausstieg aus dem Zigarettenkonsum.

Abnehmen ist also eine Herausforderung, die in die Kategorie „Denksport" einzureihen ist. Einige Vorschläge zur Problemlösung:

Am Anfang jeder Gewichtsreduktion steht ein intellektuelles Konzept. Jeder, der abnehmen will (bzw. auf das Rauchen verzichten möchte), muß von der Wichtigkeit dieses Zieles überzeugt sein. Die grundsätzliche Notwendigkeit muß überzeugt bejaht werden. Gegen den inneren Willen geht gar nichts – jedes Konzept ohne Überzeugung muß in einem Desaster enden.

Ein Gesprächspartner kann beim Abnehmen Hilfestellungen leisten

Der wichtige zweite Schritt im Kampf gegen das Übergewicht ist das Gespräch. Es sollte sich eine Kontaktperson bereit erklären, mehrmals am Tag Gesprächshilfe zu leisten. Dabei muß das Gewichtsproblem verbalisiert und zum Teil der Diskussion gemacht werden. Von dieser Kontaktperson werden Aufmunterungen, Lob oder Tadel (bei Rückfälligkeit) erwartet. Dieses gruppendynamische Gesprächsverhalten ist in vielen Fällen überhaupt der wichtigste Schritt zum idealen Körpergewicht.

Danach sollten Tagesprioritäten erstellt werden. Grundsätzlich müssen dabei für eine genau begrenzte Zeit alle Aktivitäten, Probleme oder Sorgen nur dem einen Ziel – der Gewichtsreduktion – untergeordnet werden. Dem Geschäftspartner, der in dieser Phase zum Geschäftsessen drängt, muß mit Höflichkeit, aber mit Bestimmtheit, abgesagt werden. Gesellschaftliche Aktivitäten wirken erfahrungsgemäß ebenfalls kontraproduktiv, überhaupt dann, wenn sie in einem Restaurant oder am familiären Mittagstisch stattfinden. Der Körper selbst muß auf die Gewichtsreduktion positiv eingestellt sein – er darf sich nicht durch Umgebungsstress ablenken lassen.

Stellen Sie sich täglich eine eigene Prioritätenliste her und positionieren Sie das Gewichtsproblem an oberster Stelle

Der Körper braucht ein paar Tage, ehe er auf die Umstellung einer Kalorienreduktion reagieren kann. Gibt es dann aber auf der Waage die ersten Erfolgszahlen, sollte das als positives Erfolgserlebnis gewertet werden. Der Körper wird in dieser Erfolgsphase durch eine unglaubliche mentale Kraft dominiert, die sofort ausgenutzt werden sollte. In diesem Stadium ist es angebracht, möglichst viele der anstehenden Probleme ganz weit wegzuschieben. Erfolgreiches Abnehmen erzeugt ein Wohlgefühl, das durchaus mit der Endorphinausschüttung beim Sport vergleichbar ist.

Letztlich ist Gewichtsreduktion nicht nur ein Antistreßfaktor, sondern auch eine der wichtigsten Risikoausschaltungen beim Brustkrebs. Dieser Erfolg ist echte Freude.

Und wer mit dieser Strategie das Konzept einer mental offenen Gewichtsreduktion in Angriff nimmt, hat auch schon gewonnen. Er kann sich dann den Details widmen.

Weichen Sie auf mediterrane Diät aus: Fisch statt Fleisch

Zu den ganz wichtigen Details des Abnehmens gehört die Küche. Der Schulmedizin ist beispielsweise sehr wohl bekannt, daß mediterrane Speisen zur Abwehr des Brustkrebses geeignet sind und auch dagegen eingesetzt werden können. Es ist gesichert, daß das weiße Fleisch des Fisches den Organismus viel weniger belastet als das mit tierischem Fett zubereitete Schweinefleisch. Das plakative Postulat „Fisch statt Fleisch" hat daher ebensolche Gültigkeit, wie „Olivenöl statt Schweinefett".

Olivenöl ist ein integraler Bestandteil der meditarrenen Küche. Es wurde von der Schulmedizin erfolgreich geprüft – die Antikrebsaktivität wurde diesem pflanzlichen Produkt bescheinigt. Dazu gibt es viele ernstzunehmende Forschungen, die beweisen, daß das Olivenöl die Blutgefäße vor Verkalkungen und manche Gewebe vor bösartiger Verkrebsung schützt. Darüber hinaus schmeckt es auch ausgezeichnet. Über die im Olivenöl schlummernden Kräfte gibt es viele Theorien, eine davon hat evolutionären Hintergrund: Olivenbäume wachsen sehr langsam und werden bis zu mehreren tausend Jahren alt. Das Produkt hat daher gewissermaßen Dauerhaftigkeit, Kontinuität und Gesundheit als entwicklungsgeschichtliche Basis bereits in den Genen integriert.

Vielleicht ist das auch der symbolhafte Grund für die lebensverlängernde Wirkung dieses Öls.

Tatsache ist aber, daß das Olivenöl Bestandteile besitzt, die – im Unterschied zum tierischen Fett – stabiler und schwerer abbaubar sind. Sie können daher nicht in jene Belastungsprodukte umgewandelt werden, die letztlich dem Körper schaden und an der Entstehung von Krebs beteiligt sein können.

Zur mediterranen Küche gehören auch Zitrusfrüchte, die ebenfalls einen von der Schulmedizin getesteten und als gesundheitsfördernd eingestuften Nebeneffekt in sich bergen. Frische Früchte, Obst und Gemüse sorgen durch ihre Ballaststoffe für eine normale, gesunde Verdauung – ein Aspekt, der für die Krebsprophylaxe von eminenter Bedeutung ist. Alle diese Produkte der Natur enthalten auch Stoffe, die „freie Radikale" egalisieren können.

Freie Radikale sind negative Abfallprodukte der menschlichen Energieerzeugung. Das sind Elektronen, die bei der Energieproduktion in den Mitochondrien (Zellkraftwerken) entweichen und die als gefährliche Elektronenströme durch den Körper irren. Diese „freien Radikale" können unter gewissen Umständen – etwa in der Negativkonstellation Alkohol- und Nikotinkonsum, gefährliche Sonneneinstrahlung sowie gleichzeitig körperliche Überanstrengung durch Extremsport – sogar zum Tod führen. Diese „freien Radikale" werden daher auch als „Mörder des Körpers" bezeichnet.

Verringern Sie die Produktion freier Radikale, sie sind Feinde unseres Körpers

Der Grund, warum frisches Obst so gesund ist, hat auch mit den „Radikalen" zu tun. Die Früchte der Natur schützen nämlich den Organismus vor jenem elektronischen Müll, der bei jeder energetischen Aktion (Umwandlung von Fett in Energie in den körpereigenen Zellen) unweigerlich entsteht. Diese „freien Radikale" wurden von der medizinischen Forschung erst kürzlich als die wahren Feinde unseres Körpers schlechthin enttarnt. Sie sind an der Entstehung von autoaggressiven Erkrankungen (etwa der rheumatoiden Arthritis), an der Arteriosklerose und an der Hautalterung beteiligt.

Diese Elektronenströme bewirken eine Irreleitung von Zellen und ermöglichen deren Entartung. „Freie Radikale" sind daher maßgeblich am Krebsgeschehen beteiligt. „An apple a day – keeps the doctor away", ist ein Grundsatz von zeitloser Gültigkeit. Schon ein einziger Apfel am Tag kann den Arzt ersparen. Verständlich: Obst und Gemüse wehren nicht nur Krankheit ab, sie schützen den Körper auch entscheidend vor Krebs.

Risikofaktor: zu wenig Bewegung

Sportliche Aktivität schützt nicht nur das Herz, sondern auch die Brust

Natürlich muß an dieser Stelle die Rolle des Sports im Gewichtsmanagement und im Kampf gegen den Krebs gewürdigt werden. Sport wirkt prophylaktisch bei vielen Krankheiten, er muß daher als genereller Jungbrunnen angepriesen werden. Aber im speziellen kommt ihm auch beim Mammakarzinom Bedeutung zu.

Die Schulmedizin hat das Phänomen Brustkrebs und seine Zusammenhänge längst untersucht und dabei die sportliche Aktivität – die sogenannte Exercise – als probates Mittel der Vorbeugung empfohlen.

Sport schützt nicht nur die Blutgefäße auf vielfältigste Weise, er ist auch ein ganz hervorragender Protektor der weiblichen Brust. Es ist statistisch signifikant nachgewiesen, daß Frauen, die regelmäßig Sport betreiben, weniger häufig an Brustkrebs erkranken. Diese Erkenntnis ist durch epidemiologische Daten nachweisbar, die von einer in solchen Fällen bekannt rigorosen Schulmedizin überprüft und als richtig abgesegnet wurden.

> Eine ganz einfache Empfehlung
> zur Vorbeugung des Mammakarzinoms:
> 20 Minuten pro Tag am Heimfahrrad
> aktivieren ausreichend viele und
> unterschiedliche Schutzmechanismen,
> die sich sofort wie ein Schutzschild
> vor die gefährdete Brust stellen.

Die durch Sport ausgelöste Protektion der Brust hat mehrere Gründe; einer davon hängt mit den freien Radikalen zusammen. Sport bewirkt einerseits die Vermehrung jener Enzyme, die freie Radikale abbinden, wobei er andererseits aber selbst für die Produktion von Radikalen verantwortlich ist. Denn jede körperliche Aktivität ist mit Energie und damit auch mit der Entstehung von Radikalen verbunden. Um diese aber auszugleichen, erhöht der Organismus präventiv die Verstärkung der Synthese jener körpereigenen Polizisten, die diese freien Radikale egalisieren und die auch die Feinde unseres Körpers vernichten, die nicht unmittelbar durch Sport entstehen.

Im ersten Augenblick erscheinen zwar die Zusammenhänge widersprüchlich, aber schließlich sind sie doch plausibel zu erklären: Durch Sport entstehen einerseits freie Radikale, andererseits bildet der Organismus aber auch sofort jene Enzyme aus, die diese Radikale entsorgen. Leicht schützend überwiegt aber die Enzymaktivität. Dadurch werden alle – auch die vom Sport unabhängigen – Radikale, die durch den Organismus schwirren, gefangen und außer Gefecht gesetzt. Sport ist somit, mäßig und klug betrieben, gleichzeitig Radikalstimulator und Radikalfänger.

Dabei ist freilich die Dosis das Maß aller Dinge: Wird die Körperaktivität übertrieben, schützt der Sport den Körper nicht mehr, sondern belastet ihn. In diesem Fall überwiegen nämlich die Radikale jene Enzyme, die die Wirkung der Radikale entschärfen sollen.

In vielen Haushalten steht heute schon ein Ergometer – ein Fahrrad, das als Hometrainer genützt wird. 20 Minuten tägliches Strampeln reichen, die Figur zu vervollkommen, den Körper fit zu halten – und die Brust gegen Krebs zu schützen.

Regelmäßiges Training am Fahrrad trägt zum Schutz vor Brustkrebs bei

Risikofaktor Alkohol

Auch wenn die Zusammenhänge noch nicht restlos geklärt sind, scheint vieles darauf hinzudeuten, daß Alkohol die weibliche Brust schwer belasten kann. Verläßliche Berichte weisen nach, daß Alkoholikerinnen ein wesentlich höheres Risiko haben, an Brustkrebs zu erkranken.

Es ist jedenfalls bestätigt, daß Frauen, die Hormone einnehmen, einen bis zu dreifach höheren Östrogenspiegel aufweisen, wenn sie regelmäßig dem Alkohol zusprechen. Geht man von der hohen Wahrscheinlichkeit aus, daß das weibliche Hormon Östrogen tatsächlich in die Bildung des Brustkrebses involviert ist, muß diesem Phänomen auch begegnet werden.

Alkohol erhöht den Östrogenspiegel im Blut und in den einzelnen Geweben, auch in der Brust

Die Anwesenheit
von Alkohol
in unserem Körper
stellt einen
Streßfaktor dar

Alkohol verändert
den Stoffwechsel
und verhindert damit
das Abnehmen

Die Östrogen-steigernde Wirkung des Alkohols hat verschiedene Gründe. Zum einen aktiviert Alkohol ein Enzym, das aus inaktivem Östrogen aktives bildet. Hoch- und höchstaktive Stoffe wie Östrogen liegen wegen ihres hohen Wirkungspotentials normalerweise in einer nicht aktivierten Form vor. Wenn sie in den verschiedenen Geweben benötigt werden, können sie durch spezifische Mechanismen aus ihrem Winterschlaf geweckt und in die Aktivform übergeführt werden. Alkohol hat eine derartige Weckruffunktion für das schlafende Östrogen – er stimuliert die sogenannte „Sulfatase", ein Enzym, das ruhendes Östrogen in aktives umwandelt. Für die Brust hat dieses Geschehen deshalb Bedeutung, weil Alkohol auch dort die Bildung von Östrogen stimuliert, wodurch im Brustgewebe der Druck zu Wucherungen steigt.

Alkohol hat aber zusätzlich Fähigkeiten, die auch im Streßgeschehen mitmischen: Er wandelt männliche Hormone im Körper der Frau in Östrogene um. Von großer Bedeutung ist das vor allem nach den Wechseljahren. Alkohol löst in dieser Zeit eine Wirkungsspirale aus, deren Endergebis sehr gefährlich sein kann. Zunächst sinkt also – nach dem Erlöschen der Eierstockfunktion – der Östrogenspiegel ab. Wenn durch Alkoholkonsum das männliche Hormon Androstendion in Streßsituationen von der Nebenniere freigesetzt wird und es auf Alkohol stößt, steigt der Östrogenspiegel wieder an. Alkohol stimuliert die Aromatase – ein Enzym, das männliche Hormone in das brustbelastende Östrogen umwandelt. Dadurch wird der Alkohol zum Streßfaktor – nicht nur für die Brust, sondern auch für die Leber.

Auch dieses Phänomen kann an den dem Alkohol verfallenen Clochards von Paris genau studiert werden. Die Kriminalität dieser Bevölkerungsgruppe ist extrem niedrig. Die Untergrundbettler sind sprichwörtlich für ihre außerordentliche Gutmütigkeit bekannt. Sie sind überaus freundlich, dankbar für Zuwendungen und kaum aggressiv. Bei fast allen Alkoholikern unter ihnen ist der ausgesprochen feminine Körperbau signifikant. Viele zeigen Andeutungen einer Brust, fast alle haben breite Hüften, wie sie üblicherweise nur beim weiblichen Geschlecht anzutreffen sind. Verantwortlich für diese Phänomene ist die Hormonsituation: Alkoholiker – männliche wie weibliche – haben einen erhöhten Östrogenspiegel. Der zuvor beschriebene Mechanismus produziert überschießende weibliche Hormone. Und diese Östrogene bewirken beim Mann Zeichen einer Verweiblichung. Durch Serienuntersuchungen der Pariser Clochards wurden diese Phänomene und deren Zusammenhänge auch wissenschaftlich nachgewiesen.

Wie sehr der Alkohol vor allem dem weiblichen Körper schadet, kann erahnt werden, wenn man die ablaufenden chemischen Reaktionen nachvollzieht. Alkohol wird im Körper sofort in den Azetaldehyd (Azeton) umgewandelt. Frauen kennen dieses Produkt als Nagellackentferner. Das Lösen von Nagellack ist wegen des furchtbar beißenden Geruchs mit Belästigungen verbunden – der Azetaldehyd löst locker die Lackreste von den Nägeln ab, er hat demnach eine effiziente Zerstörungskraft.

Es mag die Alkoholiker beiderlei Geschlechts daran erinnern, welche Wirkung der Alkohol innerhalb des Körpers auslöst: Die Reste dieser chemischen Verbindung stinken wie Nagellackentferner – sie haben auch dieselbe Wirkung; diesmal freilich im Inneren des Körpers.

Die Medizin zweifelt nicht daran: Alkohol ist für den Körper ein extrem hoher Streßfaktor, dem der Organismus am besten gar nicht, auf keinen Fall aber jeden Tag ausgesetzt werden sollte. Wer auf regelmäßigen Alkoholkonsum verzichtet, bewahrt den Körper vor unnötigem Stress und schützt dabei gleichzeitig die Brust.

Alkohol belastet nicht nur unser Gehirn, sondern verändert ungünstig auch Bestandteile unserer Zellen

Wenn Sie aus einer Brustkrebs-gefährdeten Familie kommen, vermeiden Sie Alkohol, vor allem dann, wenn Sie Hormone einnehmen

95

Die Pflanze als zweiter Teil der Therapie: Kräfte der Natur, die vor Krebs schützen

Das Penicillin ist ein wunderbares Beispiel für Erfahrungen aus der Natur, die bedauerlicherweise im Zeitalter der Schulmedizin immer mehr in Vergessenheit geraten sind.

Es ist eine Tatsache, daß die Natur ein Schatzkästchen ist, das nur darauf wartet, endlich seine in ihm schlummernden Kräfte hergeben zu können. Penicillin ist das Synonym für diese geheimnisvollen Kräfte, deren Wirksamkeit nicht hoch genug eingeschätzt werden kann.

Bekanntlich starben in den vergangenen Jahrtausenden unzählige Menschen an Pest, Cholera und anderen Infektionskrankheiten. Irgendwann im vergangenen Jahrhundert wurde entdeckt, daß ein Naturprodukt – nämlich die Sporen von Pilzen – Löcher in einen unterhalb der Pilze befindlichen Bakterienrasen brannte. Nach dieser Beobachtung – Pilzsporen als Bakterienkiller – schlug die Geburtsstunde der Antibiotika. Millionen und Abermillionen Menschen waren zuvor Opfer tödlicher Bakterien geworden. Dann erkannte die Wissenschaft, daß gefährliche Infektionskrankheiten mit Hilfe von Naturprodukten geheilt werden können. Schließlich gelang es dem Menschen auch noch, dieses Angebot zu modifizieren, nachzubauen und danach in beliebig großer Menge herzustellen.

Letztendlich wurden die Antibiotika auch allgemein als Heilmittel akzeptiert. Heute wäre das Leben der Menschheit ohne Penicillin undenkbar.

Zur Natur gehört auch Soja. Ob dieses Naturprodukt die gleiche Karriere machen wird, wie die Sporen gewisser Pilze, bleibt abzuwarten. Allerdings hat die Schulmedizin über Soja mittlerweile faszinierende Erkenntnisse gewonnen.

Es ist statistisch bemerkenswert, daß in Ländern, in denen sehr viel Soja konsumiert wird, die Vorkommen von Mamma- und Prostatakarzinom extrem niedrig sind. Auf die Gesamtlebenszeit umge-

Mutter Natur verbirgt Geheimnisse, die vor Brustkrebs schützen können

Naturprodukte sollen von der Medizin nicht ironisiert werden – auch Penicillin ist ein Produkt der Natur

legt, erkranken in den USA und in Europa 10% aller Frauen im Laufe ihres Lebens an Brustkrebs. In Ländern dagegen, in denen – etwa in Fernost – sehr viel Soja verzehrt wird, liegt die Erkrankungshäufigkeit nur bei 1%. Fernöstliche Frauen erkranken zehnmal weniger häufig an Brustkrebs als ihre Geschlechtsgenossinnen in den USA und in Europa.

Eine Zeitlang wurde hinter dieser statistischen Signifikanz eine genetische Disposition vermutet, die Asiatinnen eher schützt als Frauen in anderen Erdteilen. Diese These wurde aber schon bald widerlegt. Übersiedelten nämlich Frauen aus Regionen mit sojareicher Ernährung in Länder westlicher Ernährungssphäre, zeigten sie schon bald die gleiche Erkrankungshäufigkeit wie die dort ansässigen Bewohner.

Die Wissenschaft hat längst nachgewiesen, daß Lebensumstände und Ernährung bei der Entstehung von Brustkrebs eine ganz besondere Bedeutung haben.

Freilich dauerte es eine Weile, bis die geheimnisvollen Wirkstoffe von Soja entschlüsselt wurden. Bei der Analyse dieser Pflanze stießen die Forscher auf einen Stoff, der hormonähnlich ist und Genistein genannt wurde. Das Genistein ist eine dem Eierstockhormon verwandte Substanz, die erstaunlicherweise eine antiöstrogene Wirkung ausübt. Dieses Genistein ist einer Substanz mit dem Namen Tamoxifen sehr ähnlich, das – synthetisch hergestellt – zur Therapie des Brustkrebses eingesetzt wird.

Bis vor gar nicht langer Zeit wurde sogar in Erwägung gezogen, Tamoxifen prophylaktisch – also zur Vorsorge des noch nicht ausgebrochenen Mammakarzinoms – anzuwenden. Mittlerweile wird Soja deutlich mehr präferiert. Gerade, weil beide Substanzen dem Eierstockhormon Östrogen so eklatant ähnlich, können sie im Brustbereich eingesetzt werden. An der Brustzelle können sie nämlich jene Stellen besetzen, an denen üblicherweise reines Östrogen angreift. Dadurch wird diesem der Zugang zur Zelle verwehrt. Tamoxifen nimmt dabei quasi die Türsteherposition ein, ohne in der Zelle die gleiche Wirkung zu entfalten wie das Östrogen selbst.

Gleiches gilt auch für Genistein, den Hauptwirkstoff von Soja. Erfahrungen aus der Epidemiologie und Erkenntnisse aus der molekularen Endokrinologie beweisen längst, daß das Brustgewebe durch Soja sehr geschützt und diese Pflanze als ideales Krebsvorsorgemittel eingestuft werden kann. Naturnahrung als Prophylaktikum also – eine ideale Basiskonstellation.

Soja senkt aber auch den Cholesterinspiegel und beugt Osteoporose vor. Diese Wirkungen wurden von der Schulmedizin längst erkannt und nachgewiesen. Es gibt viele Frauen, die aus emotionalen Gründen in der Menopause die Östrogen-Therapie ablehnen. Diesen Frauen kann für beide Problemkreise – Osteoporose und überhöhte Cholesterinwerte – sojareiche Nahrung empfohlen werden. Mit dieser „Naturersatztherapie" können die durch die Postmenopause bedingten Östrogenmängel aufgefangen werden.

Allerdings bedarf der Umgang mit Soja bestimmter Verhaltensweisen. Soja enthält zahlreiche Aminosäuren, die erfreulicherweise die Organregeneration beschleunigen. Weniger erfreulich ist aber, daß eine sojareiche Diät auch zur ungeplanten Gewichtszunahme führen kann. Das bedeutet, daß die Einnahme von Soja nur mit der Einsparung anderer Mahlzeiten verbunden sein sollte. Besonders bewährt hat sich Soja als Dessert. Anstelle von Süßigkeiten kann Sojapulver in Yoghurt aufgelöst und als Nachspeise konsumiert werden. Dies wäre ein idealer Abschluß einer Hauptmahlzeit.

Es gibt allerdings unterschiedliche Arten von Soja mit unterschiedlicher Wirkungsintensität. Beurteilungskriterium dabei ist der Bestandteil Genistein, der die Brustschutzfaktoren enthält. Ehe man sich für das Sojapulver als Prophylaxe gegen das Mammakarzinom entschließt, sollte am Packungsaufdruck festgestellt werden, ob dieses Genistein tatsächlich in der angebotenen Sojaart enthalten ist. Immer mehr Produzenten gehen dazu über, die Genistein-Existenz speziell auszuweisen und seine protektive Wirkung auf das Brustgewebe hervorzuheben.

> Soja schmeckt erstaunlich gut
> und hat zwei wichtige Nebeneffekte:
> Es schützt wahrscheinlich die Frau
> vor Brustkrebs und bewahrt den Mann
> vor Prostataproblemen.

Ein ganz besonderes Naturgeschenk ist der grüne Tee. Ein einfaches Konsummittel wie dieses Pflanzenprodukt hat es mittlerweile zu höchster Anerkennung gebracht. Die angesehensten medizinischen Journale der Welt befassen sich mit diesem Produkt, das eine erstaunliche Effizienz bei der Krebsvorsorge im allgemeinen und beim Mammakarzinom im besonderen aufzuweisen hat. Das renommierte US-Wissenschaftsmagazin Science ließ es sich nicht nehmen, die Bestandteile aufzuspüren, die im grünen Tee krebshemmende Wirkung entfalten. Einige dieser Bestandteile wurden auch kristallographisch untersucht und dargestellt.

Die krebsvorbeugende Wirkung des grünen Tees ist vielfach bewiesen

Vereinfacht gesagt, unterliegen die Wirkungsmechanismen dieses Naturproduktes folgender Systematik: Sich schnell teilende Zellen sind irrtumsanfällig; sie neigen dazu, krebsig zu entarten. Zellen haben eigene Stimulatoren, die die Zellteilung vorantreiben und die Teilungsgeschwindigkeit einzelner Zellen mitbestimmen. Unterstützt wird dieses System durch von außen einwirkende Hormone, die der Zelle schnellere oder langsamere Vermehrung befehlen.

Beenden Sie eine Mahlzeit nicht immer mit Kaffee, sondern ab und zu auch mit grünem Tee

Der grüne Tee besitzt nun eine Reihe chemischer Verbindungen, die besonders beruhigend auf die Zellteilungsprozesse einwirken und auch das überschießende Wachstum einzelner Zellen hemmen. Diese Stoffe, die auch im Soja aktiv sind, werden „Tyrosinkinaseinhibitoren" genannt – das sind Stoffe mit krebshemmender Wirkung. Sie haben verständlicherweise das ganz besondere Interesse der Schulmedizin geweckt. Beim Darmkrebs wurde der Effekt des grünen Tees sehr oft analysiert und voll bestätigt. Es steht fest, daß Grüne-Tee-Trinker weniger oft an Kolonkarzinom erkranken.

Ähnliche Ergebnisse erwartet sich die Medizin auch für das Brustgewebe. Für dieses wird jedenfalls der grüne Tee als Krebsprophylaktikum empfohlen. Technisch übrigens ein sehr überzeugendes Ritual: Viele Menschen trinken bei jeder sich bietenden Gelegenheit fast stereotyp ihren Kaffee. Der Kaffee als Abschluß jeder Mahlzeit hat schon fast unantastbare Tradition. Wesentlich gesünder dagegen ist es, nach jeder größeren Mahlzeit grünen Tee zu konsumieren; ideal sogar, das Frühstück um dieses Getränk zu erweitern. Mit vollem Recht gilt das östliche Sprichwort:

„Ein Tag, der mit grünem Tee beginnt, fügt vielleicht hundert weitere im Leben an."

Östrogene und Krebs: Erhöhen Östrogene das Brustkrebsrisiko?

Geschlechtshormone dominieren – soviel steht fest – jene Organe der Frau, die in die Fortpflanzung und in die Nahrungsversorgung des Neugeborenen involviert sind. Selbstverständlich ist davon auch die weibliche Brust betroffen, denn die steht voll unter Kuratel dieser Hormone. Es ist gesichert, daß die Östrogene an den Veränderungen der Brust und damit auch an der Entstehung von Brustkrebs mitbeteiligt sind; wie und in welchem Umfang, ist freilich noch nicht restlos geklärt.

Es gibt allerdings signifikante statistische Daten. Frauen beispielsweise, die spät in die Geschlechts-

Grüner Tee lähmt jene Signale, deren sich auch die Krebszelle bedient

Östrogene gehören zu den am längsten von der Natur geprüften Substanzen; es ist unwahrscheinlich, daß der Evolution eine krebserzeugende Wirkung dieser Stoffe entgangen wäre

reife und früh in die Menopause kamen, haben ein sehr geringes Risiko für ein Mammakarzinom. Bei ihnen ist der Zeitraum, in dem die Eierstöcke östrogene Hormone bilden, sehr kurz. Frauen mit einer frühen Menarche (ersten Menstruation) und einer späten Menopause müssen mit einem höheren Brustkrebsrisiko leben.

Diese Tatsachen ließen den Schluß zu, daß Östrogene Brustkrebs erzeugen. Das freilich wäre ein – bedauerlicherweise viel zu oft geäußerter – Trugschluß, der einer fundierten Überprüfung in keiner Weise standhält. Der Zusammenhang zwischen der weiblichen Brust und den Östrogenen ist viel zu kompliziert, als daß er auf eine simple Formel reduziert werden könnte. Ein gewichtiges, nämlich evolutionäres Argument spricht gegen die Simplifizierung des Problems: Es ist der Faktor Zeit. Seit 60 Millionen Jahren wirken auf das Brustgewebe der Säugetiere unterschiedliche Hormone ein, darunter auch das Östrogen.

In dieser Zeit haben sich zahlreiche Arten neu gebildet. Eine Gattung, die von einer krebserzeugenden Substanz mitgesteuert wird, hätte diesen langen Zeitraum mit Sicherheit nicht überlebt. Die Natur übt einen ungeheuren Selektionsdruck aus, die zur Darwin'schen Interpretation führte: „The survival of the fittest" („Nur die Gesündesten überleben"). Nach diesem gültigen Grundsatz wäre eine unter hormonellem Karzinom-Kuratel stehende Spezies längst ausgestorben. Viel eher dürfte das Gegenteil passiert sein. Das im weiblichen Körper produzierte Östrogen dürfte wahrscheinlich das intensivst überprüfte Hormon der gesamten Evolution sein. Jahrmillionen lang hatte die Natur Zeit, das Eierstockhormon auf seine Tauglichkeit zu prüfen. Mag sein, daß es im Laufe der Entwicklungsgeschichte modifiziert und optimiert wurde. Wäre es aber an der Entstehung von Krebs ursächlich beteiligt gewesen, hätte es die Natur schon längst eliminiert.

Am Grundstoff liegt es also nicht – ein Systemfehler der Natur kann vollkommen ausgeschlossen werden. Die Zusammenhänge müssen daher andere sein. Tatsächlich sind sie nicht unlogisch, aber doch einigermaßen kompliziert.

Zunächst muß man davon ausgehen, daß Hormonstörungen auftreten können, die ihrerseits eine Überflutung des weiblichen Körpers mit unnatürlich hohen Östrogenmengen bewirken. Diese hormonelle Überschwemmung ist ein krankhafter Zustand, der sich negativ auf die Brust auswirken kann; nicht zwingend, aber doch sehr wahrscheinlich.

Wenn Hormonstörungen eine quasi natürliche Ursache haben, wenn sie etwa alters- oder streßbedingt entstehen, dann sondert der Körper von sich aus hohe Östrogendosen ab. Wenn zu viele Hormone aber von außen zugeführt werden, etwa durch eine falsche Dosierung im Rahmen einer Hormonersatztherapie, dann kommt es zu extrem provozierten Störungen. Das klassische Beispiel: Einer Frau wurde vom Gynäkologen ein Hormonpräparat verschrieben, das schon bald seine volle Wirkung entfaltet und das zu behandelnde Leiden beseitigt. Eine Freundin, die unter denselben Symptomen leidet, sieht die prompte Wirkung des Präparates und sie probiert es, ohne ihren Arzt vorher zu konsultieren, am eigenen Körper aus. Was bei der einen Frau ein sensationeller Behandlungserfolg ist, entpuppt sich bei der anderen als Desaster: Es kann zu Überdosierungen und damit zu schweren Hormonschäden kommen. Im Extremfall kann es sogar letale Komplikationen geben. Krebs ist eine dieser tragischen Folgen.

Der Unterschied ist leicht erklärbar: Bei der einen Frau wirkte das Medikament deshalb, weil der Arzt zuvor durch eine Blutuntersuchung einen Hormonmangel festgestellt und die Leidensursache durch eine Replacementtherapie beseitigt hat. Dasselbe Medikament wirkt sich dann bei einer ande-

Für das Östrogen stimmt das, was Paracelsus gesagt hat: „Die Dosis macht einen Stoff zum Heilmittel oder zum Gift"

Jedes Hormon erzeugt in zu hoher Dosis Schäden

ren Frau katastrophal aus, wenn zuvor kein Hormonmangel objektiviert wurde. Die zweite Frau führt also einem hormonell ausgeglichenen Körper Hormone zu, die dieser gar nicht braucht. Die Folge: Überschwemmung. Der Ratschlag ist daher zwingend: Hände weg von Eigentherapien! Hormonbehandlungen müssen unbedingt vom Frauenarzt durchgeführt werden! Jede Art von Falschtherapie kann lebensgefährdend sein.

Die Östrogenzufuhr muß individuell und differenziert erfolgen

Freilich gibt es auch noch andere Ursachen für hormonelle Störungen. Im Rahmen des Alterungsprozesses etwa bewirken zahlreiche widrige Umstände eine Hormonverstärkung, die auch die Brust belasten können. Dazu zählen neben dem Östrogen auch noch Insulin, insulinähnliche Hormone und die Streßmediatoren.

Besonders interessant wird das Problem des Brustkrebses vor allem in zwei Situationen: Wenn eine Frau den Einsatz der Pille überlegt, oder wenn sie im Klimakterium mit einer Hormonersatztherapie beginnt.

Signifikant dabei ist die Situation im Gefolge der Einnahme der Pille. Dabei kann man relativ einfach studieren, daß nicht das Hormon selbst den Krebs auslöst, daß es aber – unter ganz bestimmten Bedingungen – sehr wohl als Verstärker für andere Belastungen wirken kann. Wissenschaftlich mehrfach abgesicherte Untersuchungen kamen zum Ergebnis, daß die Einnahme der Pille das Brustkrebsrisiko nicht erhöht. Einzige Ausnahme: Bei Mädchen, die vor dem 18. Lebensjahr die Pille verwenden, steigt das Risiko für ein Mammakarzinom geringfügig an. Es gilt heute als gesichert, daß die Brust der pubertierenden Frau höchst sensibel ist und auf Umweltbelastungen oder Alkohol nervös reagiert. In diesen jungen Jahren kann die Pille – muß aber nicht – die durch andere Faktoren bewirkte Gefährdung der Brust noch geringfügig erhöhen.

Die Pille erzeugt bei Frauen, die älter als 18 Jahre sind, kein erhöhtes Brustkrebsrisiko

103

Verschreibt man
jungen Mädchen
die Pille, muß man
anamnestische
Faktoren
berücksichtigen

Die Pille löst also nicht den Krebs aus, sie kann bei ganz jungen Frauen die anderen Risikofaktoren leicht verstärken. Bei sehr jungen Mädchen wird daher die Pillenverschreibung sehr zurückhaltend vorgenommen werden müssen. Sie wird nur dort sinnvoll sein, wo durch regelmäßigen Geschlechtsverkehr verstärkt die Möglichkeit einer unerwünschten Schwangerschaft gegeben ist. Diesen jungen Frauen muß aber – mit der Pillenverschreibung – der dringliche Ratschlag gegeben werden, Belastungen der Brust – allen voran Alkohol- und/oder Nikotinkonsum – strikt zu meiden.

In späteren Jahren ist zwischen der Pilleneinnahme und dem Mammakarzinom kein signifikanter Zusammenhang mehr gegeben.

Der viel gravierendere Konnex zwischen Hormonen und Krebs stellt sich aber vor allem dann, wenn in späteren Jahren die Frau klimakterische Beschwerden quälen und eine Östrogenbehandlung Abhilfe schaffen könnte. Verständlicherweise stellen sich viele Frauen in dieser Lebenssituation die Frage, ob nicht durch eine Hormonersatztherapie die klimakterischen Probleme gegen eine Gefährdung der Brust eingetauscht würden.

Selbstverständlich hat sich die Medizin auch diese Fragen gestellt. Zur Frage der Gefährdung durch Hormonreplacement liegen mittlerweile gesicherte Daten vor. Dokumentiert wurden tausende Fälle, in denen Frauen entweder einer oder keiner Hormonersatztherapie unterzogen und im Hinblick auf das Auftreten von Brustkrebs untersucht wurden. Konkret wurden Gruppen erfaßt und miteinander verglichen, in denen Hormone eingenommen wurden. Diese wurden jenen Gruppen gegenübergestellt, bei denen keine Hormone verabreicht wurden.

Große Studien
haben es bewiesen:
Eine Hormonersatz-
therapie von fünf
Jahren erhöht das
Brustkrebsrisiko
nur minimal

Der Zeitraum, in dem üblicherweise eine Hormonersatztherapie durchgeführt wird, liegt zwischen dem 50. und 70. Lebensjahr. Nimmt man eine Beobachtungsgruppe, die keine Hormone bekommen hat, als Basis der Untersuchung, dann erkranken innerhalb der in Frage kommenden 20 Jahre 45 von 1000 Patientinnen an Brustkrebs. Die Wahrscheinlichkeit, zwischen 50. und 70. Lebensjahr an Brustkrebs zu erkranken, liegt also bei Frauen ohne Hormonbehandlung bei 4,5%.

Der Gruppe wurden nun jene Frauen gegenübergestellt, die zur Behandlung ihrer klimakterischen Beschwerden fünf Jahre hindurch ununterbrochen Hormone verschrieben erhielten. Der Anteil der Brustkrebsfälle stieg bei dieser Gruppe von 45 auf 47 Fälle pro 1000, also um zwei Fälle pro 1000 mehr. Bei Frauen, die fünf Jahre ununterbrochen Östrogene zu sich nehmen, steigt also die Erkrankungshäufigkeit geringfügig an.

Eine dritte Gruppe wurde ebenfalls evaluiert: Frauen dieses Alters, die ununterbrochen über zehn Jahre lang Östrogene zu sich nahmen. Bei diesen stieg die Erkrankungswahrscheinlichkeit auf 51 pro 1000 Fälle an. Das sind pro 1000 Frauen sechs mehr als in jener Gruppe, die keine Hormone verwendet.

Ob nun in den Wechseljahren eine Hormonersatztherapie vorgenommen werden soll oder nicht, kann aufgrund der genannten Untersuchungen nicht apodiktisch entschieden werden. Im Rahmen eines Aufklärungsgespräches, bei dem alle Für und Wider abgewogen werden sollen, muß der Arzt mit der Patientin die Entscheidung ganz individuell abstimmen. Die genannte Statistik kann eine Entscheidungshilfe sein, sie muß es aber nicht. Gemeinsam mit der Patientin wird der Experte eine Art Risiko-Nutzen-Bilanz ziehen. Er wird das Risiko abschätzen und dieses der möglichen Beseitigung der klimakterischen Beschwerden durch eine Hormonersatztherapie gegenüberstellen.

Allerdings liefert die Statistik, die aus der erwähnten Forschungsarbeit abgeleitet werden kann, eine weitere erstaunliche, bisher unbekannt gebliebene Facette einer Hormondiskussion. Unter-

Östrogene scheinen auch eine gute Seite im Hinblick auf krebsartige Geschwüre zu haben: Sie verringern den Darmkrebs und reduzieren die Metastasierung beim Brustkrebs

Auch der Lymphknotenbefall mit Metastasen ist bei Frauen, die Hormone einnahmen, geringer

105

sucht man nämlich die Zahl jener Frauen, die nach einer Brustdrüsenerkrankung krebsige Metastasen entwickelten, zeigt sich ein ganz eklatanter Unterschied: In jener Frauengruppe, die keine Hormone einnahmen und bei denen sich trotzdem ein Mammakarzinom entwickelte, war die Metastasenhäufigkeit um 46% höher als in jener Frauengruppe, die vor ihrer Erkrankung Östrogene einnahm. Auch der Lymphknotenbefall ist bei den hormonkonsumierenden Frauen signifikant geringer als bei jenen Frauen, bei denen sich ein Brustkrebs ohne vorherige Östrogeneinnahme entwickelte.

Östrogene scheinen die Aggressivität von Krebszellen zu mindern

Die Aussagen bedürfen, ehe sie als schulmedizinische Gewißheit verkündet werden, sicher noch weiterer Untersuchungen. Aber schon die bisherigen Ergebnisse sind von hoher klinischer Bedeutung. Es ist bekannt, daß die an Brustkrebs erkrankte Frau nicht an ihrem Tumor in der Brust stirbt, sondern immer nur an den Metastasen, die sich, von der Brust ausgehend, irgendwo im Organismus festsetzen und dort wuchern. Wenn aber nun durch eine Östrogenersatztherapie die Tendenz des Krebses zur Ausbildung von Tochtergeschwülsten reduziert ist, muß künftig diesem Aspekt eine wesentlich größere Aufmerksamkeit geschenkt werden. Es ist nicht einmal auszuschließen, daß man die Diskussion über die Zusammenhänge von Brustkrebs und Hormonen in einem völlig neuen Licht sehen und komplett überdenken muß.

Frauen, die Östrogene einnehmen, weisen ein wesentlich geringeres Risiko für Darmkrebs auf

Zumal auch noch ein ganz anderer Umstand bekannt ist und dieser bemerkenswerte Schlüsse zuläßt. Frauen unter einer Hormonersatztherapie entwickeln viel seltener einen Darmkrebs als ihre entsprechenden Alterskolleginnen ohne Hormonbehandlung. Die Wahrscheinlichkeit, ein Kolonkarzinom (Dickdarmkrebs) zu bekommen, sinkt bei einer Östrogenbehandlung um mehr als 40%. Auch dieser Aspekt sollte also beachtet werden.

Die Medizin hat diese interessanten Phänomene untersucht und dabei gewisse Charakteristika festgestellt. Eines davon: Die Tumorzellen von Frauen, die Östrogene einnahmen, sind weiterentwickelt, oder – wie es in der medizinischen Terminologie heißt – sie sind „höher differenziert". Sie sind, einfach gesagt, anders; sie weisen nämlich Eigenheiten auf, die man bei aggressiv wachsenden Tumorzellen sonst nicht findet. Das Östrogen erhöht zwar leicht die Anfälligkeit der Brust auf das Mammakarzinom, es reduziert aber gleichzeitig auch die Bösartigkeit der Geschwulst.

Bei Abwägung aller Umstände wurde das Östrogen doch sehr in Mißkredit gebracht. Denn nicht das Hormon, sondern dessen falsche Anwendung (falsche Dosierung) kann Krebs auslösen. Hormone sind sehr wirksame Substanzen. Werden sie aber zum falschen Zeitpunkt in falscher Menge und am falschen Ort eingesetzt, können sie zur Belastung von Geweben führen. Es ist daher ein unabänderlicher Grundsatz, daß die Hormonzufuhr nur differenziert, gezielt und überwacht vorgenommen werden darf. Östrogene sind hocheffiziente Wachstumsfaktoren, die nicht unreflektiert verschrieben werden dürfen. „There is no free lunch", schrieb die amerikanische Presse schon vor Jahren über die Östrogentherapie. Man darf dieses Hormon nicht in sich hineinschaufeln, als wäre es ein Hamburger. Wer sich mit Hormonen abgibt, muß wissen, daß er es mit hochaktiven, mitunter nicht ungefährlichen Substanzen zu tun hat. Hormone sind, alles in allem, unter den Schutz allerhöchster Verantwortung zu stellen.

Und das heißt vor allem, daß einschlägige Therapien ausschließlich von ärztlicher Seite angeordnet werden dürfen. Bei Klimakterium-bedingter Östrogenverschreibung ist vor Behandlungsbeginn sicherzustellen, ob die Frau das Hormon auch tatsächlich braucht. Es kommt gar nicht so selten vor, daß der weibliche Organismus auch noch jenseits der Wechseljahre Östrogene produziert, die

Östrogene sind zu unrecht in Mißkredit gekommen

Östrogene sollen nur dann zugeführt werden, wenn die Frau sie benötigt

107

ausreichen, den Körper mit Geschlechtshormonen zu versorgen. In diesen Fällen wäre eine automatische Östrogenzufuhr im Wechsel nicht nur unnötig, sondern sogar kontraproduktiv.

Die Dosierung der Hormone ist bei Östrogenen von ganz großer Bedeutung

Darüber hinaus muß die Östrogenverschreibung so erfolgen wie bei der Verordnung anderer Hormone auch: im Rahmen einer fachärztlichen Behandlung. Jeder Internist kontrolliert beim Ersatz irgendeines anderen Hormons periodisch dessen richtige Dosierung. Dies geschieht meist durch Blutanalyse. Bei der Schilddrüsenbehandlung sind solche Evaluierungen ebenso üblich wie bei der Insulinzufuhr. Dieselben Vorsichtsmaßnahmen gelten natürlich auch für die Hormonersatztherapie. Diese wird üblicherweise vom Gynäkologen verordnet – und der wird, zusätzlich zu der von ihm festgelegten richtigen Dosierung, der Brustkrebs-gefährdeten Frau auch Ratschläge zur Minimierung von Risikofaktoren erteilen.

Die Risikofaktoren für den Brustkrebs sollten Frauen bekannt sein

Die allerwichtigsten Tips haben freilich nicht nur im Kampf gegen den Brustkrebs Bedeutung, sie sollten von allen Frauen zu allen Zeiten beherzigt werden:

Wer sich an diese Ratschläge hält, beseitigt bereits prophylaktisch einen Großteil der Risikofaktoren.

1. Alkohol und Nikotin vermeiden
2. Pro Tag 20 Minuten Sport betreiben
3. Normalisierung des Gewichtes
4. Verzicht auf fettreiche Nahrungsmittel
5. Streßsituationen meiden

Prognose und Risikofaktoren

Läßt sich das Risiko für Brustkrebs abschätzen? Selbst für sehr erfahrene Ärzte ist diese Frage nicht eindeutig zu beantworten. Die Prognose einer Brustkrebsgefährdung, ob nämlich eine Frau mehr gefährdet ist als die gleichaltrige andere Frau, ist nicht absolut verläßlich. Für den Arzt nicht und für den Laien schon gar nicht. Voraussagen dieser wohl sehr schwerwiegenden Art müssen – und das mit allergrößter Vorsicht – vom behandelnden Arzt vorgenommen werden, denn nur er kennt die Patientin über einen längeren Zeitraum hinweg. Natürlich sind Faktoren bekannt, die – durch Untersuchungen belegt – für die Frau ein erhöhtes Brustkrebsrisiko bedeuten. Ob derartige Risikofaktoren dann mit einiger Wahrscheinlichkeit auch auf die individuelle Patientin zutreffen, läßt sich nicht prophezeien.

In der Kardiologie ist die Prognoselage eindeutiger: Wer raucht, wenig Sport betreibt, permanent unter Stress steht, aus einer Familie mit vielen Herzkrankheiten stammt und dann auch noch erhöhte Blutfettwerte hat, paßt ideal hinein ins Risikoprofil eines Herzinfarktpatienten. Beim Brustkrebs gibt es auch Risikofaktoren, die jede Frau kennen sollte, nur sind diese nicht ganz so eindeutig. Aus solchen Faktoren aber eine potentielle Gefährdung abzuleiten, sollte nur mit größter Zurückhaltung geschehen.

Ein hoher Stellenwert kommt in der Risikobeurteilung zweifellos der genetischen Belastung zu. Sind innerhalb einer Familie direkte Blutsverwandte gehäuft an Mammakarzinom erkrankt, steigert dieser Umstand die Erkrankungsanfälligkeit bei anderen Familienmitgliedern.

Tatsächlich gibt es zwei Gene, deren Veränderungen Indizien für das Mammakarzinom signalisieren: das BrCA 1-Gen und das BrCA 2-Gen. Einschlägige Analysen sind aufwendig und nicht absolut aussagefähig. Wenn jedoch mehr als drei direkte Verwandte an Brustkrebs erkrankt sind, dann wäre eine solche Genanalyse anzuordnen. Sie würde deshalb Sinn machen, weil sie Risikohinweise ergeben könnte. Hinweise – aber keine Gewißheit.

Die Aufklärung über Risikofaktoren ist ein wesentlicher Teil des ärztlichen Gespräches

Die familiäre Disposition für Brustkrebs muß ernst genommen werden

109

Bei genetisch
belasteten Frauen
wird man dringend
zu Alkoholverzicht,
fettarmen Speisen
und sportlichen
Aktivitäten raten

Eine weitere ernstzunehmende Risikokonstellation ist eine späte Erstschwangerschaft. Wirkt diese in Kombination mit anderen Faktoren, etwa Stress, Übergewicht, mangelnder körperlicher Aktivität und/oder Alkoholkonsum, und weisen die allgemeinen Lebensumstände Gefährdungspotentiale auf, dann kann eine Gravidität im späteren Lebensalter – ab 40 – durchaus zum Risiko für die Brustdrüse werden.

Aber auch auf hormoneller Ebene zeichnen sich Methoden für Risikountersuchungen ab. Zwar gibt es noch keine Möglichkeit, die Brustkrebsprädisposition mit absoluter Sicherheit nachzuweisen, wohl aber gibt es bereits Annäherungen an das Risikopotential.

Der Insulin-ähnliche Wachstumsfaktor IGF-I – ein Hormon aus der Familie des Insulins – stimuliert, wie bereits medizinisch nachgewiesen, neben anderen Zellen im menschlichen Körper auch die Brustdrüsenzellen der Frau. Ist der Blutspiegel dieses Faktors über längere Zeit hinweg erhöht, kann das einen stärkeren Stimulationsdruck auf den weiblichen Organismus bewirken. Vergleichbar wäre dieses Geschehen mit einem permanent unnatürlich erhöhten Östrogenspiegel, der ebenfalls zu krankhaften Veränderungen im Körper führen kann.

Durch das Insulin-
ähnliche Hormon
kann man seit
kurzem eine
Risikoabschätzung
für das Mamma-
karzinom vornehmen

Die Medizin ist in einer großen und methodisch anerkannten Untersuchung der Frage nachgegangen, ob ein erhöhter IGF-I-Wert ein Risikofaktor ist, ob er also mit einer verstärkten Bereitschaft verbunden ist, Brustkrebs auszulösen. Tatsächlich wurde eine derartige Assoziation entdeckt. Liegt nämlich der IGF-I-Wert über einer kritischen Grenze und wurde er im Körper der Frau nicht egalisiert, also abgebaut, kann eine erhöhte Anfälligkeit für Brustkrebs nicht ausgeschlossen werden.

Möglicherweise wird schon bald die Bestimmung des IGF-I-Wertes zum Standardinstrumentarium der Einschätzung einer Mammakarzinom-Gefährdung gehören. Zur Routinemethode in der Risikobeurteilung gehört diese Untersuchung freilich derzeit noch nicht.

Aber auch ein Hormon der Nebenniere, das Androstendion, kann Risken anzeigen. Dieses Hormon wird in verschiedenen Körperteilen, darunter auch in der Brust, in Östrogen umgewandelt. Voraussetzung hiefür ist freilich, daß die Nebenniere dieses Streßhormon Androstendion überhaupt bildet. Nachweisbar ist es im Blut.

Für die Umwandlung in Östrogen ist allerdings ein Coenzym, das sogenannte NADPH, erforderlich, das sich ebenfalls durch eine Blutprobe bestimmen läßt. Dieser Cofaktor entscheidet nun, ob das in Streßsituationen vermehrt ausgeschüttete Androstendion tatsächlich zu Östrogen umgewandelt (metabolisiert) wird. Anhand der im Blut nachweisbaren Faktoren dieser Umwandlung kann nun der erfahrene Arzt ein mögliches Risikopotential erkennen. Auch gewisse Speicherformen des Östrogens, nämlich Östronsulfat und Östron, können in der Endokrinologie künftig verstärkte Hinweise auf Mammakarzinom-Gefahren geben.

Keine einzige dieser schulmedizinisch orientierten Untersuchungsmethoden kann freilich das Wissen und die Erfahrung des Frauenarztes ersetzen. Seine lange Praxis – die genaue Kenntnis vieler Krankheitsverläufe und ihrer Vorgeschichten – ist noch allemal die sicherste Methode der Risikoabschätzung; und selbstverständlich auch die Mammographie als zweiteffizienteste Untersuchungsmöglichkeit der weiblichen Brust.

Die effizienteste ist die Selbstuntersuchung.

Vorsorgeuntersuchungen der Brust

Die optimale Form einer Prävention ist und bleibt die Selbstuntersuchung der Brust. Die Frau ist vertraut mit ihrem Körper, sie kennt auch ihre Brust – sie kennt sie im allgemeinen weit besser als ihr Gynäkologe. Sie ist also die erste, die ein

Ein erhöhter IGF-I-Spiegel, also ein Risikofaktor für den Brustkrebs, kann durch verschiedene Interventionen gesenkt werden

Die verstärkte Umwandlung von inaktivem Östrogen in aktives Östradiol stellt ebenfalls einen Risikofaktor für den Brustkrebs dar

111

Die eigene Unter-
suchung der Brust
ist ein wichtiges
Vorsorgeinstrument

neues Gebilde ertastet, weil ihr jedes fremde Gewebe irritierend erscheinen muß. Es steht fest, daß
die penibelste Tastuntersuchung durch den Arzt in
ihrer Aussagekraft nicht an die Eigenbeobachtung
der Frau heranreichen kann.

In dieser wichtigen Phase des Geschehens passieren aber immer wieder Fehler, die sich verhäng-
nisvoll auswirken können. Wenn nämlich die Frau
bei der Selbstuntersuchung Unregelmäßigkeiten –
vorher nie beobachtete Gewebeveränderungen –
feststellt, dann kann die weitere Vorgangsweise nur
eine differenzierte Diagnose durch den Facharzt
sein. Dieser wird in der Folge die nächsterforderli-
chen Therapiemaßnahmen vorschlagen. Viele
Frauen begehen in einer solchen Situation einen
folgenschweren Fehler – sie verdrängen die Realität. Sie ertasten einen Knoten in der Brust, hoffen
aber darauf, daß dieser von selbst verschwindet;
sie scheuen in dieser Situation den Arztbesuch,
wohl in der Angst, daß unbequeme Wahrheiten
ausgesprochen werden könnten.

Solche Reaktionen auf durchgeführte Selbstun-
tersuchungen sind grundfalsch. In vielen Fällen
kann der Arzt nach einer differenzierten Diagnose
die Patientin sofort beruhigen. Er kann aber auch
weitere Untersuchungen anregen. Gelegentlich
muß jedoch freilich die Wahrheit gesagt werden:
Brustkrebs, der in frühem Stadium erkannt wird, ist
heutzutage nachhaltig heilbar. Brustkrebs, der aus
welchen Gründen auch immer bis in ein spätes Stadium verschleppt wird, reduziert dagegen die Ge-
sundungswahrscheinlichkeit umsomehr, je länger
die richtige Therapie – meist eine Operation – hin-
ausgezögert wird. Es gilt daher der wichtigste aller
Grundsätze: Werden Veränderungen an der Brust
bemerkt, sollte die Frau sofort zum Facharzt gehen.

Jede Frau kennt
ihre eigene Brust
am besten,
deshalb erfaßt sie
meist auch als erste
anatomische Un-
regelmäßigkeiten

Die Selbstuntersuchung der Brust beginnt vor
dem Spiegel. Es gleicht keine Brust der anderen. Tritt aber ein Größenunterschied zwischen
den beiden Brüsten auf, der bislang nicht vorhan-

112

den war, oder zieht sich die Haut plötzlich lokal ins Gewebe ein, oder gleicht die unebene Oberfläche der Brust der Schale einer Orange, dann ist Vorsicht geboten. Diese Anzeichen sind verdächtig und bedürfen einer raschen Abklärung. Die Untersuchung wird am besten in liegender Stellung vorgenommen. Am Rücken liegend nimmt man die Hand jener Seite der Brust, die gerade abgetastet werden soll, und hält damit die Brust fest. Mit den drei mittleren Fingern der anderen Hand wird nun das Brustdrüsengewebe in runden Bewegungen umkreist.

Wer diese Eigenerkundung verbessern will, nimmt die Untersuchung in einer mit warmem Wasser gefüllten Badewanne vor. Das Wasser hebt durch seinen Auftrieb teilweise die Schwerkraft auf und die Seife erleichtert die Gleitfähigkeit zwischen Brust und Finger. Die Diagnose wird im Wasser wesentlich verbessert – auch die Frau fühlt sich sicherer, weil die Sensibilität von Tastorgan und Brustgewebe erhöht ist.

Die Brustuntersuchung in der Badewanne ist deswegen wirkungsvoll, weil durch die Reduktion der Schwerkraft Unebenheiten leichter erkannt werden können

Wer mit bestem Gewissen in der eigenen Brust keine Unregelmäßigkeiten entdeckt, kann beruhigt sein – und beschließen, derartige Erkundungen in regelmäßigen Abständen zu wiederholen. Wer irritiert, nicht ganz sicher oder aber sicher ist, bisher unbekannte Veränderungen im Gewebe entdeckt zu haben, sollte unverzüglich einen Arzt aufsuchen.

Derzeit ist die Mammographie das verläßlichste diagnostische Mittel, einen Verdacht zu erhärten oder ihn auszuschließen. Sie ist eine röntgenologische Durchleuchtung der Brust und gibt dem Facharzt Hinweise über die weitere Vorgangsweise; etwa, ob es ratsam ist, der Brust zur Erhärtung der Diagnose eine Gewebeprobe zu entnehmen.

Die Mammographie ist derzeit die beste Methode, um Brustveränderungen bildlich darstellen zu können

Viele Frauen scheuen vor einer Mammographie zurück. Bei dieser Röntgenuntersuchung wird nämlich die Brust zwischen zwei Platten hineingezwängt, was manchmal erheblich schmerzt – wie

113

Für die Durchführung einer Mammographie kann man in der Hormonersatztherapie eine Pause machen; dadurch wird die Untersuchung mitunter weniger schmerzhaft

eben pressender Druck gelegentlich schmerzen kann. Die Untersuchungsmethode ist aber vollkommen unblutig und die Unbequemlichkeit einer leichten Quetschung sollte kein Hindernisgrund sein, zumal es sensitive Neuapparaturen mittlerweile schon gestatten, ohne schmerzhafte Pressung verläßliche Bilder für die erforderliche Diagnose zu bekommen.

Die mammographische Untersuchung der Brust sollte ab dem 40. Lebensjahr regelmäßig vorgenommen und, je nach Gefährdungskriterien, alle ein bis zwei Jahre wiederholt werden.

Nicht unwichtig ist auch der Zeitpunkt einer Mammographie. Während des Menstruationszyklus unterliegt die weibliche Brust gewissen Schwankungen. Viele Frauen merken, daß unmittelbar vor der einsetzenden Regel – dieser prämenstruelle Zeitraum kann bis zu zehn Tagen dauern – die Brust anschwillt, an Größe zunimmt und mitunter auch schmerzt. Diese Zeit vor der Regel ist für eine Mammographie nicht günstig. Zum einen, weil in dieser Monatsphase die Brust ohnehin schmerzt und die Untersuchung mit weiteren Quetschungen verbunden ist, zum andern, weil in dieser Zeit die Brustdichte sehr hoch ist und die Bildanalyse durch das verhärtete Gewebe erschwert wird. Die Mammographie wird daher meist nach Beendigung der Menstruation empfohlen. Sie ist dann weniger geschwollen und schmerzhaft und die Bildqualität ist durch die verbesserte Strahlendurchlässigkeit höher.

Nach der Menstruation ist die Brust weniger geschwollen, dadurch eignet sich dieser Zeitpunkt für die Mammographie

In der Menopause fehlt naturgemäß der Eisprung, regelmäßige Mammographien müssen dennoch durchgeführt werden. In dieser Lebensphasen gibt es keine Zyklushälften, sodaß der Zeitpunkt der Untersuchung flexibler gestaltet werden kann. Viele Frauen nehmen Gelbkörperhormone ein. Diese Patientinnen merken auch in der Postmenopause ein ähnliches Phänomen wie während ihrer fruchtbaren Jahre. Bei Einnahme dieses Hormons wird die Untersuchung wohl nach der Entzugsblutung angesetzt werden.

In vielen Fällen wird man nach dem Wechsel die Hormongabe kurzfristig für eine Brustuntersuchung unterbrechen. Es ist bekannt, daß die in der Postmenopause verabreichten Östrogene und Gelbkörperhormone das Brustgewebe verdichten bzw. verdichten können, und dadurch die Diagnose der Mammographie erschwert wird. Im Unterschied zur Pille soll man in der Postmenopause die Hormone kontinuierlich – also ohne zu pausieren – anwenden. Ist jedoch eine Mammographie geplant, kann ausnahmsweise unmittelbar vor dieser Untersuchung eine sieben- bis zehntägige Pause der Hormonverabreichung eingelegt werden. Diese Pause führt sehr oft dazu, daß die Wechselbeschwerden wiederkehren, aber gleichzeitig bei manchen Frauen die Brust wieder abschwillt, sodaß die Mammographie schmerzfreier durchgeführt werden kann.

Brustschmerzen können Zeichen einer Überdosierung von Östrogenen sein

Die Thermographie ist eine Diagnosemethode, die mittlerweile nicht mehr jüngster Stand der Medizintechnik ist und daher heute an Bedeutung verloren hat. Bei dieser Untersuchung werden zwei wärmesensible Platten auf die Brust gelegt. Auf den thermographischen Platten entstehen beeindruckende Wärmeareale, die als bunte Farbflecken – entsprechend den unterschiedlichen Gewebedichten – dargestellt werden und bedeutsame Erkenntnisse erwarten lassen. Tatsächlich ist diese Untersuchungsmethode diagnostisch reichlich wertlos. Wenn sie zur Abklärung eines Knotens – also dichteren Gewebes – dienen soll, dann ist sie bestenfalls ein zusätzliches Mittel der Diagnostik. Eine endgültige Erkenntnis kann aus der Thermographie nicht abgeleitet werden.

Die Brustultraschalluntersuchung eignet sich nur zur Diagnose von Zysten

Im Sonogramm (Ultraschall) können dagegen sehr zuverlässig und schön Zysten dargestellt werden. Durch die Ultraschalluntersuchung können mitunter solche Zysten auch sofort punktiert werden. Zy-

115

Welche Unter-
suchung der Brust
notwendig ist,
sollte mit dem
behandelnden Arzt
besprochen werden

sten sind aber nicht ident mit Krebs. Für Karzinom-untersuchungen eignet sich daher der Ultraschall nur bedingt bzw. weniger gut. Wenn eine Gesamt-diagnose zu erstellen ist, dann sollte das Sono-gramm nur additiv zur Mammographie eingesetzt werden.

Eine weitere Diagnosemöglichkeit ist die Magnetresonanzuntersuchung (MR), mit der auch die Brustdrüse beurteilt werden kann. Die MR eignet sich jedoch nicht für ein allgemeines Scree-ning – also die generelle Feststellung des Vorhan-denseins von Krebs. Mit der MR können nur De-tailfragen abgeklärt werden, die durch die Mam-mographie nicht zu lösen sind.

Resümee: Die klassischen Methoden der Präven-tion sind die Selbstuntersuchung und die Mam-mographie. Alle weiteren Möglichkeiten sind er-gänzend, haben aber nur sekundäre Bedeutung.

Das Messer als dritter Teil der Therapie

Die Therapie des Brustkrebses wurde in den vergangenen Jahren exzessiv verbessert. Es ist noch nicht so lange her, daß Radikaloperationen – die komplette Amputation der Brust samt Entfer-nung der Achsellymphknoten – die übliche Be-handlungsmethode waren. Das Motto hieß damals: Je radikaler, desto besser! Praktiziert wurde dieses Konzept auf der ganzen Welt.

Auch bei den
Brustoperationen
ändert die Medizin
ihre Meinung

In der Zwischenzeit wurde freilich um- und wei-tergedacht. Zwar noch nicht überall, aber immer-hin – die weniger radikale, konservativere Be-handlung setzt sich neuerdings immer stärker durch. Nun werden nicht mehr ganze Brüste ent-fernt. Beträgt der Durchmesser des Tumors weni-ger als zwei Zentimeter, braucht nur noch ein Teil der Brustdrüse chirurgisch beseitigt zu werden. Weil etwa nur ein Viertel des Brustgewebes ent-fernt wird, heißt diese Methode Quadrantenresek-tion.

Für die Frau ist es – selbstverständlich bei selbem Behandlungserfolg – fraglos wichtig, ob die ganze Brust entfernt wird oder nur ein Teil. Allein der psychologische Unterschied zwischen den beiden Therapien ist beträchtlich, ganz zu schweigen von der körperlichen Belastung.

Die Medizin hat auch bei der Operation der Achsellymphknoten ihre Meinung revidiert. Bis vor kurzem war es aboluter „Stand der Technik" (lege artis), daß nach jeder Tumorentfernung an der Brust auch in der Achselhöhle möglichst viele Lymphknoten eliminiert wurden. Schließlich wollte der Operateur sicher sein, daß das Karzinom dort keine Spuren hinterließ.

Wahrscheinlich werden in der nächsten Zukunft die Lymphknoten nicht immer entfernt werden

Diese Radikalmethode der Brustchirurgie ist das klassische Zeichen einer mechanistisch-technokratischen Medizin, die den Chirurgen zum Gott und die Radikalität zum Allheilmittel machte.

Tatsächlich sind die Zusammenhänge viel komplexer, als daß sie durch kühne Schnitten mit dem Skalpell auf einen einfachen, überschaubaren Nenner gebracht werden können.

Zunächst ist bei einer Karzinomerkrankung nicht nur ein Teil des Körpers involviert, sondern der gesamte Organismus. Es ist daher nur wenig sinnvoll, mit einer Lupe in Tumornähe – etwa in den Achselhöhlen – nach weiteren Krebszellen zu suchen und diese zu eliminieren. Um den Krebs in seiner Gesamtheit und letztlich die Tumorausstreuung zu besiegen, sind zahlreiche immunologische und molekularbiologische Prozesse notwendig – das lokale Geschehen operativ einzugrenzen allein ist zu wenig.

Die Entfernung der Lymphknoten in der Achsel dient der Diagnose

Tatsache ist, daß in die Vorgänge einer Heilung die regionalen Lymphknoten der Achselhöhle entscheidend mitinvolviert sind. Deswegen wurde die Strategie der Lymphknotenoperation in jüngster Zeit ganz wesentlich geändert. Zunächst versucht man mit sehr aufwendigen Methoden den ersten Lymphknoten zu orten und darzustellen, der unmittelbar das Abstromgebiet der tumorbefallenen Brust überwacht. Dieser unmittelbar angrenzende Lymphknoten wird zuerst markiert, dann mit einem kleinen Schnitt entfernt und sofort histologisch untersucht. Ist dieser, als „Wächterlymphknoten" bezeichnete Lymphknoten, vom Krebs bzw. seinen Metastasen befallen, wird – wie in der Vergangenheit üblich – die gesamte Achselhöhle operiert. Finden sich dagegen im Wächterlymphknoten keine Karzinomzellen, können die übrigen Gewebeanteile der Achselhöhle unangetastet bleiben. Die Operation endet schließlich als kleiner Eingriff, der keine nennenswerten Belastungen hervorruft. Und der Patientin bleiben die unangenehmen Folgen der Entfernung der Lymphknoten erspart.

Lymphknoten haben allerdings auch eine Krebszellen-abwehrende Wirkung

Das Messer ist in besonders gravierenden Fällen, in denen fast immer eine selbstverschuldete Zeitversäumnis die Hauptschuld trägt, unverzichtbar. Immer öfter aber können radikale durch sanfte Methoden ersetzt und dabei dennoch äußerst günstige Behandlungserfolge erzielt werden.

Hormonersatz nach Brustkrebs?

Die längste Zeit war ein Grundsatz ehernes Gebot: Für Frauen mit Brustkrebs waren Hormone – egal, welche – ein absolutes Tabu. Derartige Patientinnen durften in früheren Jahrzehnten nicht einmal in die Nähe von Hormonen kommen. Es galt die strikte Lehrmeinung, daß Hormongaben das Mammakarzinom beschleunigen, eine Hormonersatztherapie also tödlich sein müsse.

Nach den derzeitigen Untersuchungen wirkt sich eine Hormonersatztherapie nach Brustkrebs, sofern sie die Beschwerden der Patientin lindert, nicht negativ aus

Mittlerweile hat auch hier die Medizin ihre Meinung geändert. Der Zusammenhang zwischen Krebs und bestimmten Botenstoffen des Körpers besteht zwar auch weiterhin, doch wird heute der Weg des geringeren Übels beschritten. Leidet nämlich eine Frau an schweren klimakterischen Beschwerden, dann ist davon das Immunsystem ebenso betroffen wie die Energieversorgung der Zellen. Durch den Mangel an bestimmten Hormonen während des Wechsels und das mitunter sehr schwere Defizit danach (in der Postmenopause) kann es sehr oft zu beträchtlichen Schwächungen des Organismus kommen. Die Körperabwehr gegen den Krebs (und auch andere schwere Erkrankungen) ist wegen Fehlens ausreichend vorhandener Botenstoffe durch Ausfallserscheinungen extrem eingeschränkt.

Das Klimakterium und die Zeit danach sind gekennzeichnet durch Schlaflosigkeit, Hitzewallungen, depressive Verstimmung und Gelenkschmerzen – alles deutliche Zeichen fehlender Hormone. Bleiben diese Symptome unbehandelt, dann wird der Organismus geschwächt. Mit einer richtig dosierten Hormonsubstitution – dem sogenannten Hormonreplacement bzw. der -ersatztherapie – können diese Beschwerden beseitigt, die Leiden geheilt und die Widerstandskraft der Frau signifikant erhöht werden. Dieser Grundsatz gilt prinzipiell auch für die Frau mit einem Mammakarzinom. Was nützt ein stereotyper Hormonentzug, wenn die klimakteriellen Beschwerden die Lebensqualität bis zur Unerträglichkeit mindern – andererseits aber ein geringeres Risiko in Kauf genommen werden kann, mit dem sich das Leben wieder lebenswert gestalten läßt?

Eine Hormonersatztherapie nach Brustkrebs bedarf der besonderen Beratung durch den Arzt

Letztlich wird der Arzt nach eingehender Beratung mit der Patientin eine sehr individuelle Entscheidung treffen. Er wird genau abwägen, ob Frauen nach einer Krebsoperation Hormone bekommen sollen oder nicht. Sind die Entzugssymptome und der Leidensdruck der Patientin so stark, daß der ganze Körper schwer in Mitleidenschaft gezogen ist, dann wäre eine Hormonzufuhr – als das kleinere Übel – anzuraten. Sind die Wechselbeschwerden generell minimal, wird der Arzt wohl auf die Hormonsubstitution verzichten.

Derzeit bietet sich gegen Wechselbeschwerden bei Frauen mit Brustkrebs das Gelbkörperhormon an

In der Frauenmedizin wurden mittlerweile spezielle Hormonpräparate entwickelt, die mit einiger Sicherheit das Brustgewebe nur noch minimal belasten. Möglicherweise gelingt es der Pharmazie, künftig diese Medikamente so zu perfektionieren, daß sie vollkommen gefahrlos auch nach einer Brustkrebsoperation eingenommen werden können.

Die schmerzhafte Brust

Brustschmerzen sind belastend und irritierend – sie machen Angst. Sehr oft können sie Beginn einer – erfreulicherweise meist gutartigen – Erkrankung, der sogenannten Mastopathie, sein, die – bekannt als „Schotterbrust" – im schlimmsten Ausbildungsgrad auch eine äußerst unangenehme Form erreicht. Diese Krankheit erhielt ihren Namen aus den Symptomen: Die gesamte Brustdrüse ist steinhart, sie schmerzt, und die einzelnen Milchgänge sind derart angeschwollen und verhärtet, daß beim Betasten der Eindruck entsteht, die Brust sei vollgefüllt mit Schottersteinen. Die Schotterbrust ist die Folge einer hormonellen Entgleisung – einer Hormonirritation.

Aber sogar diese schwere Form der Krankheit ist beherrschbar. Abhilfe schaffen dabei meist Gelbkörperhormone, die transdermal (über die Haut durch Einreiben) auf die schmerzenden Brüste aufgetragen werden. Das Progesteron wird dabei in Alkohol gelöst und als Gelee appliziert. In vielen Fällen lindert dies relativ schnell die Brustschmerzen.

Warum das so ist, kann freilich derzeit noch nicht schlüssig erklärt werden. Die Medizin steht – das muß eingestanden werden – bei der Erklärung des Heilungseffektes vor einem Rätsel. Als These bietet sich folgende Lösung an: Mit hoher Wahrscheinlichkeit kommt es bei der Brustschwellung zu einem Stau in den Blut- und Lymphgefäßen der Brustdrüse. Dies würde zunächst die Vergrößerung der Brust erklären, deren Schwererwerden und die damit verbundenen Schmerzen. Das Progesteron könnte nun eine geringfügige Ge-

120

fäßverengung bewirken, die zum Abschwellen der Brust führt. Das Organ verliert so seine Schmerzhaftigkeit.

Wenn es tatsächlich so ist, wie vermutet. Es kann aber auch ein ganz anderer, bisher noch unerforschter Mechanismus wirken. Sicher ist, daß das Gelbkörperhormon Progesteron in vielen Fällen eine erstaunliche Linderung bringt.

Aber auch Vitamin-A-Derivate und Linolensäure haben sich als Mittel gegen schmerzende Brustdrüsen bewährt. Es tauchen nämlich überall dort, wo Entzündungen und Schmerzzustände entstehen, in unserem Körper fettsäurenähnliche Verbindungen – die sogenannten Prostaglandine – auf, die als Verstärker für Schmerzzustände agieren. In Form von anderen Fettsäuren, etwa der Linolensäure (einem Hauptbestandteil des Fischöls), bekommen diese Prostaglandine eine sehr effiziente Konkurrenz. Durch sie wird der Schmerz wieder egalisiert.

Auch Fischölkapseln sind wirksame Mittel gegen Brustschmerzen

Diese chemisch sehr einfache Verbindung ist als Kapsel leicht zu verabreichen. In der zweiten Zyklusphase – prämenstruell – lindern die Kapseln die Schmerzzustände und wirken darüber hinaus auch gegen andere Formen des Brustschmerzes.

Der Krebs der Kaiserin Theodora

Den Brustkrebs gibt es nicht erst in der Neuzeit – schon in der Antike wurde diese Krankheit dokumentiert. So berichtet der afrikanische Bischof Victor Tunnesis in seiner Kirchenchronik über die byzantinische Kaiserin Theodora, die Gattin von Kaiser Justinian I. (gestorben: 565 n. Chr.): „Canceris plaga corpore toto perfusat" – „eine Krebserkrankung hat von ihrem ganzen Körper Besitz ergriffen", bis sie an diesem Leiden gestorben sei. Ein anderer Hagiograph – Prokopios – hat dieses Karzinom konkretisiert und als Brüstdrüsenkrebs identifiziert.

Zeugen von
Brustkrebs gibt es
schon lange
in der Geschichte
der Menschheit

Theodora wurde um das Jahr 500 auf Zypern – der Insel der Aphrodite – geboren. Ihr Vater, ein Zirkusaufseher über wilde Tiere, starb sehr jung und hinterließ eine unversorgte Frau mit drei Töchtern. Um zu überleben, gingen sie der Prostitution nach – Theodora trat nackt im Zirkus auf. Da sie weder Talent zum Singen noch zum Tanzen hatte, perfektionierte sie den Schleiertanz. Als Stripperin erwarb sie sich die Gunst des Publikums und so lernte sie auch den berühmten römischen Kaiser Justinian I. – er weihte 537 die Hagia Sophia in Konstantinopel ein – kennen und lieben. Der nahm sie zu sich auf und machte sie zur Kaiserin. Theodora machte aber auch noch lange nach ihrem Tod Karriere, denn von späteren Generationen wurde sie zur Ehre der Altäre erhoben. In Ravenna ist diese bemerkenswerte Frau an der Seite ihres Gatten in Form eines wunderbaren Mosaiks dargestellt.

Für die Medizin ist Kaiserin Theodora wie ein Denkmal: Sie ist eine der berühmtesten Frauen der Weltgeschichte, deren bewegtes Leben mit einem Mammakarzinom endete.

WATCHLIST – BRUSTKREBS

• Maßvoll mit Östrogen

Der Brustkrebs kann unterschiedliche Entstehungsursachen haben – viele davon sind unbekannt. Eine davon ist aber mutmaßlich das weibliche Geschlechtshormon Östrogen, das unter gewissen Konstellationen die Karzinomneigung verstärken kann. Die heute gültige Meinung ist freilich die, daß das Östrogen allein für die Entstehung eines Brustkrebses nicht hauptverantwortlich sein kann. Östrogen ist ein uraltes Hormon, das in Jahrmillionen evolutionär ständig überprüft wurde. Wäre dieses Hormon primär für Krebs verantwortlich, hätte es die Natur mit Sicherheit längst eliminiert.

Dennoch ist Vorsicht angebracht. Die Medizin geht davon aus, daß Hormone die Wirkung jener Faktoren verstärken können, die den Brustkrebs auslösen. Ausschlaggebend für die Wirkung ist die Östrogenmenge. Dieses weibliche Hormon ist extrem effektiv, es wirkt im Körper bereits in geringsten Dosen. Bei Hormonersatztherapien ist daher ständig die Dosierung zu kontrollieren. Das Östrogen ist zu aktiv, als daß man diese Substanz unkontrolliert und undosiert anwenden dürfte. Vor allem trifft dies auf die Hormonbehandlung in der Menopause zu. Der Arzt sollte jene Östrogendosis wählen, die physiologisch – vom Körper unter normalen Umständen vorgegeben – ist. Das Prinzip, je mehr, desto besser, gilt beim Östrogen mit Sicherheit nicht.

• Pille und Brustkrebs

Nach allen bisher vorliegenden Untersuchungen gibt es zwischen der empfängnisverhütenden Pille und dem Brustkrebs keinen Zusammenhang. Die einzige Ausnahme: Nehmen ganz junge Mädchen die Pille, steigt – unter bestimmten Bedingungen – das Risiko für einen späteren Brustkrebs leicht an. Deshalb wird bei jungen Mädchen, denen die Pille verschrieben wurde, auf andere Risikofaktoren besonders geachtet werden müssen. Allen voran: Nikotin und Alkohol.

• Tierfette meiden

Tierische Fette sind ein Risikofaktor für die Entstehung von Brustkrebs. Durch den Abbau dieser Fette kann in einzelnen Organen die Östrogensynthese stimuliert werden, was für manche Organe – vor allem für die Brust – belastend wirken kann. Der regelmäßige Genuß tierischer Fette sollte daher besser gemieden werden.

• Idealgewicht

Groß angelegte epidemiologische Untersuchungen zeigen, daß übergewichtige Frauen ein höheres Brustkrebsrisiko haben. Dieser Umstand ist auf die Tatsache zurückzuführen, daß das Fettgewebe selbst östrogene Verbindungen herstellen kann. Dies erfolgt aber nicht im Eierstock, sondern direkt in den Fettzellen. Dadurch kann es in der Brust zur Östrogenkonzentration kommen, was schließlich Krebs auslösen kann.

• Täglich 20 Minuten Ergometertraining

Frauen, die regelmäßig Sport betreiben, haben – wie umfangreiche Untersuchungen beweisen – eine niedrigere Krebsanfälligkeit. Frauen, die wenig oder keinen Sport betreiben, haben dagegen ein höheres Erkrankungsrisiko. Wer täglich 20 Minuten am Fahrradergometer strampelt, wird – so zeigen es die Untersuchungen – vor mehreren Krebsarten bewahrt, auch vor dem Brustkrebs. Warum das so ist, konnte wissenschaftlich noch nicht exakt geklärt werden, die biologischen Zusammenhänge sind noch nicht bekannt. Wahrscheinlich aber wird durch maßvollen Sport die körperliche Abwehr angeregt, wodurch es zur Abtötung von Krebszellen kommt. Es kann daher mäßiger Sport ganz generell nur empfohlen werden.

• Alkohol unbedingt meiden

Alkohol ist eine interessante Substanz, die im Körper viele biologische Reaktionen hervorruft. Auch solche, die – im Gegensatz zu vielen anders lautenden Verheißungen („Alkohol ist gesund") – keineswegs gesundheitsfördernd sind. Es sollte doch sehr zu denken geben, daß Alkohol die Östrogendosis im weiblichen Organismus um das Dreifache vermehrt. Und das betrifft sowohl jene Östrogene, die der Körper selbst bildet, als auch die, die von außen zugeführt werden. Frauen, die gerade eine Hormonersatztherapie erhalten, sollten daher in dieser Zeit unter gar keinen Umständen Alkohol – in welcher Form auch immer – konsumieren.

Der östrogensteigernde Effekt des Alkohols ist naturwissenschaftlich nachgewiesen. Es gibt auch Studien, die diesen Zusammenhang eindeutig belegen: Es steht fest, daß der Brustkrebs bei Frauen, die Alkohol zu sich nehmen, häufiger anzutreffen ist, als bei völlig abstinent lebenden Frauen. Daß über diese Tatsachen immer wieder sehr heftig diskutiert wird, hat ausschließlich ökonomische Motive.

Jenen Frauen mit familiärer Prädisposition für Brustkrebs sollte geraten werden, Alkohol unter allen Umständen generell zu meiden.

• Streßbewältigung

Stress sollte positiv abgebaut werden. Ob dies durch Kontemplation, Sport oder sonst eine Methode geschieht, sei dahingestellt – Stress ist ein enormer Risikofaktor. Es mehren sich die Hinweise, daß Streßsituationen an der Entstehung von Brustkrebs zumindest mitbeteiligt sind. Chronischem Stress sollte daher ausgewichen, und akute

125

Kränkungen durch Gesprächstherapien entschärft werden.

• Natürliche Mittel

Die Natur hat Substanzen parat, die krebsschützende Wirkungen entfalten können. Dazu zählen die Soja-Frucht oder der grüne Tee. Beide enthalten Stoffe zur Hemmung der Zellteilungsgeschwindigkeit in der Brust. Sie wirken daher bei der Entstehung verschiedener Krebsarten bremsend. Diese natürlichen Stoffe können unter allen Umständen empfohlen werden, da sie keine Nachteile, sondern nur Vorteile haben.

Die Schulmedizin neigt dazu, Naturprodukte nicht ernst zu nehmen. Diese Meinung ist zu relativieren: Immerhin ist Penicillin ein Naturpräparat, das bereits Millionen Menschenleben gerettet hat. Aber auch ganz neue Präparate – etwa das Antikrebsmittel Taxol® – gehören in die Klasse von Naturstoffen. Die Natur beweist, daß nicht nur die pharmazeutische Industrie im Kampf gegen den Krebs effizient eingesetzt werden kann.

Das Trauma Libidoverlust

4

Der Fall Karin

Karin führt eine vorbildliche Ehe. Sie hat einen Gatten, der sie liebevoll umsorgt – es mangelt ihr an nichts. Nach ihrem 50. Geburtstag merkte sie aber zu ihrer größten Bestürzung, daß sie jeder Berührung ihres Mannes aus dem Wege ging. Jeder geschlechtliche Kontakt mit ihm wurde für sie zur Tortur. Ihre Scheide schmerzte und sie hatte – im Gegensatz zu früheren Jahren – keinerlei Freude mehr an der Sexualität. Es war ihr peinlich, ihrem Gatten Gefühle vorspielen zu müssen, die sie nicht empfand.

Zunächst glaubte sie, daß diese Situation mit der trockenen Scheide zu tun haben müsse. Ihr Gynäkologe verschrieb ihr ein lokal anwendbares Östrogen, das die Feuchtigkeit prompt wieder herstellte. Aber die Sexualprobleme blieben: Zu ihrer eigenen Bestürzung fand sie auch weiterhin keine Freude am Geschlechtsleben.

Der Frauenarzt hinterfragte nun ihre Situation intensiver. Ob vielleicht eine Beziehungsstörung der Grund für den Libidoverlust sei, wollte er wissen. Karin verneinte – es gab in ihrer Ehe kein Ereignis, das sich negativ aufs Geschlechtliche hätte auswirken können. Der Arzt vermutete eine Folge der Wechseljahre. Karin hatte aber noch regelmäßige Blutungen und keinerlei Wechselbeschwerden, sodaß die Wechseljahre als Ursache ausgeschieden werden mußten.

Bei genauer Rekonstruktion ihrer Lebenssituation fiel Karin aber doch ein Umstand ein, der sie insgeheim sehr beunruhigte: eine Gewichtszunahme in der Bauchgegend. Aus Gründen der Sicherheit wurde ein Hormonspiegel angefertigt, der nur einen extrem niedrigen Testosteronwert ergab. Der

127

Frauenarzt nahm daher eine Behandlung vor, bei der in aller Vorsicht männliches Hormon gegeben wurde.

Innerhalb von zwei Wochen war das Eheleben von Karin wieder so wie in den Jahren zuvor. Besser sogar, denn Karin empfand nun sehr intensive Glücksgefühle über das wiedergekehrte Sexualempfinden.

Libidoverlust bei Frauen kommt oft vor, allerdings klagen Frauen darüber weniger als Männer

Die Sexualität beginnt im Gehirn und im Herzen. Sie ist der wesentlichste Motor zur Weitergabe des Lebens. Darüber hinaus ist sie – unabhängig vom Alter – ein wichtiger Teil des Lebens. Die Sexualität ist nicht unbedingt an die fruchtbaren Jahre der Frau gebunden – Sex kann auch in den Jahren der Menopause eine wichtige Rolle in den Beziehungen der Geschlechter spielen.

Immer öfter wird jedoch beobachtet, daß Frauen ab einem gewissen Lebensalter zunehmendes Desinteresse an der Sexualität zeigen. Phänomene dieser Art zeigen sich auch beim Mann – die Pharmaindustrie hat daher die Potenzpille Viagra® entwickelt.

Viagra® verbessert die Durchblutung der Scheide, hat allerdings keinen Einfluß auf die Libido

Wie aber ist das bei der Frau? Gibt es eigentlich eine Lustpille – ein „Viagra" für das weibliche Geschlecht? Und überhaupt: Welche Wirkung hat Viagra® eigentlich auf die Geschlechtlichkeit der Frau?

Der Therapie erster Teil: das Wort

Unter dem Nachlassen der sexuellen Kraft und dem reduzierten Interesse an körperlicher Liebe leiden mehr Frauen als man glaubt. Verstärkt in zunehmendem Alter, erstaunlicherweise aber auch schon in relativ jungen Jahren, verlieren viele Frauen die Lust auf Liebe. Das körperliche Empfinden wird subjektiv als unangenehm wahrgenommen, die Umarmung zur Qual. In die Sexualität hat sich eine fast an Abneigung grenzende Kälte eingeschlichen. Am besten wäre, resignieren viele Frauen, sie fände überhaupt nicht mehr statt.

Die Medizin stellt die Diagnose Libidoverlust. Ein ernstes Problem, zumal ein wesentlicher Teil des Lebens und Erlebens nicht mehr stattfindet. Aber ähnlich wie bei der Harninkontinenz breiten viele Betroffene den Schleier des Schweigens über diesen Zustand. Es kommt zu Verdrängungen, manchmal zu Selbstzweifeln und in vielen Fällen zu Spannungen. Die Lebensgemeinschaft wird auf den Prüfstand gestellt – im Extremfall zerbrechen an dieser Situation Ehen. Überhaupt dann, wenn der Gatte sich nach körperlicher Liebe sehnt, die Frau ihm diese verweigert und danach ein Ehebruch die Lage nur noch verschlimmert.

Viele Frauen wollen das Problem mit ihrem Frauenarzt gar nicht besprechen. Es ist ihnen unangenehm, einen Teil ihrer persönlichen Intimität einem Gynäkologen anzuvertrauen. Meist wird ja vom Arzt ohnehin keine Hilfe erwartet – die Situation wird schicksalhaft hingenommen. Resignation statt Lebensfreude – für erstaunlich viele Patientinnen ist dieser Zustand Teil ihres Alltags geworden.

Das Desinteresse an der Sexualität, die fehlende Freude am Sex hat manches mit der Gewichtsproblematik gemeinsam: Beide können zahlreiche Ursachen haben, sie müssen nicht unbedingt mit Hormonen in Zusammenhang stehen. Sie müssen nicht – aber sie können. Denn eine ganz wichtige Gruppe von Ursachen betrifft bei Libidoverlust auch Hormonstörungen. In der großen Palette verschiedener Möglichkeiten sind Irritationen im Hormonhaushalt ein relativ wichtiges Segment. Wie gesagt: nicht das einzige, wohl aber ein sehr bedeutendes.

Die Differentialdiagnose, ob ein Hormonproblem die Ursache für die nachlassende Sexualität ist, wird aufgrund eines Gesprächs mit dem Arzt gestellt. Tritt die sexuelle Unlust zu Zeiten auf, in denen die Hormonsituation schwankt – etwa unter der Pille oder nach der Schwangerschaft – oder hängt sie mit den Wechseljahren zusammen,

Der Libidoverlust kann viele Ursachen haben – ein Gespräch mit dem Gynäkologen ist in jedem Fall anzuraten

Auch mit männlichen Hormonen kann eine Ersatztherapie durchgeführt werden

hat der Libidoverlust mit hoher Wahrscheinlichkeit eine hormonelle Ursache. Das Zusammentreffen dieser Umstände mit dem plötzlichen Nachlassen der Sexualität sind typische Symptome hormoneller Störungen.

Auch partnerschaftliche Probleme können zu Libidoverlust führen

Ganz anders freilich ist die Situation, wenn eine junge Frau mit normalem Zyklus ohne Hormonbehandlung und ohne Pille ganz plötzlich Desinteresse am Sex verspürt. Hier sind es wohl in erster Linie partnerschaftliche Probleme, die in ihrer Auswirkung zum Libidoverlust, zur sexuellen Unlust führen. Auf dem Gebiet der partnerschaftlichen Beziehung empfindet die Frau viel differenzierter als der Mann. Zum Funktionieren der Libido benötigt die Frau Zuneigung, Sicherheit, Solidarität und Geborgenheit. Dem Mann dagegen genügt oft nur der Geschlechtsverkehr, der sich in dieser abstrahierten Form bei ihm auf einer wesentlich niedrigeren Emotionalebene abspielen kann. Viel mehr Männer brauchen zum Sex wesentlich weniger Liebe als Frauen. Und immer mehr Frauen brauchen das Gefühl der Zuneigung und des Vertrauens zum Mann, um überhaupt orgasmusfähig zu sein und Freude an der Sexualität zu empfinden.

Für den behandelnden Arzt ist es nun besonders wichtig, im Gespräch mit der Frau alle diese Probleme anzusprechen. Denn nur durch die ausführliche Kommunikation ist er in der Lage, den wahren Grund für den Libidoverlust zu eruieren und danach den Therapieplan zu erstellen. Sehr oft führen auch Erziehungsfehler in der Jugend zu schweren Störungen im Sexualbereich der späteren Lebensjahre. Der Arzt kann eine Differentialdiagnose nur dann erstellen, wenn ihm die Patientin rückhaltloses Vertrauen schenkt.

Libidoverlust kann auch ausschließlich seelische Ursachen haben

Schwierig wird es für den Frauenarzt dann, wenn die Patientin ihr ganzes Leben lang noch nie Interesse am anderen Geschlecht hatte. Das können Probleme im Rollenbewußtsein dieser Frau ebenso sein wie Traumatisierungen in der Kind-

130

heit. Zeichnet sich im Gespräch eine derartige diagnostische Ausgangsbasis ab, dann wird der erfahrene Gynäkologe den Psychosomatiker oder den Psychiater zu Rate ziehen und mit diesem eine Gesprächstherapie einleiten. Solchen Fällen steht der Frauenarzt mit einer Hormonbehandlung machtlos gegenüber.

Wie läuft nun eigentlich ein derartiges Gespräch mit dem Gynäkologen ab? Wie stellt der Arzt eine hormonelle Ursache für den Libidoverlust fest?

Üblicherweise berichtet die Patientin, daß sie eine ganz normale Ehe führe, einen netten Ehemann habe und keinerlei akute Partnerschaftsprobleme vorhanden seien. Trotzdem stellt sie – erstmals vielleicht vor Monaten oder Wochen – plötzliche Veränderungen fest: Sie duldet immer weniger die Zärtlichkeiten ihres Mannes, sie zuckt – aus heiterem Himmel – zurück, wenn sie nur angegriffen wird. Vieles spielt sie – vor allem den Orgasmus – und alles das empfindet sie als durch und durch unehrlich. Ihr selbst ist dieser Zustand unangenehm, denn eigentlich will sie den eigenen Ehemann gar nicht anlügen. Viele Frauen merken dann noch an, daß ihnen ihr Mann eigentlich leid tue, denn er fühle das Desinteresse und sei darüber sehr verunsichert.

Schilderungen wie diese häufen sich bei Patientinnen, die unmittelbar vor dem Wechsel stehen oder bei denen das Klimakterium schon voll eingetreten ist.

Aber auch immer mehr junge Frauen leiden an ähnlichen Problemen hormoneller Natur. Viele Patientinnen klagen nach der Pilleneinnahme, daß sie nun zwar den Empfängnisschutz hätten, ihnen aber gleichzeitig die Libido fehle.

Sie haben in Wirklichkeit also gar keine Lust am Sex.

Die Ursachen für das sexuelle Desinteresse für Frauen unter der Pille sind in den meisten Fällen hormoneller Art. Durch die Antibabypille wird

Beginnt das Klimakterium, kann die Lust auf Sex abnehmen

Auch unter der Pille sinkt manchmal der Androgenspiegel ab, was sexuelles Desinteresse unter der Pille erklären kann

in sehr effektiver Weise der Eisprung verhindert – die Aktivität des Eierstocks wird unterdrückt, womit auch die Synthese (Produktion) der Hormone ausbleibt. Normalerweise müßte sich aufgrund dieser Situation ein schweres hormonelles Defizit einstellen, wenn dem Körper nicht durch die Pille selbst die zwei wichtigsten Hormone des Eierstocks – Östrogen und Progesteron – zugeführt würden.

Ein Mangel an männlichen Hormonen kann ebenfalls Beschwerden hervorrufen

Das dritte Hormon im Bunde der Empfängnisverhütung ist das Testosteron. Dies wird durch die hormonale Kontrazeption ebenfalls unterdrückt, ist aber, im Gegensatz zu Östrogen und Progesteron, in der Pille nicht enthalten. Die Folge sind signifikante Ausfallserscheinungen bei den männlichen Hormonen der Frau – es kommt dadurch zum Libidoverlust.

Was einmal mehr beweist, wie wichtig die männlichen Hormone für die weibliche Sexualität sind.

Das Testosteron ist das wichtigste androgene Hormon. Zu einem Testosteronmangel kommt es vor allem auch dann in den Wechseljahren, wenn die Eierstöcke und/oder die Gebärmuttert operativ entfernt wurden. Erstaunlicherweise bleibt nämlich, was die männlichen Hormone betrifft, die Aktivität der weiblichen Keimdrüsen auch in den Wechseljahren erhalten. Obwohl in dieser Zeit die Eierstöcke nicht mehr in der Lage sind, Östrogen und Progesteron voll zu erzeugen, können sie aber noch – zumindest bis zu einem gewissen Grad – Androgene bilden.

Männliche Hormone sollen nicht stiefmütterlich behandelt werden, sie können genauso wie Östrogene Anwendung finden

Diese zirkulieren dann im weiblichen Körper und werden im Gesäß, vor allem aber im Fettgewebe und im Muskel, zu Östrogen umgewandelt. Unabhängig vom Eierstock kann der weibliche Körper also in den Wechseljahren und danach Östrogene erzeugen. Er benötigt dazu aber, wie gesagt, die männlichen Hormone des Eierstockes, die auch noch Jahre nach der Menopause synthetisiert werden können. Das wäre der Idealfall.

Manchmal passiert es nun, daß dieser normalerweise noch lange funktionierende Teil des Ovars, der die männlichen Hormone auch noch nach dem Wechsel produziert, seine Aktivität einstellt. Damit werden die männlichen Hormone defizitär und dem weiblichen Körper wird das deutliche Signal eines Androgenmangels vermittelt.

Und das wichtigste Symptom dieser Botschaft, dieser Mangelerscheinung, ist der Verlust der sexuellen Aktivität. Der Frau macht plötzlich Sex keine Freude mehr – ein Libidoverlust ist eingetreten.

Bei solchen Problemen kommt es fast immer auch noch zu anderen Begleitsymptomen. Im Gespräch wird der Frauenarzt daher, wenn er einen Mangel an Androgenen vermutet, die Frage körperlicher Veränderungen anschneiden. Berichtet eine Patientin vom Libidoverlust, wird der Arzt – zur Erhärtung seiner Diagnose – auch den weiblichen Körper untersuchen müssen. Frauen mit Libidoverlust leiden meist auch darunter, daß plötzlich ihr Bauchfett stark zunimmt und sich die Fettzellen schwimmreifenförmig um die Bauchregion zu verdichten beginnen.

Männliche Hormone helfen mit, die Fettzellen des Bauches zu entleeren

Viele Frauen sind durch diese akuten Veränderungen ihrer Körpersilhouette verunsichert und verwirrt. Denn erstaunlicherweise bedeuten die Massierungen des Bauchfettes nicht immer auch eine Zunahme des Körpergewichtes. Dieses kann durchaus konstant bleiben, obwohl eine Verlagerung von Fett- und Muskelgewebe in die Bauchregion unübersehbar ist. Das Fettgewebe akkumuliert vor allem im Bereich um den Nabel. Für den Frauenarzt ist dies ein äußerst verläßliches Indiz dafür, daß der Patientin männliche Hormone fehlen. Denn diese tragen in der Bauchgegend für den Abbauprozeß der Fettzellen die Hauptverantwortung. Fehlen sie, dann beginnen in diesem Areal die Fettzellen regelrecht zu wuchern.

Auf die Bauchgegend kann das männliche Hormon als Salbe aufgetragen werden

Der Zusammenhang zwischen Hormondefiziten und Fett wurde längst untersucht – er ist medizinisch nachgewiesen. In den Fettzellen werden Triglyzeride gespeichert, das sind chemische Verbindungen, die aus Glyzerin und Fettsäuren bestehen. Fettsäuren sind das menschliche Energiereservoir. Werden sie abgebaut, entstehen Kraft und Energie. Beide werden erzeugt, wenn sich der Körper bewegt, wenn er sportlich aktiv ist, aber auch dann, wenn er Stoffwechselleistungen erbringt.

Fettsäuren enthalten gewaltige Energiemengen. Diese müssen aber erst ins körpereigene Kraftwerk transportiert werden. Die Kraftwerke unserer Zellen werden Mitochondrien genannt – das sind winzige Zellbestandteile, die aus Fett Energie erzeugen. Ohne diese Mitochondrien (Kraftwerke) sind die Fettsäuren wertlos, und umgekehrt sind auch die Mitochondrien zur Untätigkeit verdammt, wenn sie nicht mit Fettsäuren versorgt werden.

Nun ist es die Aufgabe der männlichen Hormone (Androgene), die Türen zu den Fettzellen zu öffnen und so den Fluß der Fettsäuren in die Mitochondrien überhaupt erst zu ermöglichen. Fehlen die Androgene, oder werden sie defizitär, öffnen sich die Zelltüren nicht. Dann bleibt das Fett in den eigenen Fettzellen eingesperrt und es kommt zu keiner energetischen Verwertung. Die betroffene Frau erleidet einen regelrechten Energiemangel – und das bei vollen Reserven.

In ganz besonderer Weise trifft dieser ungemein pfiffige Mechanismus auf die Bauchregion zu. Fehlen männliche Hormone, dann bauen die Zellen kein Fett ab – die Fettmengen konzentrieren sich rund um den Nabel.

Das ist auch der Grund, warum ein Libidoverlust fast immer mit einer Fettzunahme im Bauchbereich verbunden ist. Bei einem Mangel an männlichen Hormonen leidet nicht nur die Sexualität, auch die Mobilisierung des Fettes in dieser weiblichen Körperregion wird unterbunden. Die Frau stellt mit Entsetzen fest, daß sie kontinuierlich um den Bauch zunimmt, daß sie – allen Abmagerungsku-

Fettsäuren sind Energiespender für unseren Körper und werden durch männliche Hormone mobilisiert

Mangelt es einer Frau an männlichen Hormonen, so kann sie Probleme mit dem Abnehmen haben

134

ren zum Trotz – an diesen Stellen auch nicht abnimmt, und daß gleichzeitig der Sex zur lästigen Angelegenheit wird.

Viele Patientinnen ziehen falsche Schlüsse: Sie glauben, daß die Libido wegen der Fettzunahme schwindet. In Wirklichkeit gehen beide Zustände auf eine gemeinsame Ursache zurück: auf das Defizit an männlichen Hormonen.

Am Rande sei vermerkt, daß eine trockene Scheide ebenfalls die Lust am Sex gehörig unterbinden kann. Ein trockenes Geschlechtsorgan schmerzt beim Geschlechtsverkehr – eine trockene Scheide kann daher ebenfalls einen Libidoverlust bewirken. Ursache dieser Veränderung sind freilich nicht die fehlenden männlichen Hormone, sondern ein Defizit an Östrogenen, also den typisch weiblichen Hormonen. Welches Hormon nun nicht mehr in ausreichender Menge vorhanden ist, kann verständlicherweise nur der Gynäkologe feststellen.

Vor Eigentherapien muß auch hier wiederum eindringlich gewarnt werden.

Die trockene Scheide ist leicht zu behandeln

Der Therapie zweiter Teil: mit Pflanzen gegen Libidoverlust

Sind Hormonmangelzustände als Ursache eines Problems geortet, kann das Defizit durch Zufuhr ausgeglichen werden. In der Medizin wird dieser Vorgang Hormonreplacement oder Hormonersatztherapie genannt. Beklagen Frauen nach Einnahme der Pille einen Libidoverlust, wird die Pille wohl auf eine gewisse Zeit abgesetzt und durch eine andere Art der Empfängnisverhütung ersetzt werden müssen. Dabei kann auch gleich die Probe aufs Exempel gemacht werden – ob es nämlich tatsächlich das durch die Pille unterdrückte männliche Hormon ist, das den Sex zur Unlust statt zur Lust werden läßt.

Sind Partnerprobleme der Grund für Libidoprobleme, so können Hormone dagegen nicht eingesetzt werden

Tritt das Libidoproblem im Klimakterium auf, läßt es sich ebenso einfach beheben, wenngleich in diesem Fall schwere emotionelle Aspekte mitbetei-

135

ligt sein können. Man kann einer Frau ohne weiteres die fehlenden männlichen Hormone zuführen, doch ist dieser Vorgang in der Gynäkologie keineswegs schon selbstverständlich. Frauen dieses Alters haben eine irrationale Angst vor Vermännlichungserscheinungen, vor Akne, Haarausfall und übermäßiger Gesichtsbehaarung. Regt der Frauenarzt aus gutem Grund einen Ersatz des defizitären Hormons an, scheitert er oft an den Ängsten der Patientinnen.

Tatsächlich sind diese Sorgen unbegründet, da es dabei ausschließlich auf die richtige Dosierung ankommt. Wird Testosteron im Übermaß zugeführt, kann es sehr wohl jene Vermännlichungsprobleme bescheren, vor denen sich Frauen zurecht fürchten. Wird allerdings nur exakt jene Dosis zugeführt, die fehlt, dann wird der physiologische Bereich eingehalten, und es kommt zu keinen unerwünschten Nebenwirkungen. Durch diese Art Defizitegalisierung wird lediglich die Natur imitiert, was normalerweise weder schädlich noch unangenehm ist. Festgestellt wird das fehlende Hormon durch eine Blutanalyse, die auch den genauen Richtwert für die Ersatztherapie vorgibt.

Die männlichen Hormone können dem weiblichen Organismus auf ganz verschiedene Weise zugeführt werden. In den USA verwenden die Ärzte einen Kristall, der schmerzfrei in das Fettgewebe der Frau implantiert wird. Auf die Dauer von sechs bis zwölf Monaten gibt er an den Körper regelmäßig jenes Quantum an männlichen Hormonen ab, das benötigt wird, um das Defizit auszugleichen. Durch regelmäßige Blutkontrollen kann die richtige Dosierung überprüft und gegebenenfalls nachjustiert werden. Englischen Publikationen kann entnommen werden, daß die Frauen in angelsächsischen Ländern über diese Art der Hormonbehandlung sehr glücklich sind. Durch sie wird nämlich nicht nur das Libidoproblem gelöst, gleichzeitig kommt es auch zur Verbesserung der Haut, der Knochensituation und sogar der Blutbil-

Bei der Androgenzufuhr kommt es in besonderer Weise auf die Dosis an

Der Androgenspiegel der Frau ist leicht zu überprüfen

dung (die auch in einem indirekten Verhältnis zu männlichen Hormonen steht).

In europäischen Ländern sind erstaunlicherweise männliche Hormone vorerst nur für die Behandlung des Mannes registriert, noch nicht aber für die Frau. In niedriger Dosierung kann allerdings der erfahrene Arzt in Eigenverantwortung auch Frauen männliche Hormone verschreiben. Er wird dabei aber berücksichtigen, daß es ausschließlich auf die exakte Dosis ankommt, die entweder Wirkungen oder Nebenwirkungen hervorruft. In Frankreich ist eine Salbe am Markt, die Androstanolon – ein männliches Hormon – enthält und die auf die Haut aufgetragen, zur Behandlung des Androgenmangels geeignet ist.

Schon bald kommt im übrigen Europa ein Pflaster in die Apotheken, das – vergleichbar dem Östrogenpflaster – Testosteron ebenfalls dem Körper über die Haut zuführt.

Für Männer in Europa sind bereits Androgentabletten zugelassen, die dreimal täglich einzunehmen sind. Die Tablettentauglichkeit männlicher Hormone für die Frau befindet sich noch in der Testphase.

Erfahrungsgemäß ist die Dosis für das weibliche Geschlecht wesentlich niedriger als die des Mannes. In klinischen Untersuchungen kann bisher festgestellt werden, daß Frauen nur jeden zweiten bis dritten Tag mit einer einzigen Tablette auskommen können und dennoch gute Behandlungserfolge zeigen.

Testosteron kann aber auch als Scheidenzäpfchen verschrieben werden. Dabei werden 20 mg siebenmal pro Woche als Suppositorium in die Scheide eingeführt, wobei das Hormon über die Vaginalhaut resorbiert wird. Nebenwirkungen werden bei richtiger Dosierung fast keine mehr beobachtet. Die Patientin muß bei dieser Therapie aber präventiv aufgeklärt werden. Zeigen sich die Folgen eines Überschusses an männlichen Hormonen

Die Zufuhr männlicher Hormone über die Haut hat wahrscheinlich eine große Zukunft

Männliche Hormone können auch als Scheidenzäpfchen zugeführt werden

137

– unreine Haut, Pickel – und kommt es außerdem zu einer verstärkten Gesichtsbehaarung, dann muß die Hormonzufuhr für einige Tage ausgesetzt werden. Nach Rücksprache mit dem Arzt sollte auch die Dosis reduziert werden. Die Folgen stellen sich prompt ein: die Akne bildet sich erfahrungsgemäß sehr schnell zurück.

Im Griechischen gibt es das Wort „Östros", was „stürmische Ausgelassenheit" bedeutet. Das weibliche Hormon schlechthin, das Östrogen, stellt den Zusammenhang dieses Stoffes zur sexuellen Freude her. Eines der weiblichen Hormone, das Östradiol, hat speziell für die Entstehung der Libido große Bedeutung. Ehe der Arzt also eine Therapie mit männlichen Hormonen verordnet, wird er zunächst eine Behandlung mit einer östrogenen Verbindung versuchen, zumal es gesichertes medizinisches Wissen ist, daß an der Libido der Frau sowohl weibliche als auch männliche Hormone beteiligt sind. Beide freilich in unterschiedlichem Ausmaß.

Der Arzt kann daher immer wieder beobachten, daß sich die in Unordnung geratene Libido nach einer ganz einfachen Östrogenzufuhr wieder normalisiert. In diesem Fall war es ein Östrogenmangel, der Desinteresse an der Sexualität bewirkt hat. Mit gutem Grund beginnen erfahrene Gynäkologen daher bei Libidoproblemen mit einer klassischen Östrogenbehandlung. Wenn dieser der Erfolg verwehrt bleibt, oder wenn die Frau schon aus anderen Motiven mit Östrogen behandelt wird, kann als nächste Therapiestufe die Androgenzufuhr begonnen werden. Denn dann ist bei Libidoverlust ein zusätzliches Wechseln auf männliche Hormone durchaus sinnvoll.

In keinem Zusammenhang damit steht das Problem der trockenen Scheide. Doch wird auch dieses Leiden mit Östrogen behandelt. Hiefür gibt es eigene Präparate, die mehrmals wöchentlich als Vaginalsuppositorien (Scheidenzäpfchen) verabreicht werden und die quälende Trockenheit effizient beseitigen. Auch der unkontrollierte Harnverlust – die Inkontinenz – wird auf diese Weise behandelt.

Viagra® – die Pille der Zeit

Niemals hätte der amerikanische Pfizer-Konzern zu träumen gewagt, daß ausgerechnet seine Potenzpille Viagra® der medikamentöse Hit des ausgehenden 20. Jahrhunderts werden und sagenhafte Aktiengewinne bescheren könnte.

Viagra® ist – wie so oft in der Medizin und der Pharmazie – ein reines Zufallsprodukt. Eigentlich wollte der Konzern ein ganz neues Präparat finden, das die Herzkranzgefäße erweitert und damit dem Herzinfarkt vorbeugt. Dieses neue Medikament sollte die klassischen Nitropräparate ersetzen, deren wichtigste Eigenschaft die spontane Erweiterung der Blutgefäße am Herzen ist. Die ersten Versuche mit Viagra® ergaben tatsächlich gefäßerweiternde Wirkungen. Bei den klinischen Beobachtungen zeigte sich dann aber zur Überraschung aller, daß weniger die Herzkranzgefäße erweitert wurden, sondern viel mehr die Gefäße des männlichen Gliedes.

Viagra® wurde schließlich zum Wundermittel gegen Potenzprobleme hochstilisiert. Die Medien auf der ganzen Welt stürzten sich auf dieses Produkt, als wäre es das Allheilmittel schlechthin. Die gewaltige Propagandalawine tat das übrige, sodaß Viagra® letztlich doch zum Medikament des Jahres 1998 avancierte; ob zurecht oder unrecht, sei vorerst noch dahingestellt.

Völlig untergegangen in der fast ans Hysterische grenzenden Viagra®-Diskussion ist die Unterschiedlichkeit in der Sexualität zwischen Mann und Frau, die sich genau an diesem Medikament hervorragend illustrieren läßt: Alle Welt sprach über Viagra® für den Mann, aber niemand interessierte sich vorerst für Viagra® auch für Frauen. Damit wurde das Vorurteil bestätigt, daß dem Mann die Erektion das

Viagra® ist ein Medikament und muß auch als solches angewandt werden

Viagra® wurde ursprünglich zur besseren Durchblutung des Herzens entwickelt

Wichtigste an der Sexualität zu sein scheint, während Störungen im sexuellen Bereich der Frau eher der Psyche, allenfalls den Hormonen zugeordnet werden. Daß auch die Frau eine Erektion haben kann, nämlich die klitorale, blieb im jüngsten Viagra®-Taumel weitgehend unbeachtet.

Das sexuelle Verlangen, die Libido, wird durch Viagra® nicht beeinflußt

Während die Medien noch über dauerhafte männliche Erektionen jubelten, machten sich die Mediziner längst schon Gedanken über Viagra® für Frauen. Schließlich sind im weiblichen Genitalbereich Venenfüllungen zu steuern und ist auch die Sensibilität von Schamlippen und Klitoris von guter Durchblutung abhängig.

Was also liegt näher, als der Frau auch jene Vorteile zukommen zu lassen, die dem Mann durch Viagra® beschert werden.

Letztlich entscheidet die venöse Durchblutung des Penis über dessen Erektionsfähigkeit. Standhaft oder nicht, das ist die Frage, die letztlich von der Qualität der lokalen Blutgefäße abhängig ist. Ausgelöst durch psychische Reize können sich die Venengeflechte im männlichen Geschlechtsorgan derart mit Blut füllen, daß die Penisgröße um ein Vielfaches wächst. Es beginnt die Erektion. Voraussetzung dafür ist freilich, daß die Gefäße überhaupt so erweitert werden können, daß sie einen vermehrten Blutstrom zulassen. Ist diese Konstellation gegeben, dann füllen sich die Venen dabei derart schnell, daß ihre Abflußkanäle blockiert werden und das Blut im männlichen Glied arretiert ist. Das Organ wird steif.

Viagra® verhindert, daß das gefäßerweiternde Stickstoffmonoxid inaktiviert wird

Die Weiterstellung dieser Blutgefäße unterliegt dem gleichen Mechanismus, mit dem auch minder durchblutete Herzkranzgefäße so erweitert werden, daß das Herz mit mehr Blut versorgt wird. Verantwortlich hiefür ist das Stickstoffmonoxid (NO) – ein Gas, das seit Jahrzehnten in der Kardiologie eingesetzt wird. Kurioserweise soll nun das gleiche Medikament den Orgasmus verbessern.

Dieses Ziel kann nur durch eine ganze Kaskade chemischer Reaktionen erreicht werden, deren Ausgangsstoffe Nitropräparate sind. Diese geben in den verschiedenen Blutgefäßen NO ab, das – gasförmig – durch allerlei chemische Zwischenstufen eine Erweiterung der Blutgefäße bewirkt. Das Gas wird freilich dabei relativ rasch wirkungslos. Zurecht, denn wäre es anders, würde das Blut in den peripheren Gefäßen, vor allem in den Venen versacken. Die Verflüchtigung des NO ist ein sehr komplexer Prozeß, in den Viagra® zielgerichtet eingreift. Es verhindert, daß im männlichen Glied das NO zu rasch abgebaut wird und es diesem für einige Zeit erhalten bleibt. Das wiederum bewirkt die massive Blutfüllung dieses Geschlechtsteiles.

Bei der Frau erweitert Viagra® die Blutgefäße der Scheide, der Schamlippen und der Klitoris

Auch bei der Frau sind die äußeren Geschlechtsteile von zahlreichen Venen durchzogen, wenn auch nicht in gleichem Maß wie beim Mann. Aber auch bei der Frau füllen sich diese Venen unterschiedlich, je nach Erregungszustand. Dadurch steigern sie die Sensibilität. Die äußeren Schamlippen, die Klitoris und die Scheide verfügen über zahlreiche Blutgefäße, die beim Orgasmus mit großen Blutmengen versorgt werden.

Der Wirkungsmechanismus im Geschlechtsbereich der Frau ist ähnlich jenem des Mannes. Freilich ist die medizinische Situation bei der Frau wesentlich diffiziler.

Viagra® hat bei der Frau möglicherweise noch andere, vom Orgasmus unabhängige Effekte

Um nun das Geheimnis von Viagra® zu entschlüsseln, soll zunächst dessen Wirkung am Mann genauer dargestellt werden. In einem Buch für die Frau ist das zulässig, zumal auch das weibliche Geschlecht über die jüngsten Erkenntnisse der Sexualpharmakologie Bescheid wissen sollte. Viagra® ist schließlich ein vom pharmakologischen Wirkungsmechanismus hochinteressantes Medikament.

Viagra® für den Mann

Es ist nicht ganz einfach, eine Erektionsstörung überhaupt genau zu definieren. Urologen haben sich schließlich darauf geeinigt, daß ein Mann, der während der vergangenen sechs Monate keine Erektion zustandebrachte, die ihm ein befriedigendes Sexualleben garantieren würde, als impotent bezeichnet werden kann. Die Mediziner nennen das eine „erektile Dysfunktion" – die Schwierigkeit, das männliche Glied so mit Blut zu füllen, daß es ausreichend steif wird. Schätzungsweise leiden – unabhängig vom Alter – etwa 10–15% aller Männer an dieser Störung. Mit zunehmendem Alter nimmt auch das Problem zu: Bei Männern zwischen 40 und 70 weisen 17% eine leichte, 25% eine mittlere und 10% eine vollständige Erektionsschwäche auf.

Beim Internationalen Urologenkongreß 1998 wurde in San Diego (USA) die Potenzpille Viagra® vorgestellt. Epidemiologisch zeigte sich dabei ein recht interessantes Detail: Das Durchschnittsalter jener Patienten mit einschlägigen Problemen liegt bei 54 Jahren – in einer Lebensphase also, in der man solche Störungen nicht vermuten würde. Da die ärztliche Konsultation durchschnittlich erst zwei Jahre nach Auftreten der ersten Potenzschwierigkeiten in Anspruch genommen wird, muß es im Alter knapp nach 50 bei vielen Männern zu Erektionsproblemen kommen. Diese Patienten klagen meist über eine nur sehr kurz andauernde Erektion von 1,5 Minuten Dauer. In der Hälfte aller Fälle ist innerhalb dieser kurzen Zeit keine Penetration der Scheide und somit auch kein Geschlechtsverkehr möglich.

Bemerkenswert für die Urologen: Das Problem erstreckt sich hauptsächlich auf die Erektion, nicht aber auf Libido und Geschlechtstrieb. Bei immerhin 93% jener Männer, die wegen Erektionsschwäche den Urologen frequentieren, war die Libido vorhanden und bei 86% auch die Orgasmusfähigkeit intakt.

Die Erektionsschwäche wird zu einem Problem der älter werdenden Männer

Viagra® verbessert und verlängert die Erektion

Das beweist, daß die Schwäche in der Mehrzahl aller Fälle rein organisch und somit ein typisches Durchblutungsproblem des männlichen Gliedes ist, das den weiteren Sexualakt lahmlegt. Das führt beim Mann zu einem nicht unbeträchtlichen psychologischen Dilemma: Sein geschlechtliches Wollen verlangt den Sexualakt, aber die Sexualwerkzeuge sind außerstande, diesen auszuführen. Eine funktionelle Schere zwischen Wollen und Können tut sich auf – die emotionelle Belastung ist enorm. Die Spirale dreht sich dann auch prompt weiter. Unter diesem Leistungsdruck versagen die noch vorhandenen Erektionspotentiale fast völlig – der Mann fühlt sich als Impotenter in die Rolle der Minderwertigkeit gedrängt.

Um wirken zu können, benötigt Viagra® jedoch die erotische Stimulation

Auch hier also ein Unterschied zur Frau. Bei ihr steht nicht die Impotenz, sondern meist der Libidoverlust im Vordergrund ihrer Sexualprobleme. Im Unterschied zum Mann leidet die Frau also nicht an der technischen Unmöglichkeit, überhaupt verkehren zu können, sondern am Unlustgefühl, verkehren zu wollen. Der Frau fehlt die Libido, dem Mann dagegen die Erektion.

Die Versteifung des männlichen Gliedes ist ein komplizierter physiologischer Prozeß, der naturgemäß sehr störanfällig ist. Auf der Oberseite der Harnröhre liegen zwei schwammige, längliche Gebilde, die ihren Größen- und Volumszustand um ein Vielfaches erhöhen können. Im erschlafften Zustand sind diese beiden bleistiftähnlichen Gebilde an der Gliedoberfläche absolut unscheinbar. Niemand würde vermuten, daß diese sogenannten Schwellkörper von einem gigantischen Gefäßlabyrinth durchzogen sind.

Durch die gefäßerweiternde Wirkung von Viagra® kommt es zur Erektion des männlichen Gliedes

Das Beispiel von Gebirgsbächen wäre passend: Im Sommer ausgetrocknet und unscheinbar; nach der Schneeschmelze im Frühling aber reißende Ströme mit gewaltiger Energie. Ähnlich das männliche Glied. Im schlaffen Zustand sind die zahlreichen Blutgefäße kollabiert – ausgetrocknet; bei er-

143

regender Stimulation dagegen schwellen sie
schlagartig an und Blut ergießt sich bis in die hin-
terste Ecke jedes Gefäßes.

Die Schleusen des Blutflusses im Penis öffnet
das Gehirn. Visuelle Reize, sexuelle Vorstellungen,
Bilder und Anblicke, auch Berührungen lösen im
Hirn einen Impuls aus, der im Penis die Freisetzung von reichlich NO bewirkt. Dieses Gas weitet
die Gefäße, forciert die Durchblutung und verändert Größe und Anatomie des Gliedes völlig. Insbesonders schießt das Gas in die bleistiftartigen
Schwellkörper an der Gliedoberseite ein. Die Blutgefäße werden schlagartig geweitet. Der Blutdruck
im venösen Penissystem explodiert von 10 auf
80 mm Quecksilbersäule – was immerhin einer
Steigerung um 800% entspricht. Die Blutgefäße
nehmen massiv an Größe zu und erweitern ihren
Durchmesser um ein Vielfaches.

Dahinter steckt freilich kein primitiver Durch-
flußmechanismus, sondern ein gut durchdach-
tes, technologisch ausgereiftes Schleusensystem.
Die eruptive Blutfüllung hat nämlich auch einen er-
ektionsunterstützenden Effekt: Die schmalen Öffnungen, über die normalerweise das venöse Blut
aus dem Penis zurück in größere Venen abfließt,
werden durch die spontan ausgedehnten Blutgefäße förmlich zugepreßt. Es kommt zum Verschluß
der Abströmöffnungen – das Blut sammelt sich im
steif gewordenen männlichen Glied. Die Erektion
ist demnach ein Durchblutungsphänomen, gesteuert vom Hirn und ausgeführt von einem Gas.

Dasselbe NO sorgt für die Durchblutung der
Herzkranzgefäße. In der Medizin wird es seit
langem eingesetzt. Bei Herzbeklemmungen verschreibt der Arzt Nitropräparate, die spontan NO
freisetzen und die Durchblutungssituation des Herzens akut verbessern. Herzpatienten tragen daher
immer einen Nitrospray mit sich, der – aufgetragen
auf die Schleimhäute des Mundes – abrupt die
Herzkranzgefäße weitet, die Beklemmungszu-

stände verschwinden läßt und die Herzleistung erhöht.

Zwei Organe, aber dasselbe Prinzip: Penis und Herz – beide gesteuert durch das Gas NO.

Erektionsstörungen nehmen epidemische Ausmaße an, die durch die zunehmende Lebenserwartung eine neue Dimension erhalten. 10–30% der Betroffenen nennen als Grund für diese Störung psychische Ursachen – Depressionen, Angst vor Versagen, Beziehungsprobleme. Die Erektionsunfähigkeit ist zum Problem einer sehr hektischen Zeit geworden.

Die Elastizität der Blutgefäße geht im Alter verloren

In der Mehrzahl aller untersuchten Fälle liegt aber ein organischer Grund vor, meist eine neurologische, hormonelle und/oder gefäßbedingte Erkrankung. Die wahrscheinlich wichtigste aller Ursachen steht in direktem Zusammenhang mit dem Altern der Gefäße. Wobei sich psychologische und organische Gründe auch überlagern können. Gefäßschäden dominieren dann meist den Störungsverlauf.

Im Alter werden elastische Fasern, die ihre Beweglichkeit eingebüßt haben, durch Bindegewebsstränge ersetzt. Beispiel: die Gesichtshaut. Sie wird mit zunehmenden Jahren immer faltiger, sie hat ihre Elastizität verloren. Dieser Prozeß ist auch in der Hauptschlagader festzustellen, ebenso in den peripheren Arterien und Venen; also auch in denen des männlichen Gliedes.

Die Elastizität von Blutgefäßen hat zentrale Bedeutung. Denn sie regelt die Adaptierung des Systems an die gerade herrschenden Verhältnisse. So etwa muß der Blutfluß zwischen zwei Herzschlägen geregelt, die Streßsituation beherrscht und der Gefäßmuskel permanent regeneriert werden.

Mit der nachlassenden Elastizität der Blutgefäße sinkt im Alter auch die Fähigkeit zur Erektion

In der Altersforschung – die richtigerweise Juvenilforschung heißen muß, denn durch sie werden die Erkenntnisse der Jugend auf das Alter transferiert – hat die Erhaltung der Blutgefäßelastizität großen Stellenwert. Die Molekularbiologie erforscht bereits Substanzen, die sich der elastischen Fasern unseres Körpers schützend annehmen. In diesem Zusammenhang ist der sogenannte Transforming Growth Factor (TGF) Beta bedeutend, der diese protektive Wirkung auslöst. Dieser TGF Beta kommt nachweisbar in besonders hoher Konzentration in der Milch von Eselinnen vor – ein Umstand, der schon in der Antike dazu führte, daß deren Milch zur Hautregeneration verwendet wurde.

Ein weiterer Alterungsprozeß, der die Blutgefäße belastet, die Durchblutung und somit die Erektionsfähigkeit des männlichen Gliedes beeinträchtigt, hat mit der Innenauskleidung der Gefäße zu tun, dem sogenannten Endothel. Das Endothel kann mit hauchdünnen Pflastersteinen verglichen werden, die das Gefäßinnere wie Kacheln auskleiden. Diese Wandauskleidung dichtet die Blutgefäße ab. Sie setzt aber im Bedarfsfall zur Durchblutungsregelung auch NO frei. Im Alter werden diese Auskleidungen defekt. Teilweise lösen sie sich von den Gefäßwänden, zum Teil werden sie auch Opfer der Verkalkung (Arteriosklerose). Dadurch verlieren sie ihre Kapazität, NO in ausreichender Menge freizusetzen. Das Durchblutungssystem wird dadurch empfindlich gestört.

Auch im männlichen Glied führen diese Gefäßveränderungen zu Konsequenzen. Sie verhindern nämlich die Freisetzung des Erektionsgases NO – es kommt zur erektilen Dysfunktion. Jahrzehntelang hat die medizinische Forschung versucht, die NO-Wirkung auf das männliche Glied zu simulieren. Verwendet wurde dabei Nitroglyzerin, denn dieses hat seine gefäßerweiternde Wirkung schon am Herzen unter Beweis gestellt. Tatsächlich setzt das Nitroglyzerin auch am Penis NO frei und viele Männer beobachten eine verbesserte Durchblutung des Gliedes.

Allerdings ist der Streuverlust enorm. Schleimhautgewebe des Körpers haben eine resorbierende

Die Wirkung von Viagra® ist der des Nitroglyzerins ähnlich, mitunter können deshalb auch Kopfschmerzen entstehen

Viagra® wirkt über mehrere Stunden

Wirkung. Sie saugen das Nitro auf und verteilen es im ganzen Körper. Die Nitropräparate wirken plötzlich nicht mehr nur am Ort des Geschehens, nämlich am Penis, sondern bald im gesamten männlichen Organismus. Als höchst unangenehme Nebenwirkungen stellen sich Blutdruckabfall, manchmal sogar Ohnmacht ein.

Ähnliche Symptome wurden auch schon bei Frauen beobachtet, denen gefäßerweiternde Medikamente verabreicht wurden. Die weibliche Schleimhaut ist ein hervorragendes Aufnahmeorgan. Bei Einnahme von Nitropräparaten sind bei Frauen schwere Kreislaufprobleme gefürchtete Nebenwirkungen.

In Wirklichkeit haben sich Nitropräparate zur Behandlung von Erektionsstörungen nicht wirklich durchgesetzt. Der Pfizer-Konzern setzte an dieser Stelle an – und fand, eher zufällig, Viagra®.

Dieses Medikament greift an völlig anderen Stellen in die Bereitstellung des NO ein. Viagra® blockiert – vereinfacht dargestellt – den Rückfall in einen Normalzustand. Es wird also das Nachlassen der NO-Wirkung blockiert, der Gaseffekt wird über die Steuerungen im Gehirn prolongiert. Auch wenn beim älteren Mann weniger NO erzeugt wird, wird sein Glied dennoch mit einer für die Versteifung notwendigen Menge versorgt, weil deren Abbau behindert, die Gaswirkung also verlängert wird.

Viagra® sollte etwa eine Stunde vor dem Geschlechtsverkehr auf nüchternen Magen eingenommen werden. Nach zwölf bis 25 Minuten beginnt die Wirkung, die sich aber nur nach einschlägigen Befehlen des Gehirns einstellt. Viagra® ist kein Mittel, das quasi auf Knopfdruck eine Erektion bewirkt; es benötigt sehr wohl jene Signale, die auch bei gesunden jungen Menschen zur Versteifung des Gliedes führen. Ohne dieses sexuelle Stimulans funktioniert Viagra® nicht. Werden jedoch die Signale übermittelt, die auch in früheren

Erektionsschwäche kann große psychische Probleme erzeugen, deshalb ist die Anwendung von Viagra® sinnvoll

Die Wirkung von Viagra® stellt sich bereits nach zwanzig Minuten ein

147

Zeiten schon zu einer Erektion führten, dann potenziert Viagra® die Versteifung des Gliedes und der Verkehr kann wie in jungen Jahren ablaufen.

Viagra® wird üblicherweise in einer Dosis von 50 mg verschrieben. Je nach Bedarf kann diese dann auf 100 mg erhöht oder auf 25 mg halbiert werden. Dosen von mehr als 100 mg sind sinnlos, da dabei nur Nebenwirkungen auftreten, der angepeilte Erfolg aber auch nicht mehr beeinflußt werden kann.

Entwicklungsgeschichtlich ist NO ein sehr altes Gas, das in der Evolution jede Menge an Aufgaben übernommen hat. Es ist nicht nur für die Erektion des Gliedes verantwortlich, sondern auch für die Steuerung der Sehkraft, für das Gedächtnis, für die Regulierung des Blutdruckes und für die Peristaltik im Darm. Beispielsweise kommt im Auge ein Abbauenzym vor, das die NO-Nebenwirkungen auflöst.

So kommt es, daß auch bei Viagra® dosisabhängige Nebenwirkungen auftreten, weil NO in diese zahlreichen Mechanismen involviert ist. Viagra® wirkt zwar zehnmal stärker auf jenes Enzym, das nur im Penis vorhanden ist, allerdings kann es ab einer gewissen Konzentration auch die verwandten Enzyme im Auge beeinflussen. Daher kommt es gelegentlich zu Nebenwirkungen im Auge. So etwa können Veränderungen bei der Wahrnehmung der Farben blau und grün oder eine erhöhte Lichtempfindlichkeit eintreten, die bis zu zwei Stunden nach Einnahme von Viagra® andauern können. Diese Sehstörungen, die durch die gemeinsame Involvierung von NO in verschiedene Organe entstehen, sind abhängig von der Konzentration. Bei einer Dosis von 25 mg treten Störungen bei 1% der getesteten Personen auf; bei 50 mg bei 4%, und bei 100 mg bei 10%.

Weitere Nebenwirkungen, die mit steigender Dosis zunehmen: Kopfschmerzen, dosisabhängig zwischen 8 und 26% der Fälle; Erröten der Gesichts-

Eine Dosiserhöhung von Viagra® verstärkt nicht unbedingt seine Wirkung

Die häufigsten Nebenwirkungen von Viagra® sind Kopfschmerzen

haut bei 13–28%; Magenbeschwerden in 1–10% und Schwellungen der Nasenschleimhäute in bis zu 4% der Fälle. Die Wirkungstheorie bestätigt sich durch die Existenz von NO im Kopf, in der Gesichtshaut und im Verdauungstrakt.

Recht problematisch ist die Viagra®-Wirkung auf Herzpatienten. In zahlreichen Herzmitteln sind Nitropräparate enthalten – Viagra® würde also die Wirkung von Nitroglyzerin potenzieren. Die Nebenwirkungen ergeben sich fast zwangsläufig, haben Viagra® und Herzpräparate doch einen ähnlichen biochemischen Mechanismus – beide weiten die Gefäße. Viagra® darf daher auf gar keinen Fall mit Herzmedikamenten eingenommen werden, da lebensgefährliche Blutdruckabfälle und Herzrasen die Folgen sein können. Es kommt zu einer regelrechten NO-Vergiftung des Organismus, da mit den Nitropräparaten dieses Gas forciert und mit Viagra® dann auch noch verstärkt wird. In Extremfällen führte die so entstandene Überdosis an NO sogar zum Tod.

Herzkranke Patienten sollen Viagra® meiden

Freilich soll das Übel gar nicht heraufbeschworen werden, zumal es sehr stark relativiert werden muß. Bisher sind weltweit rund 1,5 Millionen Viagra®-Rezepte ausgestellt worden. Jene vier Todesfälle, die erstmals bei Viagra®-Konsum festgestellt wurden, erregten verständlicherweise starkes Echo in den Medien. Tatsächlich liegt die Todesfallrate unter jener, die in einer vergleichbaren Periode in einer Population derselben Größe üblicherweise beobachtet wird.

Der größte Markt für Viagra® scheint sich in Asien zu entwickeln

Es ist also bemerkenswert, daß Viagra® keine signifikanten Zuwächse in den Sterberaten verursacht, daß also die statistischen Sterbekennzahlen eher sinken. Möglicherweise ist das eine erfreuliche Nebenwirkung von NO, kommt es durch dieses Gas doch generell zu einer besseren Durchblutung der Organe und dadurch zu einer besseren Sauerstoffzufuhr. Es ist daher durchaus denkbar, daß Viagra® auch präventiven und protektiven Charakter haben kann.

Die Effizienz dieses Medikaments ist extrem. Selbst bei schwerer Dysfunktion führt Viagra® in 50–70% der Fälle zur Erektion.

Viagra® hat mittlerweile weltweite Berühmtheit erlangt – die Medien machten durch ihre Berichterstattung das Medikament innerhalb kürzester Zeit überall bekannt. So wurde Viagra® wohl zum bekanntesten Mittel gegen Potenzstörungen. Das prominenteste, aber nicht das erste: Schon vor mehr als zwei Jahrzehnten kam ein Prostaglandin-ähnlicher Stoff auf den Markt, der – im Gegensatz zu Viagra®, das oral eingenommen wird – in den Penis injiziert werden mußte. Bei dieser Schwell-körper-Autoinjektionstherapie wurde das Prostaglandin mit einer sehr feinen Nadel direkt in den Penis gespritzt. Innerhalb von 5–15 Minuten kam es zur Erektion.

Auch Prostaglandin-Injektionen können die Erektion des männlichen Gliedes verbessern

Männer, die das Prostaglandinmittel Kaverject® verwendeten, wurden damals über längere Zeit hinweg untersucht. Die erstaunlichen Ergebnisse: Die Sexualität konnte verbessert werden, das Selbstwertgefühl des Patienten und sein Wohlbefinden wurden gesteigert und die Partnerschaft funktionierte wieder. Die Lebensqualität wurde beträchtlich erhöht. Mehr als 90% der langfristigen Anwender waren mit dieser Potenzmethode zufrieden, weil durch sie der Leistungsdruck eliminiert werden konnte. Zu Beginn des erotischen Spiels mußte nicht mehr davor gezittert werden, ob dieses auch seinen Höhepunkt finden könne.

Der Nachteil dieser Methode: Durch die Injektion kam es gelegentlich zu Hämatomen (Blutergüssen), mitunter auch zum unangenehmen Priapismus (schmerzhafte Peniserektion ohne gleichzeitige Sexualerregung). Ein Teil der Patienten verzichtete innerhalb von vier Jahren auf die Kaverject®-Therapie. Begründung: Ihnen käme das Sexualleben zu künstlich – zu wenig natürlich – vor.

Das Sexualleben hängt allerdings nicht nur von der Erektion ab

150

Möglicherweise wird dieser Aspekt irgendwann einmal auch bei Viagra® eine Rolle spielen. Eine unvermeidbare Tatsache dieses Prostaglandin-präparates war gleichzeitig auch sein größter Nachteil: Die Erektion endete nicht mit der Ejakulation, sondern erst nach der Absorption – dem vollständigen Abbau – des eingespritzten Medikamentes.

Die Injektionstherapie ist daher gescheitert. Seit kurzem existiert dieses Prostaglandin auch in Tablettenform. Vertrieben wird das Medikament unter dem Namen Muse®. Freilich ist die Anwendung dieses Mittels auch nicht ganz friktionsfrei möglich. Denn zunächst muß es mit einem eigenen Applikator in die Harnröhre eingeführt werden. Dadurch gelangt der Wirkstoff zunächst in den Schwellkörper, von wo aus es sich lokal ausbreitet („diffundiert"). Und ganz so zuverlässig ist dieses Medikament auch nicht, denn die Wirksamkeit bei dieser Anwendungsform beträgt nur 43%; sie liegt daher weit unter jener von Kaverject®. Dafür treten durch Muse® ausgelöste Erektionen nicht automatisch auf, sondern bedürfen einer zusätzlichen manuellen Stimulation des Gliedes. Muse® ist in den USA seit einem Jahr auf dem Markt – in einigen Ländern Europas wird es demnächst in den Markt eingeführt.

Der menschliche Geist war erfinderisch, um die Erektion zu verbessern: Prostaglandine gibt es bereits in Tablettenform

Das älteste, auch noch heute verwendete Mittel gegen Erektionsstörungen ist die Vakuum-Erektionshilfe – eine auf mechanischen Prinzipien beruhende Apparatur. Sie wurde schon 1917 patentiert und mittlerweile in Form und Funktion der modernen Zeit angepaßt. Bei dieser Methode wird ein Kunststoffzylinder luftdicht über das Glied gestülpt und mit einer Pumpe ein Unterdruck hergestellt. Der Penis füllt sich dadurch passiv mit Blut (Saugeffekt). Nach Eintreten einer ausreichenden Steifigkeit wird ein Gummiring an der Peniswurzel angelegt und der Blutabfluß dadurch behindert. Diese Blockade darf aber nicht länger als 30 Minuten dauern – darüber hinausgehende Stauzeiten

Die älteste Hilfe bei Erektionsstörungen ist die Vakuumpumpe

können von der Partnerin als störend empfunden werden. Die fehlende Zirkulation kühlt nämlich die Oberflächentemperatur des Gliedes um 1–2 Grad ab, und die weibliche Scheide reagiert auf diesen Kälteeinbruch mitunter verstört. Technisch läßt diese erzwungene Erektion auch einiges zu wünschen übrig: Das Glied wird nicht richtig steif, wissenschaftlichen Untersuchungen zufolge hängt es eher mehr als es steht. Allerdings erreicht es eine gewisse Festigkeit, die zumeist für eine Penetration in die weibliche Scheide ausreichend ist. Sehr oft verhindert der Ring auch die Ejakulation.

Dennoch liegen über die Vakuum-Erektionshilfe, von der es mittlerweile zahlreiche Modelle gibt, gute Erfahrungsberichte vor.

Viagra® für Frauen

Schon 1998 wurde die Viagra®-Wirkung auch beim weiblichen Geschlecht getestet – 1999 werden die ersten Ergebnisse zur Verfügung stehen. Aber schon jetzt kann gesagt werden, daß Viagra® auch positive Wirkungen bei der Frau zeigt, wenngleich nicht im gleichen Ausmaß wie beim Mann; sind doch bei der Frau auch die Schamlippen, die Klitoris und die Scheide mit einem Venengeflecht durchzogen, das ebenfalls den Zentralbefehlen des Gehirns gehorcht, die wiederum eine vermehrte Durchdringung dieser Organe mit Blut bewirken können. Dies erhöht die Sensibilität der weiblichen Geschlechtsorgane. Es wäre daher vorstellbar, daß Viagra® diese Empfindsamkeit erhöht, und dadurch die Orgasmusfähigkeit der Frau steigt.

Die organischen Zusammenhänge sind etwas anders als beim Mann. Viagra® beeinflußt die Venenfüllung. Venen spielen im kleinen Becken der Frau eine größere Rolle als beim Mann. Sie konzentrieren sich nicht nur auf die Geschlechtsorgane. Sie beeinflussen die Festigkeit des Blasenbodens, die Fixierung aller inneren Geschlechtsorgane und auch die Funktion der Blase. Das Halten

Das Venensystem, welches durch Viagra® beeinflußt wird, erfüllt im Genitalbereich der Frau zahlreiche, von der Sexualität unabhängige Aufgaben

des Harnes wird zusätzlich von Venenpolstern bewirkt, ebenso die Entleerung des Urins. Diese Venenpolster liegen rund um die Harnblase und um die Harnröhre. Das Blasensystem funktioniert solange gut, solange das Venensystem funktioniert. Wird bei Blasenproblemen das Venensystem funktionstüchtiger gemacht, können auch die Leiden verringert werden.

Ähnliches trifft auf den Beckenboden zu – jene Stützplatte, auf der die Eingeweide und das innere Genitale der Frau ruht. Auch diese Platte ist von zahlreichen Venen durchzogen, die Festigkeit und Konsistenz garantieren, zumindest aber stark mitbeeinflussen. Viele Anzeichen deuten darauf hin, daß Viagra® dieses Venengeflecht optimiert und dessen Effizienz erhöht.

Möglicherweise kann durch Viagra® auch die Durchblutung des Beckenbodens verbessert werden

Stickstoffmonoxid ist ein Gas, das überall im Körper Wirkungen entfaltet; es übt daher auch starken Einfluß auf die Entwicklung des Embryos aus. Für den erwachsenen Menschen wichtige Steuerungsmoleküle spielen bei der Organogenese (Ausbildung der Organe) auch in der Embryonalzeit eine große Rolle. Tatsächlich konnte mittlerweile im Tierversuch nachgewiesen werden, daß die Anwendung von Viagra® während der Schwangerschaft zum Erblinden der Jungtiere führte.

Dies ist ein sicherer Hinweis darauf, daß Viagra® während einer Schwangerschaft auf gar keinen Fall verwendet werden darf.

Forschungen auf dem Gebiet des Stickstoffmonoxids wurden 1998 mit dem Nobelpreis honoriert

Weiterentwicklungen

Viagra® ist das vorerst modernste Mittel im Kampf der Medizin, älteren Männern zu Erektionen zu verhelfen. Viagra® ist freilich noch nicht der Weisheit letzter Schluß – an Produktverbesserungen wird bereits experimentiert. In den USA wurde bereits für ein weiteres Medikament – Vasomex® – die Zulassung beantragt. Vasomex® blockiert die sogenannten Alpha-Rezeptoren, wodurch eine Entspannung der glatten Muskulatur im Schwellkörper

Vasomex® ist eine Weiterentwicklung von Viagra®

153

herbeigeführt wird. Bisherige Untersuchungen ergaben, daß Vasomex® bei 33% der Patienten wirkt. Derzeit werden Überlegungen angestellt, Viagra® und Vasomex® zu kombinieren.

Erotik und Sexualität sind mehr als koitale Akrobatik

Viagra® hat auch einen edukatorischen Effekt. Dieses Medikament weist vor allem die Wissenschaft darauf hin, daß Libido und Erektion zwei völlig unterschiedliche Phänomene sind. Viagra® wirkt nur auf die Werkzeuge der Sexualität ein, nämlich auf das männliche Glied und Teile des weiblichen Genitales; es bedarf aber auch des Kopfes, der das Signal zur Erektion geben muß. Was einmal mehr beweist, daß menschliche Sexualität eben mehr ist als reine kopulative Mechanik.

Dr. Helmut Zilk, einst erfolgreicher Bürgermeister von Wien, äußerte sich vor Jahren einmal zum Thema. Und er gab damals die Weisheit von sich, daß Sexualität ein hohes Maß an Phantasie und Zuneigung voraussetze, also intellektuelle und mentale Erfordernisse habe.

Die Botschaft von Viagra® ist unmißverständlich: Die menschliche Kopulation hat nicht nur mechanische, sondern auch geistige Komponenten. Das eine funktioniert nicht ohne das andere.

Wie redlich ist eigentlich die Verwendung von Viagra®?

Zunächst ist jeder Prophylaxe der Vorrang einzuräumen, die den Mann im mittleren Alter vor sexuellen Schwierigkeiten schützt. Es sollte unter allen Umständen verhindert werden, daß es aufgrund anatomischer oder physiologischer Widrigkeiten zu Störungen der Erektion des männlichen Gliedes überhaupt kommt. Dazu wäre erforderlich, eine normale Durchblutung des männliches Körpers aufrechtzuerhalten bzw. mit allen möglichen Mitteln zu erreichen. Sportliche Aktivitäten, mit Maß und Ziel (und keinesfalls exzessiv) praktiziert, setzen in den Blutgefäßen das belebende Gas NO frei. Dieses hat einen ähnlichen Effekt wie Viagra® oder irgendwelche Nitropräparate. Wer Fettleibig-

Reduktion der Fettleibigkeit und sportliche Aktivität können ebenfalls die Erektionsfähigkeit verbessern

keit vermeidet und bestrebt ist, das Körpergewicht in der Norm zu halten, braucht ebenfalls kein potenzsteigerndes Medikament. Das richtige Gewicht ist ein natürlicher Weg, die Libido zu gewährleisten. Fettgewebe wandelt nämlich auch beim Mann das männliche Hormon Testosteron in das weibliche Hormon Östradiol um. Durch Fett sinkt der Spiegel der Androgene (der männlichen Hormone) und damit die Erektionsfähigkeit und letztlich auch die Libido.

Beim Geschlechtsverkehr werden im Gehirn Neurotransmitter freigesetzt

Haben freilich alle diese präventiven Ratschläge versagt oder kommen sie zu spät, dann ist es intellektuell nicht unredlich, Viagra® zu empfehlen. Wenn alle anderen Möglichkeiten nicht mehr zum gewünschten Erfolg führen, kann das neue Modemedikament Viagra® über ärztliche Indikation genommen werden. In aller Redlichkeit.

Die Sexualität in all ihren Facetten wird wissenschaftlich seit Jahrzehnten untersucht. Bisher ist es allerdings noch nicht gelungen, die freiwerdenden seelischen Kräfte beim Geschlechtsverkehr im Detail zu analysieren. Vieles deutet darauf hin, daß das kleine Gas NO während einer geschlechtlichen Vereinigung bei Frau und Mann seelische und geistige Veränderungen bewirkt, die das Zusammenleben und die Solidarität der Partner unterstützen.

Dieses Gas NO ist nicht nur ein wichtiger Neurotransmitter in den Blutgefäßen, sondern auch entscheidend an der Stabilisierung des Gedächtnisses beteiligt. In der medizinischen Fachsprache wird die NO-Funktion im Gehirn als „retrograder Messenger" bezeichnet – das ist jener Botenstoff, der für die Etablierung solcher Assoziationsbrücken verantwortlich ist, die auf die Prägeleistung des Gedächtnisses einwirken.

Der Koitus und der Orgasmus haben einen biochemisch beweisbaren interpersonalen Charakter

Alles in allem ist es doch erstaunlich, daß ein unscheinbares Gas auf die Geschlechtsorgane, die Blutgefäße, den Darm und das Gehirn derartig gewichtigen Einfluß nimmt. Es ist anzunehmen, daß das Gas NO während des Geschlechtsverkehrs vermehrt freigesetzt und die dabei erzielten Gefühle der Lust und der Befriedigung als positiver Erfahrungswert im Gedächtnis abgespeichert werden.

Wissenschaftlich weit besser abgesichert ist ein anderer Zusammenhang zwischen Sexualität und Seele. Im weiblichen Organismus (und möglicherweise auch im männlichen) wird nämlich beim Geschlechtsverkehr das sogenannte Oxytocin freigesetzt. Dieses Oxytocin ist aus chemischer Sicht ein kurzkettiges Hormon, das man aus anderen biologischen Prozessen kennt. Mit diesem Hormon ist die Kontraktion der Gebärmutter, also die Wehentätigkeit des Geburtsvorganges, sowie die Entleerung der weiblichen Brustdrüse, also das Stillen, verbunden.

Vergleichbar dem NO hat das aus der Hirnanhangdrüse stammende Hormon Oxytocin nicht nur die genannten Aufgaben im Geschlechts- und Brustbereich zu übernehmen, es ist auch noch für neuronale Vernetzungen – somit für mentale Leistungen – verantwortlich. Oxytocin löst im Gehirn die Freisetzung von Wachstumsfaktoren aus, die Nervenenden verbinden und Assoziationen herstellen können. Wahrscheinlich wird durch diese Wirkungskette die interpersonale Beziehung der Menschen geregelt. Mit hoher Wahrscheinlichkeit wird die Mutter-Kind-Bindung durch das Oxytocin entscheidend beeinflußt. Dieses Hormon wird während der Geburt, danach und sogar bei Frauen, die nicht stillen und die auch nie Wehen hatten, gebildet. Tatsächlich ist dieses Hormon ein biochemisches Meisterwerk, das in einem wundersam-geheimnisvollen Zusammenhang die Beziehung von Menschen untereinander – jedenfalls aber von Mutter und Kind – regelt.

Es ist Wiener Forschern erst kürzlich gelungen, dieses Hormon der Hirnanhangdrüse auch beim Geschlechtsverkehr – speziell beim Orgasmus – nachzuweisen. Womit diesem Stoff doch eine ungewöhnlich breite Aufgabenstellung zukommt: Beziehungsregelung zwischen Erwachsenen untereinander sowie zwischen Mutter und Kind, Bildung von Assoziationsbrücken im Gehirn, Aufbau von Nervengeflechten und Einwirkung auf den Geschlechtsakt.

Aus alledem sollte eine Botschaft an alle Menschen – an die Jugend, an Mann und Frau im reifen und im fortgeschrittenen Alter – herausgelesen werden: Der Schöpfungsplan der Natur ist so ausgelegt, daß während des Koitus und im Orgasmus aus dem Gehirn Stoffe kommen, die für Sympathie, Solidarität und Zuneigung von Menschen sorgen. Plakativer kann dieses Spektrum an Auswirkungen als Liebe umschrieben werden.

Und Liebe ist denn doch ein ganz besonderes Wort, denn es bedeutet im weitesten Sinn wohl auch Verantwortung. Der Mensch sollte daher mit seinen interpersonalen Hormonen und allen Ereignissen, die deren Freisetzung fördern, mit größter Vorsicht umgehen. Das soll nun kein banaler Hinweis auf die möglichen Gefahren sein, die sich beim Verkehr mit oft wechselnden Partnern ergeben; wohl aber ist auch aus frauenmedizinischer Sicht zumindest am Ende dieses Themas auf die Verantwortung hinzuweisen, die mit „Liebe" verbunden ist.

Während des Orgasmus werden vom Gehirn Stoffe ausgesandt, die die Zuneigung der Beteiligten fördern

WATCHLIST – LIBIDOVERLUST

• Ursachen

Die meisten Ursachen von Libidoproblemen liegen im zwischenmenschlichen Bereich. Oft sind es Partnerschaftsprobleme oder tiefenpsychologische Ursachen, die zu einer gestörten Sexualität führen. Können diese Ursachen aber ausgeschlossen werden, sollte auch an Hormonprobleme gedacht werden. Dies vor allem dann, wenn ohne äußere Konflikte abrupt ein Libidoverlust eintritt und dies passiert, wenn gleichzeitig das männliche Hormon defizitär wird. Ein Hormonspiegel ist daher unbedingt erforderlich.

• Androgene Substitutionstherapie

In der Vergangenheit konzentrierte sich die Hormonforschung vor allem auf das Östrogen und das Gelbkörperhormon. Das Testosteron – das dritte Eierstockhormon – wurde von der Wissenschaft meist stiefmütterlich behandelt. Zu unrecht, wie neueste Erkenntnisse beweisen: Wenn es fehlt, defizitär wird oder sonst irgendwelche Probleme macht, sollte es ersetzt werden.

• Trockene Scheide und Sexualstörungen

Eine trockene Scheide darf nicht mit Sexualstörungen verwechselt werden. Die trockene Scheide kann zwar zum Libidoverlust führen, sie ist aber nicht die Ursache für das Nachlassen der Sexualkraft. Mit einem lokalen Östrogenzäpfchen kann das Trockenheitsgefühl der Scheide in den meisten Fällen völlig geheilt werden. Der Libidoverlust dagegen ist, soweit Hormone auslösend hiefür sind, von den androgenen Hormonen abhängig.

• Gewichtszunahme

Eine Gewichtszunahme um den Bauch und der Verlust der Sexualkraft können zusammen auftreten. Sowohl auf das Körperfett als auch auf die Sexualität wirken die männlichen Hormone. Sie fördern die Libido, aber sie öffnen auch die Tore der Fettzellen. Dadurch bewirken sie, daß der Organismus die Fettsäuren in Energie umwandeln kann. Fehlen die männlichen Hormone, mangelt es der Patientin bei vollen Energiereserven an Energie. Deren Freisetzung durch die Fettzellen ist durch ein Hormondefizit behindert.

• Zufuhr männlicher Hormone

Wie bei jedem Hormon, muß die Androgenersatztherapie mit besonderer Vorsicht und immer unter Aufsicht des Frauenarztes vorgenommen werden. Die Verabreichungspalette ist mittlerweile sehr breit. Es gibt Tabletten, Salben und Kristalle. Demnächst wird – vorerst aber nur für Männer – auch ein Androgenpflaster am Markt erhältlich sein, das den Mangel an männlichen Hormonen ausgleichen soll.

• Zu viele männliche Hormone?

Das Wachsen eines Frauenbartes ist ein Symptom, das aber nicht sofort eintritt, sondern erst nach monatelanger Überdosierung. Die ersten Hinweise, daß die männlichen Hormone zu hoch konzentriert sind, bestehen in Hautunreinheiten. Es bilden sich – wie während der Pubertät – Pusteln, vergleichbar mit Akne. Diese verschwinden aber sofort, wenn die Androgenzufuhr gedrosselt wird.

5

Das leidige Blutungsproblem

UNREGELMÄSSIG, STARK, ZU FRÜH, ZU SPÄT – AUSSERHALB DER REGEL

Der Fall Miriam

Miriam hat seit ihrer Pubertät unregelmäßige Blutungen. In den ersten Zyklusjahren bemerkte sie immer wieder, daß eine Woche vor dem erwarteten Regeltermin Zwischenblutungen auftraten. Dieses Problem konnte durch eine Gelbkörperhormonbehandlung beseitigt werden.

Mit 20 litt Miriam dann unter einer anderen Form von Zwischenblutungen: Regelmäßig in der Zyklusmitte, am 13. Tag nach Menstruationsbeginn, blutete sie nur für wenige Stunden. Obwohl sie dieser Zustand nicht wirklich belästigte, war sie doch einigermaßen beunruhigt.

Trotz – oder wegen – dieser Unregelmäßigkeit wurde Miriam schwanger. Nach der Geburt war der Menstruationszyklus erstaunlicherweise normalisiert. Es gab auch keine Beschwerden.

Nach der Geburt ihres Kindes nahm Miriam keine Pille mehr. Drei Jahre später stellten sich plötzlich völlig unregelmäßige Blutungen ein. Es kam zu einem totalen Menstruationschaos, das keinerlei Orientierung mehr ermöglichte. Der Gynäkologe nahm sicherheitshalber eine Hysteroskopie (Gebärmutterspiegelung) vor. Dabei wurde ein kleiner Polyp in der Gebärmutter entdeckt und noch während der Untersuchung entfernt.

Ab diesem Zeitpunkt war der Zyklus normalisiert und die Blutungen kamen wieder regelmäßig.

Schon Marie Antoinette, die jüngste Tochter von Maria Theresia und Königin von Frankreich, litt unter Menstruationsbeschwerden und unregelmäßigen Blutungen. Es gehörte zur Strategie der Revolutionäre, die verschwenderische Gattin von Ludwig XVI., die als „Madame Déficit" die aufge-

Blutungsprobleme gehören zu den häufigsten Beschwerden des weiblichen Körpers

161

wühlten Massen erregte, ausgerechnet während ihrer Menstruation zu verurteilen und hinzurichten.

Die vom Volk als „Österreicherin" gehaßte 38jährige Frau und Mutter von vier Kindern (von denen nur eines die Revolution überlebte), sollte durch ihre Blutung körperlich geschwächt vor ihre Richter treten und als Frau gedemütigt werden.

Am 15. Oktober 1793 hatte der Kerkermeister die Zeichen der Menstruation entdeckt. Also wurde ihr – beginnend um vier Uhr morgens – schon tags darauf der Prozeß gemacht. Die Anklage war infam: Sie hätte, wurde behauptet, zum eigenen Sohn inzestiöse Beziehungen unterhalten.

Das Blutungs-
verhalten der Frau
wird von zahlreichen
äußeren Faktoren
beeinflußt

Marie Antoinette ist Zeit ihres Lebens eine hochmütige, politisch unbegabte Frau gewesen. 1789 war sie der Anlaßfall für die Eskalation der Revolution – der Stein des Anstoßes für die sich nach Freiheit sehnenden Massen. 1793 wurde sie nach einer fast zwei Jahre dauernden Flucht verhaftet. Aber erst im Gefängnis fand sie ihre volle Bestätigung als Frau. Sie zeigte bei ihren Verhören Standhaftigkeit, Mut und Grundsatztreue. Und trotz schwerer Menstruationsschmerzen wies sie am Prozeßtag die gegen sie erhobene Anschuldigung mit Überzeugung von sich.

Aber das Volksgericht hatte sie längst zum Tode verurteilt. Gnadenhalber wurde ihr gestattet, die durch die Blutung verunreinigten Kleider zu wechseln. Dann wurde sie gefesselt, geschoren und wieder entfesselt: Unter dem Hohn der Henker durfte sie sich an der Gefängnismauer zur letzten Entleerung hinhocken. Zwischen 11 und 12 Uhr wurde sie dann mit auf den Rücken gefesselten Händen am Karren zum Schafott geführt und enthauptet. Aus einer Erkernische hatte der Maler David diese Szene beobachtet und als Mosaikstein europäischer Brutalität im Bild festgehalten.

Marie Antoinette war als Frau des verwöhnten Adels kein großes Vorbild für andere Frauen. Im Gefängnis und im Leiden wuchs sie aber über sich

Zwischenblutungen
können hormonelle
oder anatomische
Ursachen haben

hinaus. Sie hat dem Zynismus ihrer männlichen Schergen widerstanden und an den Tagen ihrer schmerzhaften Monatsblutung Größe und Würde bewiesen.

Diagnostik

Für viele Frauen sind unregelmäßige Blutungen ein Alarmsignal. Sie sind beunruhigt, denn oft befürchten sie dahinter eine schwere Erkrankung. In fast allen Fällen wird zunächst Krebs oder sonst irgendein lebensgefährdendes Leiden vermutet.

Die Sorgen bestehen meist nicht zurecht. Blutungsstörungen haben vielfältige Ursachen – gefährlich ist erfreulicherweise nur ein kleiner Prozentsatz. Sehr oft kann vom Arzt schon während des Gespräches mit der Patientin die Ursache der Anomalie festgestellt und die Therapie in Angriff genommen werden.

Die erste Abklärung von Zwischenblutungen erfolgt durch das Gespräch

Zunächst ist grundsätzlich zu klären, ob die Blutungsunregelmäßigkeit auf anatomische oder hormonelle Quellen zurückzuführen ist. Zu den anatomischen Ursachen zählen Polypen und Myome, oder aber auch die nicht so häufigen bösartigen Veränderungen des Muttermundes bzw. der Gebärmutterschleimhaut. Die Mehrzahl aller Blutungsunregelmäßigkeiten ist auf Anomalien im hormonellen Bereich zurückzuführen.

Das hat auch eine logische Ausgangsbasis: Der Auf- und Abbau der Gebärmutterschleimhaut wird von drei Eierstockhormonen gesteuert, die wie ein kompliziertes Uhrwerk den Organismus regeln. Das komplexe Zusammenwirken der Hormone unterliegt einer übermäßigen Sensibilität. Es ist extrem anfällig für Störfaktoren jeder Art und in besonders hohem Ausmaß durch die Umwelt beeinflußbar.

Die Gebärmutterschleimhaut ist sehr sensibel

Die Diagnostik bei unregelmäßiger Blutung konzentriert sich im wesentlichen auf zwei Fragen:
1. Liegen anatomische Veränderungen vor?
2. Ist die Ursache hormoneller Art?

163

Diese Grundsatzfragen sind zu allererst zu klären. Diagnostisch setzt sich dabei immer mehr die Hysteroskopie (Gebärmutterspiegelung) durch. Das ist eine neue Untersuchungsmethode, die ambulant vorgenommen werden kann. Dabei wird über die Scheide durch den Muttermund ein dünner Stift in die Gebärmutterhöhle vorgeschoben. Durch diesen „optischen Stab" kann die Innenauskleidung der Gebärmutter beleuchtet und inspiziert werden. Die Untersuchung dauert meist nicht länger als fünf Minuten. Sie wird in Lokalanästhesie oder mit einer oberflächlichen Kurznarkose vorgenommen.

Die Ausleuchtung der Gebärmutterhöhle kann auch ohne Narkose durchgeführt werden

Durch diese Untersuchung können sehr einfach Myome, Polypen oder Verwachsungen, aber auch bösartige Veränderungen in der Gebärmutterhöhle entdeckt und diagnistiziert werden. Manchmal ist es erforderlich, bei dieser Inspektion auch kleine Gewebsstücke zu entnehmen. Die durch diese Miniürettage gewonnenen Gewebeteile können dann histologisch untersucht werden. Finden sich bei diesem hysteroskopischen Eingriff keine Auffälligkeiten in der Gebärmutter, können anatomische Ursachen für unregelmäßige Monatsblutungen mit einer fast an Sicherheit grenzenden Wahrscheinlichkeit ausgeschlossen werden. Sind Verwachsungen oder diffuse Unregelmäßigkeiten vorhanden, können diese entweder sofort oder während eines zweiten Eingriffs entfernt werden.

Ein Gelbkörperhormonmangel ist häufige Ursache für Zwischenblutungen

Wesentlich häufiger sind hormonelle Ursachen der Grund für Blutungsunregelmäßigkeiten.

Vorher: Beginnt die Menstruation vor dem geplanten Termin (prämenstruelle Phase), dann läßt das auf einen Mangel des in dieser Zeit dominierenden Progesterons schließen. Der Wirkungsmechanismus, vereinfacht dargestellt: Das Gelbkörperhormon fällt unmittelbar vor der normal einsetzenden Menstruation steil ab. Es ist am Abstoßen der Gebärmutterschleimhaut beteiligt. Kommt es bereits einige Tage vor der erwarteten

Menstruation zu einem Progesteron-Defizit, entsteht das lästige Vorbluten. Korrigiert wird es durch die Einnahme eines Gelbkörperhormons.

Nachher: Ganz unterschiedlich zur Vorblutung ist die sogenannte Nachblutung. Dabei will die Menstruation kein Ende finden. Sie dauert weit über die Normalzeit einer Regelblutung hinaus an und ist – wahrscheinlich – auf einen Östrogenmangel zurückzuführen. Therapiert wird diese Unregelmäßigkeit durch Ausgleichen des Östrogens. Dieses Hormon dominiert die erste Zyklusphase. Ist es nicht in ausreichender Menge vorhanden, sollte es zur Regulierung der Blutung zugeschossen werden.

Unregelmäßig: Manchmal treten Zyklusstörungen vollkommen unregelmäßig – fast wie zufällig – auf. Medizinisch werden sie Metrorrhagien genannt. Als Ursache wird ein Nichtfunktionieren der Feinabstimmung zwischen Östrogen und Gelbkörperhormon angenommen. Therapeutisch ist die Behebung dieses Leidens etwas komplizierter. Es muß in diesem Fall nämlich der gesamte Menstruationszyklus imitiert – sprich: künstlich aufgebaut – werden. Eine Kombination aus Östrogen und Progesteron wird auf Dauer von genau 28 Tagen zyklusbezogen verabreicht.

Das Wissen um den Zeitpunkt des Auftretens von Zwischenblutungen erleichtert die Diagnose

Vorblutungen, Nachblutungen und völlig unregelmäßig auftretende Blutungen werden in der Medizin Tempoanomalien genannt. Gemeint sind damit grundsätzliche Störungen im zeitlichen Ablauf der Menstruationsblutung.

Diesen stehen Typusanomalien gegenüber. Deren Charakteristikum ist die zu starke Blutung. Üblicherweise verliert die Frau bei jeder Menstruation zwischen 40 und 80 ml Blut. Wird diese Menge überschritten, spricht die Medizin von einer Hypermenorrhoe – einer zu starken Monatsblutung. Auch dafür kommen anatomische Ursachen in Frage, etwa Myome oder Polypen. Meist sind es allerdings Gewebsstoffe, die in der Gebärmutter

Auch zu starke Menstruationsblutungen werden als Blutungsstörungen bezeichnet

165

Blutgerinnsel auflösen und so zur starken Blutung führen. Abhängig ist diese Anomalie von Gerinnungsfaktoren. Verletzt man sich an der Haut, dann gerinnt das Blut innerhalb von fünf Minuten und es bildet sich eine Kruste. Die Blutung hört auf.

Normalerweise verliert die Frau pro Menstruation bis zu 80 ml Blut

Anders hingegen die Menstruation, die über mehrere Tage andauert, ohne daß sich eine blutstoppende Kruste bilden sollte. Das Prinzip dahinter: Der Organismus ist bestrebt, die gesamte Gebärmutterschleimhaut periodisch abzustoßen – Sinn macht das aber nur dann, wenn die Blutung einige Tage dauert. Die Gebärmutter setzt daher Substanzen frei, mit denen die Krusten- und Schorfbildung verhindert wird. Diese Wirkstoffe lösen also Gerinnsel auf. Werden sie aber in zu hoher Konzentration freigesetzt, führt das zu einer übermäßig starken Blutung, die medikamentös behandelt werden soll. Dabei werden Medikamente verabreicht, durch die eine verstärkte Gerinnselzerstörung eingedämmt und damit die starke Blutung normalisiert – reduziert – wird.

Das Wort als erster Teil der Therapie: die vielen Ursachen von Blutungsstörungen

Die Gebärmutterschleimhaut ist ein hochsensibles Organ, das ebenso prompt auf die kleinsten (ansonst kaum faßbaren) Hormonschwankungen wie auf Umweltveränderungen reagiert. Der Medizin ist es noch nicht gelungen, einen Katalog aller jener Faktoren aufzulisten, die die Regelmäßigkeit der Menstruationsblutung durcheinanderbringen. Die Palette exogener Kräfte, die auf die Gebärmutterschleimhaut einer Frau einwirken, ist ganz einfach zu groß und unübersichtlich, als daß sie taxativ dargestellt werden könnte.

Hormonstörungen führen häufig zu unregelmäßigen Blutungen

Der Frauenarzt wird daher seine Diagnose – wie schon erwähnt – in drei Schritten erarbeiten: nach anatomischen und nach hormonellen Störungen sowie nach Regulationsschwankungen.

Werden anatomische Ursachen – Myome, Polypen, Verwachsungen der Gebärmutter – ausgeschlossen, muß nach diagnostizierbaren Hormonstörungen gefahndet werden. Dazu zählen das erhöhte Streßhormon Prolaktin, ein zu niedriger Östrogenspiegel, erhöhte Gonadotropine (Follikelstimulierendes und Luteinisierendes Hormon) und – vor allem – erhöhte Androgene. Gar nicht so selten kommt es auch vor, daß der Gynäkologe einen völlig normalen Hormonbefund vorfindet, die Patientin aber trotzdem unter unregelmäßigen Blutungen leidet. In diesem Fall sind die Ursachen bei den Regulationsschwankungen zu suchen.

Ein Eingeständnis der Medizin: Regulationsschwankungen entziehen sich derzeit noch der ärztlichen Diagnostik und sind kausal auch nicht leicht zu behandeln. Die Patientin kann dennoch unbesorgt bleiben: Blutungsunregelmäßigkeiten sind – in der Mehrzahl aller Fälle – nicht gefährlich. Sehr oft verschwinden sie durch Spontanheilungen, oder sie können durch eine zyklische Zufuhr von Östrogenen und Gelbkörperhormonen beseitigt werden. Symptomatisch gelten sie als leichte Hormonstörung – beängstigend sind sie in diesem Zusammenhang fast nie.

Nicht immer kann die Ursache für eine Zwischenblutung diagnostiziert werden

Geheime Ursachen von Blutungsstörungen

Das Joggen wurde zum Modesport. Nicht nur für Männer – auch sehr viele Frauen widmen sich dieser Bewegungsart. Ausgehend vom angelsächsischen Raum, wo sich dieser Sport seit jeher größter Beliebtheit erfreut, stellen sich mittlerweile auch Tourismusbetriebe in der ganzen Welt auf diese Leidenschaft ein. Viele Hotels, die großen Wert auf ihr kundenfreundliches Image legen, bieten neben der Bibel im Nachtkästchen auch Stadtpläne mit erprobten Joggingrouten an.

Stress, Ortswechsel und Gewichtsprobleme können das Blutungsverhalten beeinflussen

Dieser Sport dominiert mittlerweile auch schon das soziologische Verhalten bestimmter Gruppen. So sind es etwa auch immer mehr Hausfrauen, die ihren Tagesplan neu ordnen und – neben Einkaufen, Kochen und sonstigem Haushalt – auch zwei Stunden Zeit fürs Joggen reservieren.

Zuweilen werden diese Frauen durch eine Entdeckung überrascht: ihre Monatsblutung bleibt aus.

Prompt hat sich die Medizin diesem Phänomen gewidmet und diesem sogar einen eigenen Namen gegeben: Jogging-Amenorrhoe. Amenorrhoe bedeutet übersetzt „keine Blutung" – es handelt sich um eine Blutungsunregelmäßigkeit, die in ein verwandtes Anomalienbild hineinpaßt: die Notstands-Amenorrhoe. Diese Zyklusstörung ist der Medizin seit langem bekannt. Sie tritt vor allem dann auf, wenn die betroffene Frau starkem physischem oder psychischem Stress unterworfen ist. Bei manchen Frauen ist es etwa eine Reise, die derart stressauslösende Faktoren wirksam werden läßt. In diesem Fall können Ortsveränderungen den Menstruationstermin völlig durcheinanderwirbeln. Bei jungen Frauen machen Gynäkologen immer wieder die Beobachtung, daß der Eintritt in ein Internat den Zyklus verschieben kann. Vor allem aber sind es Gefangenschaft, Hunger und Not, die zur Notstands-Amenorrhoe führen können.

Sportliche Belastung bringt den Monatszyklus ebenfalls durcheinander

Zu jenen Ursachen, die das Blutungsverhalten einer Frau bedeutend verändern, die aber momentan wissenschaftlich noch nicht griffig abgeklärt werden können, gehört der Stress in einer Vielzahl von Erscheinungsformen. Unter Stress schüttet das Gehirn die bereits bekannten Streßhormone – Endorphine – aus, die auf den Eierstock großen Einfluß ausüben. Wissenschaftlich ist der Zusammenhang zwischen Ovar und Streßhormonen längst nachgewiesen.

Auf die Gebärmutterschleimhaut wirken viele uns noch unbekannte Faktoren

So kommt es, daß nicht nur körperliche Aktivitäten oder sportliche Belastungen die Regelmäßigkeit des Menstruationszyklus durcheinanderbringen können, sondern auch Diäten und Gewichtsschwankungen zu derart aktiven Streßfaktoren gezählt werden müssen. Die Natur hat diese Anoma-

168

lien einem genialen Konzept unterworfen: Droht in irgendeiner Situation Gefahr, drosselt der Organismus prompt die Fortpflanzungsfähigkeit des weiblichen Körpers, um das Eintreten einer Schwangerschaft zu verhindern. Dies löst sehr oft eine Veränderung des Zyklus aus, bewirkt unregelmäßige Blutungen und mitunter sogar das völlige Ausbleiben der Menstruation.

Die Natur hat entsprechend vorgesorgt. Es sei unklug, befand sie, Kinder in eine gefährliche Umwelt – Zeiten der Not, der Gefahren und der Kälte – hineinzugebären. Ihre Lebenschancen wären dezimiert, ihr Größerwerden wäre gefährdet. Die Schwangerschaft wird daher in solchen Situationen durch einen Wirkungsmechanismus gleich von Beginn an verhindert. Die Fortpflanzungsfähigkeit wird blockiert und der Menstruationszyklus lahmgelegt. Durch das Ausbleiben des Eisprungs wird der bis dahin normale Menstruationszyklus der Frau unregelmäßig.

Sind bei Blutungsstörungen also weder anatomische noch hormonelle Anomalien erkennbar, müssen die Stressumstände hinterfragt werden. Chronischer Stress verwandelt besonders häufig den sonst regelmäßigen Zyklus in ein Chaos.

Aber auch Gewichtsschwankungen können eine Verschiebung des Zyklus und/oder ein unregelmäßiges Blutungsverhalten auslösen. Der Frauenarzt wird daher seine Patientin nach der Stabilität des Körpergewichts befragen. Gewichtsab- oder -zunahme: Schon wenige Kilogramm genügen, um die Eierstocktätigkeit und damit die Menstruationsblutung durcheinanderzubringen.

Erst in jüngerer Zeit gelang es der Forschung, jenes Hormon aufzustöbern, das als Bindeglied zwischen Eierstock und Körpergewicht fungiert. Unter Stress stellen Endorphine den Eierstock ruhig (womit sich naturwissenschaftlich erklären läßt, warum Kränkungen, Stress und Belastungen die Hauptursachen für Zyklusunregelmäßigkeiten sind); und

Kuren zur Gewichtsabnahme können das völlige Ausbleiben der Menstruationsblutung bewirken

Fettzellen bilden Signalstoffe, die Gehirn und Immunsystem beeinflussen

169

bei Gewichtsveränderungen greift das Hormon Leptin ins Geschehen ein. Leptin ist ein Protein, das von der Fettzelle gebildet wird und über das Gehirn und die Hirnanhangdrüse mit den Keimdrüsen der Frau kommuniziert.

Daß das Fettgewebe des Körpers über ein ganz spezielles Hormonsystem mit den Eierstöcken in Diskussion tritt, ist eine völlig neue – und wohl auch sehr erstaunliche – Erkenntnis der vergangenen Jahre. Verständlich wird dieses Prinzip wieder nur dann, wenn es unter dem evolutionären Aspekt der Fortpflanzung gesehen wird. Denn die Fettzellen bilden das Energiereservoir für die Weitergabe der Art. Durch sie schöpft die Frau Kraft zur Bewältigung der Schwangerschaft; durch sie wird nach der Geburt die Stillphase garantiert.

Ein zu schnelles Abnehmen hat auf das Immunsystem eine ungünstige Wirkung

Zur Milchbildung benötigt die Brust große Energiemengen, die aus den Fettzellen von Oberschenkel und Gesäß gewonnen werden. Sind diese Fettzellen reduziert, ist die Ernährung des Kindes nicht mehr gesichert. Und schon wird diese Botschaft auf raschen Hormonwegen dem Körper mitgeteilt. Die Folgen: Ähnlich wie beim Stress bleibt der Eisprung aus und der Zyklus wird unregelmäßig. Sind dagegen ausreichend Fettzellen vorhanden, kann durch sie reichlich Leptin aufgebaut werden. Über die Hypophyse und die Hirnanhangdrüse wird dadurch die Hormonbildung im Eierstock garantiert.

Ballettänzerinnen neigen besonders oft zu Blutungsunregelmäßigkeiten

Ballettänzerinnen und Sportlerinnen, die aus beruflichen Gründen die Fettdepots ihres Körpers permanent reduzieren müssen, sind bekannt für ihre Zyklusstörungen und das Ausbleiben der Regel. In diesem Fall ist es wohl nicht sinnvoll, Hormone zu verschreiben. Der Arzt wird – beschränkt auf solche Fälle und sicher nicht generell – der Patientin eine Gewichtszunahme von mehreren Kilogramm empfehlen. Dadurch werden wieder neue Fettdepots aufgebaut, und in den meisten Fällen kann so der Zyklus wieder stabilisiert werden.

Besonders anfällig für Hormon- und Zyklusstörungen sind auch Flugbegleiterinnen, die auf Langstrecken mehrere Zeitzonen durchfliegen. Wobei bei diesem Phänomen auch noch der Faktor Licht eine wichtige Rolle spielt. Alle Probleme, die saisonal auftreten, vor allem aber bei Blutungsunregelmäßigkeiten, sind mitbeeinflußt durch einen Sonnenfaktor, der in den Organismus doch mehr eingreift, als die Wissenschaft noch vor wenigen Jahren dachte. Im Zusammenhang mit dem Licht ist das körpereigene Melatonin jene Substanz, die auf Menstruation und Reproduktion großen Einfluß nimmt. Wobei die hormonelle Vernetzung der Systeme genial konstruiert ist: Unter Stress stellt das Endorphin die Achse zu den Eierstöcken her; bei Gewichtsdifferenzen ist es das Leptin; und bei Lichtschwankungen ist es das Melatonin.

Das Melatonin – auch „Hormon der Nacht" genannt – ist ein kleines Hormon, das in der Zirbeldrüse des Gehirns (Epiphyse) gebildet wird. Zarte Nervenfasern verbinden die Augen mit dieser kleinen Drüse und regulieren so, daß Melatonin lichtabhängig freigesetzt wird. Strahlendes Sonnenlicht hemmt, Dunkelheit dagegen fördert die Melatoninfreisetzung. Die Epiphyse ist nicht ident mit der Hirnanhangdrüse (Hypophyse).

Im Gegenteil: Beide Hirndrüsen stehen einander reserviert gegenüber. Steigt nämlich unter Einfluß der Dunkelheit die Melatoninproduktion in der Epiphyse, legt das dort gebildete Melatonin die Hypophyse teilweise lahm. Das Hormon Melatonin hat daher einen ausgesprochen antireproduktiven Effekt.

Im Labor wurde die Wechselwirkung schlüssig nachgewiesen: Wird an Ratten Melatonin verfüttert, bilden sich die Eierstöcke der Tiere zurück. Setzt man sie dagegen permanent einem der Sonne vergleichbaren Licht aus, wachsen sie. Sie werden schwerer und bilden somit mehr Sexualhormone.

Auch das Melatonin beeinflußt die Regelmäßigkeit der Monatsblutung

Ob sich der Monatszyklus den Mondphasen angepaßt hat, ist noch nicht bewiesen, gilt allerdings als wahrscheinlich

171

Womit sich wissenschaftlich auch die legendäre Wirkung der lauen Mainächte ableiten läßt: Sonnenschein, Wärme – vielleicht sogar ein schöner Strand am Meer – wirken bisweilen aphrodisierend. Das für erotische Vorhaben störende Melatonin wird stark eingebremst.

Das Melatonin ist nicht beschränkt auf die Gattung Mensch. Dieses Hormon ist das Erbe einer Jahrmillionen andauernden Evolution, in der die Wirbeltiere in bestimmten Teilen des Planeten auf einen saisonalen Rhythmus eingeschworen wurden. Die Zeugung von Nachkommen und das Erwachen der jahreszeitlichen Reproduktionsperiode sind lichtabhängig. Bei zahlreichen Tieren, die in unseren Breiten (mit den vielen Wintermonaten) leben, kommt die Zeugungsfähigkeit überhaupt erst dann in Gang, wenn die Zeit der Kälte überwunden ist und die Tage wieder länger werden.

Bei zahlreichen Säugetieren hat das Sonnenlicht auf die Fortpflanzungsfähigkeit einen wichtigen Einfluß

Ganz anders ist es in den Teilen der Welt, in denen die Sonne unterschiedliche Tageslängen erzeugt. In diesen Regionen hat sich die Fortpflanzung dem Sonnenzyklus angepaßt. Sie garantiert auf einfache und von der Natur vorbestimmte Weise, daß Nachkommen erst dann gezeugt werden können und das Licht der Welt erblicken, wenn mit dem Naturerwachen ausreichend Pflanzen und andere Nahrungsmittel zur Verfügung stehen. Länger werdende Tage garantieren ausreichend Wärme. Lebewesen, die im tiefsten Winter zur Welt kommen, haben bei weitem nicht jene Überlebenschancen wie die, die im Frühling geboren werden.

Das erklärt, warum Fortpflanzung und Eierstockaktivität bei zahlreichen Säugetieren jahreszeit- und lichtabhängig sind. Ein Rest dieser evolutionär bedingten Interaktion ist auch noch im Lebewesen Mensch erhalten geblieben: Bei ihm nimmt das Melatonin Einfluß auf den Menstruationszyklus und die Eierstockaktivität.

Frauen, die im Freien übernachten, sind in ihrer Monatsblutung, aber auch in ihrem Eisprung synchronisiert

Ethnologen berichten, daß bei Nomadenvölkern auch Mondphasen Einfluß auf das Menstruationsverhalten haben sollen. Wissenschaftlich nachgewiesen ist diese Beobachtung zwar noch nicht, doch wenn sie sich objektivieren läßt, wäre das Melatonin ein biochemischer Kandidat für die Brücke zwischen Mond und Eierstock. Es gibt Berichte von Völkerkundlern, die ein erstaunliches Phänomen vermelden: Bei Nomadenfrauen, die unter freiem Himmel schlafen, soll der Zyklus absolut synchron verlaufen. Die Frauen menstruieren am gleichen Tag und haben im selben Monatszeitraum den Eisprung.

Dazu eine andere kulturhistorische Betrachtung. Bei altorientalischen Kulturvölkern, die unter freiem Himmel lebten, wurden Fruchtbarkeitsfeste auf die Mondphasen abgestimmt. Die Priesterklasse setzte also die Termine für Tempelfeiern nach dem Mondstand an – nicht, um ein sexuelles Bacchanal zu organisieren, sondern um dem Volk Nachkommenschaft zu sichern. Kinder, Söhne und Krieger waren Garanten für das Überleben von Völkern. In einem Stamm, in dem alle Frauen zur gleichen Zeit menstruieren, hätten sie alle auch zur gleichen Zeit ihren Eisprung. Möglicherweise wurden diese Zusammenhänge von den Priestern erkannt und die Tempelfeiern danach terminlich abgestimmt. Im weiten Sinn wäre das eine rituelle Form von Konzeptionsberatung.

Die Fruchtbarkeitsfeste der Antike machten sich den wahrscheinlichen Einfluß des Mondes auf den Menstruationszyklus zunutze

Lichtfaktoren greifen also in die Eierstockaktivität ein; aber nicht nur – dem Licht kommen auch andere Aufgaben zu. Licht moduliert Stimmungen und vertreibt die Wintermüdigkeit. Ungeklärte Depressionen können durch künstliche Sonne bereits jetzt behandelt werden – Erfahrungswerte liegen bereits vor: Das therapeutische Lichtbad muß mindestens 2500 Lux hell sein und eine Stunde lang, zwischen 6 und 8 Uhr morgens konsumiert werden.

Das Licht beeinflußt auch unsere Stimmung

An der Winterdepression („saisonal affectiv disorder") erkranken in den USA jährlich 100 von 100.000 Bürgern im Norden, aber nur 3 von 100.000 im Süden. Die Hormone Melatonin und Serotonin sind an dieser Depression – eine psychische Belastung mit hohem Suizidpotential – beteiligt. Durch eine Phototherapie kann dieses Leiden gebessert werden.

Somit also noch eine Verbindung zum Eierstock: Das Licht nimmt Einfluß auf Stimmung und Ovar – integriert wird es durch das Melatonin.

Zuviel Melatonin bringt den Menstruationszyklus durcheinander

Es gibt aber noch einen weiteren Hinweis auf den Zusammenhang zwischen Menstruationsverhalten und Einwirkung durch Sonnenlicht: Kunstlicht wird vom Organismus nicht als natürliches Licht akzeptiert. Die Zirbeldrüse schätzt Neonlicht als Dunkelheit ein. Im kalten Licht von Neonröhren werden große Melatoninmengen freigesetzt – Frauen, die unter künstlichem Licht arbeiten, haben dadurch seltener einen Eisprung.

Unter Dunkelheit steigt das Melatonin an. Es unterdrückt die Hormone des Ovars. Dadurch fällt der Eisprung aus und der Menstruationszyklus wird labil. Verständlicherweise wurde oftmals versucht, diese Antihormonwirkung des Melatonins zur Empfängnisverhütung zu nutzen – bisher scheiterten diese Experimente aber. Doch sie illustrieren sehr plakativ die Vielschichtigkeit der Komponenten, denen der Eierstock einer Frau ausgesetzt ist. Das erklärt auch, daß die Ursache für Zyklusunregelmäßigkeiten nicht immer gefunden werden kann und sich viele Symptome derzeit noch einer definitiven Diagnose entziehen.

Menschen kommunizieren auch über den Geruch

Zu den geheimnisvollsten und interessantesten Umwelteinflußfaktoren gehören die Pheromone. Sie nehmen Einfluß auf Fortpflanzung und Reproduktion, sind aber medizinisch kaum greifbar. Genaugenommen sind sie typische Beispiele für die Schwierigkeiten, denen die Diagnostik in diesem Zusammenhang unterliegt.

174

Pheromone sind Riechstoffe, die über das olfaktorische Sinnessystem den Körper – vor allem die Fortpflanzung – beeinflussen. Diese Hormone sind Botenstoffe im wortwörtlichen Sinn – sie transferieren Informationen und senden Botschaften. Entwicklungsgeschichtlich sind sie uralt. Zu finden sind sie bei Insekten, Fischen und fast allen Wirbeltieren. Mit ihrer Hilfe werden Reviere abgesteckt und in raffiniertester Weise Eigentumsbereiche markiert. Sie sind ein geniales Kommunikationssystem, das unter den Artgenossen den Austausch von Botschaften über weite Distanzen hinweg erlaubt, vergleichbar fast mit Funkverbindungen.

In erster Linie aber dienen Pheromone der Fortpflanzung und der geschlechtlichen Lust. Laicht ein Goldfischweibchen, gibt es mit den Eiern zahllose Riechstoffe ab. Diese signalisieren den Männchen, daß sie erwartet werden. Besonders naturverbundene Fischer machten ähnliche Beobachtungen bei zahlreichen anderen Fischarten. Sie werden diese Feststellungen wahrscheinlich nicht wissenschaftlich deuten, wohl aber können diese kommerziell genutzt werden: Geschlechtsreife Weibchen dienen als Köder, um möglichst viele Goldfischmännchen anzulocken. Also bedient sich auch die Fischerei der weiblichen Pheromone, um eine möglichst hohe Zahl an Männchen in die Netze zu locken.

Das Weibchen – ein Köder. Diese Metapher erlaubt auch menschliche Vergleiche.

Pheromone werden an verschiedenen Körperstellen gebildet. Krokodile haben in ihrer Kehle Drüsensäcke, die ein stark riechendes Sekret produzieren, das unmittelbar vor der Paarung ausgeschieden wird. Auch bei Echsenweibchen kommen diese Hormone zum Einsatz. Deren Oberschenkel sind in der Lage, über Poren Pheromone zu sezernieren und damit Männchen zu betören. Ihre Oberschenkel haben also fast die Funktion eines

Wahrscheinlich beeinflussen auch beim Menschen Geruchstoffe die Fortpflanzung, die Eierstockaktivität und die Regelmäßigkeit des Zyklus

Pheromone werden von verschiedenen Körperstellen gebildet

175

Geschlechtsorganes. An der weiblichen Ratte sind solche Drüsen um die Klitoris angeordnet. Im Vaginalsekret von Hamstern ist ein Lockstoff enthalten, der beim Männchen Kopulationsversuche auslöst. Dies auch dann, wenn statt eines echten Weibchens nur eine mit dem Sekret behandelte Attrappe zur Verfügung gestellt wird.

Somit nebstbei bewiesen werden kann, daß der Geruchssinn die optische Wahrnehmungsfähigkeit dieser Tiere übersteigt. Es kommt einzig und allein auf den Duftstoff an. Kühe, Pferde und Kamele scheiden über den Urin Verbindungen aus, die aphrodisierend auf Männchen wirken. Die wiederum schicken Signale zurück, wodurch die Ovulation erst in Schwung kommt.

Beobachtet man Wildtiere in freier Natur, ist deren Unruhe, Behendigkeit und Sensibilität unübersehbar. Da für eine geschlechtliche Vereinigung aber ein gewisses Maß an Ruhe und Muße gefordert wird, erscheint die Realisierung des Geschlechtsaktes angesichts der Nervosität dieser Tiere technisch fast unmöglich. Er gelingt dennoch – wiederum mit einem genialen Trick der Natur: Schweißdrüsen und Speichel bewirken mit den darin enthaltenen Stoffen einen Duldungseffekt, der die Paarungsbereitschaft im entscheidenden Augenblick in ein Stehverhalten – Stehen im wortwörtlichen Sinn – umfunktioniert. Die legendäre „rauschige Sau" wird dadurch beim eigentlichen Paarungsakt lammfromm. Ausgelöst wird diese Duldungsbereitschaft zur rechten Zeit durch Riechstoffe und Pheromone.

Sogar in die Schwangerschaftsentwicklung greifen die Pheromone ein. Primaten treten in Rudeln auf, deren Führer – das Alphamännchen – die sexuelle Dominanz besitzt. Fast 80% aller Kopulationen werden von ihm vorgenommen. Üblicherweise gelingt es ihm, diesen privilegierten Posten zwei Jahre lang zu verteidigen und zwar solange, bis er im Rahmen des Alterungsprozesses von ei-

Wahrscheinlich ist unsere Nase in der Lage, unbewußt Pheromone zu registrieren

Bei Primaten gibt es zahlreiche Beweise für die dramatische Beeinflussung des Hormonsystems durch Pheromone

nem Jungmännchen abgelöst wird. Damit wird ihm abrupt fast jede sexuelle Betätigung entzogen.

Weibchen, die vom besiegten Männchen trächtig sind, abortieren im Rahmen des Machtwechsels unmittelbar nach der ersten Kopulation mit dem neuen Rudelsführer. Das heißt, sie stoßen die Leibesfrucht des verstoßenen Exgeliebten ab. Das Signal, das diese dramatischen Wirkungen hervorruft, besteht aus Riechstoffen, welche beim neuen Rudelchef andere sind als bei seinem Vorgänger. Dieser Wechsel in den Riechsignalen initiiert eine ganze Reihe von biochemischen Vorgängen, die schließlich den Abortus bewirken. Diese spektakuläre Folge eines Regimewechsels im Tierreich beweist, wie eng Pheromone, Fortpflanzung, Riechstoffe und Menstruationszyklus miteinander in Verbindung stehen.

Beim Homo sapiens hat sich die Natur zu einer höheren und weniger brutalen Vorgangsweise entschlossen. Der Wechsel von Sexualbeziehungen ist nicht mehr automatisch mit Aborten verbunden. Beim Mensch blieb nur eine Facette des Geschehens erhalten: die Geruchsempfindlichkeit. Das geflügelte Wort, daß einer den andern nicht riechen kann, ist endokrinologisch und biochemisch längst nachgewiesen.

Pheromone beweisen wahrscheinlich den Satz, daß ein Mensch den anderen „nicht riechen kann"

Was ist nun eigentlich dieses mächtige Pheromon, das nicht nur in das sexuelle Verhalten eingreift, sondern auch die Einnistung des Embryos, die frühe Schwangerschaft und sogar das soziale Verhalten beeinflußt? Wie schaut dieser Stoff aus?

Christian Dior hat einen ganz besonderen Duft kreiert. Es ist dies ein Riechstoff mit Langzeitwirkung, teuer verpackt in einer grünen Phiole, der selbst für untrainierte Nasen ganz signifikant herb ist. Die Hauptessenz dieses berühmten Parfums ist Moschus – ein Pheromon, das bei Raubkatzen, Füchsen und Löwen sexuelles Verlangen auslöst. Muscon und Zepedon werden diese Stoffe ge-

Bei Schimpansen hängt das Dominanzverhalten von Pheromonen ab

177

nannt, die chemisch eine gewisse Verwandtschaft mit den Geschlechtshormonen aufweisen. Kurzkettige Fettsäuren wiederum kommen vor allem im Vaginalsekret von Schimpansinnen vor. Der Achselschweiß des Mannes enthält das männliche Hormon Androstendion, das auch im Speichel des männlichen Schweines als Lockstoff fungiert. Dort allerdings ist es in so hoher Konzentration vorhanden, daß es den ganzen Körper des Tieres geruchlich kontaminiert. Eberfleisch ist dadurch ungenießbar und damit auch nicht verkäuflich.

Der evolutionäre Sprung vom Schimpansen zum Homo sapiens ist recht kurz. Biologische Rückschlüsse und Hinweise auf Verwandtschaften sind daher zulässig.

Androstendion wurde als Pheromon des Mannes identifiziert

Die Endokrinologen wurden daher ausgesprochen hellhörig, als die Existenz von Pheromonen auch bei den Primaten nachgewiesen werden konnte. Die Forschung stellte von da an erstaunliche Zusammenhänge fest. Schimpansenmädchen sind besonders ausgelassene Tiere. Zeitweise sind sie sogar aggressiv und müssen unentwegt von der Mutter in Schach gehalten werden. Dabei ist es unerheblich, ob die Mutter leibhaftig präsent ist. Es genügt, daß die weiblichen Nachkommen mehrmals täglich die Stimme des Muttertieres hören und dessen Riechstoffe verbreitet werden, um im Kindergarten der Schimpansenfamilie Ordnung zu halten. Sind dem Nachwuchs die Pheromone der Mutter entzogen, bricht die familiäre Welt zusammen. Die Jungen fallen übereinander her, sie beginnen wild zu onanieren und verletzen sich in diesem Durcheinander bisweilen schwer. Taucht die Mutter wieder auf, kehrt die Ruhe in den Schimpansenzirkus zurück.

Bei manchen Affenarten wird die Pubertät durch Pheromone beeinflußt

Beim Schimpansenmädchen lösen männliche Riechstoffe die Pubertät aus. Diese Beobachtung kann auch auf den Menschen transferiert werden: Mädchen, die in einem Familienverband aufwachsen, kommen früher in die Pubertät als ihre Altersgenossinnen, die mit der Mutter alleine leben.

Wissenschaftlich ist erwiesen, daß Pheromone die Hirnanhangdrüse stimulieren. Chemisch sind diese Stoffe in jene Verbindungsgruppe einzureihen, die den Menstruationszyklus beeinflussen und auch für Unregelmäßigkeiten beim Blutungsverhalten der Frau verantwortlich sein können.

Viele Umstände deuten darauf hin, daß die Pheromone im menschlichen Körper wesentlich mehr Einfluß ausüben als bisher gedacht. Die hypophysären Hormone (Hormone, die in der Hirnanhangdrüse erzeugt werden, darunter das Wachstumshormon, STH, oder das Schilddrüsen-stimulierende Hormon, TSH), das Luteinisierende Hormon, LH (das bei der Frau den Eisprung und beim Mann die Testosteronproduktion anregt) und das Follikel-stimulierende Hormon, FSH (das bei der Frau das Follikelwachstum im Eierstock und beim Mann die Reifung der Samenzellen veranlaßt) stehen auch beim Menschen mit hoher Wahrscheinlichkeit unter dem Kuratel von Riechstoffen.

Die Pheromon-Bildung wird beim Menschen durch die Geschlechtshormone beeinflußt

Daß Pheromone auch im Menschen wirksam werden, wurde lange Zeit nur vermutet – mittlerweile ist diese Annahme durch ein raffiniertes Experiment bestätigt worden. 20 Frauen erklärten sich bereit, 30 Tage lang eine Nasenbinde zu tragen. Bei der einen Hälfte der Probandinnen wurde auf die Binde normaler Alkohol, bei der anderen Hälfte ein Pheromon aufgeträufelt. Die Frauen wurden willkürlich ausgewählt. In diesen 30 Tagen zeigten sich unerwartete Wirkungen: Die Riechstoffe synchronisierten den Mestruationszyklus der Probandinnen. Was bedeutete: Die zehn in ihrem Blutungskalender vollkommen differenten Frauen begannen am gleichen Tag zu menstruieren, während in der Placebogruppe der Alkohol unwirksam blieb. Ein Einbildungseffekt oder gar irgend eine Form von Massenhysterie kann aufgrund dieses Experiments vollkommen ausgeschlossen

Auch beim Menschen gibt es Beweise, daß Pheromone den Menstruationszyklus modulieren

179

werden. Tatsache ist, daß die Pheromone nachhaltig wirksam wurden und die Herrschaft über das Blutungsverhalten der Frauen auszuüben begannen.

Aus angelsächsischen Ländern, in denen es besonders viele Mädcheninternate gibt, wurde ein Phänomen bekannt, das die längste Zeit nicht gedeutet werden konnte. Zwei im gleichen Schlafsaal eng nebeneinander lebende Mädchen passen sich gegenseitig in den einzelnen Zyklusphasen so an, daß sie danach zum selben Zeitpunkt menstruieren. Durch das beschriebene Pheromon-Alkohol-Experiment findet diese Beobachtung seine Bestätigung.

Kürzlich bestätigte ein weiterer Versuch die immense Bedeutung der Pheromone beim Menschen. Werden nämlich männliche Riechstoffe einer Frau in der ersten Zyklushälfte verabreicht, beschleunigt dies den Eisprung. Der erste Zyklusteil wird kürzer, die Ovulation tritt schneller ein. Der gleiche Riechstoff hat in der zweiten Zyklusphase einen zyklusverlängernden Effekt.

Im Bestsellerroman „Das Parfum" von Patrick Süskind findet man in poetischer Weise die Wirkung der Pheromone

Schon in seinem Roman „Das Parfum" machte der Schriftsteller Patrick Süskind auf die kommunikative Potenz der Riechstoffe aufmerksam. Ohne es zu ahnen, hatte der Autor über eine taufrische naturwissenschaftliche Erkenntnis einen Bestseller geschrieben:

„Jean Baptist Grenouille sollte zum Tode verurteilt und exekutiert werden, da er 25 Jungfrauen mordete, um in den Besitz ihrer Riechstoffe, ihrer Pheromone zu kommen, die er am Henkershügel, unmittelbar vor seiner Exekution, über das anwesende, schaulustige Volk verströmte.

Die Folge war, daß die geplante Hinrichtung eines der verabscheuungswürdigsten Verbrecher seiner Zeit zum größten Bacchanal ausartete, das die Welt seit dem zweiten vorchristlichen Jahrhundert gesehen hatte: Sittsame Frauen rissen sich die Blusen auf, entblößten unter hysterischen Schreien ihre

Brüste, warfen sich mit hochgezogenen Röcken auf die Erde, Männer stolperten mit irren Blicken durch das Feld von geilem, aufgespreiztem Fleisch, zerrten mit zitternden Fingern ihre wie von unsichtbaren Frösten steif gefrorenen Glieder aus der Hose, fielen ächzend irgendwo hin, in unmöglichster Stellung und Paarung, Greise mit Jungfrauen, Taglöhner mit Advokatengattinnen, Lehrbuben mit Nonnen, Jesuiten mit Freimaurerinnen, alles durcheinander, wie es gerade kam. Die Luft war schwer mit süßem Schweißgeruch und lautem Geschrei, Gegrunze und Gestöhne der zehntausend Menschentiere. Es war infernalisch." (Patrick Süskind, Das Parfum. Die Geschichte eines Mörders, 1985)

Der Therapie zweiter Teil: mit der Pflanze gegen Blutungsstörungen

Körperliche Anstrengungen, Streßsituationen, Zeitzonenverschiebungen, Sonnenlicht und sogar die Pheromone nehmen Einfluß auf das Zyklusverhalten der Frau. Was diese Parameter betrifft, sind sie der medizinischen Diagnostik noch nicht voll zugänglich. Solange diese Kriterien nicht meßbar bzw. deren richtige Dosierung noch nicht feststellbar ist, muß sich die Therapie auf erfaßbare Daten beschränken.

Die klassischen, im Blut nachweisbaren Hormone sind meßbar. Auch sie führen zu Veränderungen im Zyklusverhalten, denn sie können fehlen oder im Überschuß vorhanden sein und dadurch Blutungsunregelmäßigkeiten hervorrufen.

Bei Menstruationsproblemen ist daher die Erhebung eines Hormonstatus obligat. Durch diese hormonelle Diagnostik können unterschiedliche Störungen geortet und behandelt werden. Der Frauenarzt wird die einzelnen Parameter der Statuserhebung zur Grundlage seiner Diagnose machen.

Zu den Kandidaten, die sehr oft Blutungsunregelmäßigkeiten hervorrufen, gehört das Prolaktin. Dieses Hormon regt unmittelbar nach der Ge-

Der Progesteronmangel ist die häufigste hormonelle Ursache für Blutungsunregelmäßigkeiten

Auch ein veränderter Prolaktinspiegel und eine gestörte Schilddrüsenfunktion können Blutungsunregelmäßigkeiten hervorrufen

181

burt die Produktion der Muttermilch an und greift ganz wesentlich ins organische Geschehen ein. Die Prolaktinbestimmung gehört daher zu einem ganz wichtigen Instrument des Gynäkologen bei der Abklärung von Blutungsunregelmäßigkeiten. Dieses Milchhormon unterliegt tageszeitlichen Schwankungen. Der Patientin wird daher empfohlen, die Blutabnahme zwischen 8 und 10 Uhr morgens vornehmen zu lassen. Wird durch die Blutanalyse ein Wert von über 30 ng/ml erhoben, besteht der Verdacht auf eine Prolaktinstörung.

Normalerweise ist das Prolaktin nur während der Stillzeit erhöht – während also keine Menstruationsblutung auftritt. Mitunter kann jedoch auch außerhalb der Schwangerschaft bzw. in der Zeit danach die Hirnanhangdrüse in verstärktem Maße Prolaktin bilden und dadurch den weiblichen Zyklus durcheinander bringen. Freilich darf ein erhöhter Prolaktinspiegel nicht voreilig diagnostiziert werden, weil viele andere Einflüsse den im Blut festgestellten Wert verändern können. So etwa können Psychopharmaka, Streßsituationen und Manipulationen an der Brust die Hypophyse zu vermehrter Prolaktinausschüttung animieren. Der Arzt muß diese Umstände im Gespräch mit der Patientin erheben und bei der Diagnostik berücksichtigen.

Psychopharmaka können zu einer Störung des Menstruationszyklus führen

Es kommt immer wieder vor, daß Beruhigungs- oder Schlafmittel zu Menstruationsunregelmäßigkeiten führen, weil sie eine Erhöhung des Prolaktinspiegels bewirken. Bei stark erhöhten Prolaktinwerten wird der Arzt eine Magnetresonanzuntersuchung der Hypophyse empfehlen. Die Hirnanhangdrüse ist mit einem Muskel vergleichbar, der verstärkte Leistungen zu erbringen hat. Das führt zu einer Vergrößerung der Drüse, die medikamentös behandelt werden sollte. Ist der Prolaktinspiegel nur leicht erhöht, ist das mitunter das Symptom für eine andere Drüsenerkrankung, nämlich für die Hypothyreose (Schilddrüsenunterfunktion).

Ein erhöhter Prolaktinspiegel ist einfach zu behandeln

Erhöhte Prolaktinwerte sind einfach zu behandeln. Es gibt Medikamente, die den Prolaktinspiegel in sehr effektiver Weise senken. Diese Medikamente brauchen nur zweimal pro Woche eingenommen zu werden – schon bald tritt die Menstruationsblutung in ihrer Regelmäßigkeit wieder von selbst ein.

Aber auch Östrogen kann Ursache von Zyklusstörungen sein. Sowohl ein zu niedriger als auch ein erhöhter Östrogenwert lassen wichtige Schlüsse auf Zyklusanomalien zu. Das Östrogen ist das wichtigste Geschlechtssteroid des weiblichen Körpers. Wenn die Zellen des Eierstocks Östrogen nur verlangsamt produzieren, kann das ein beträchtliches Menstruationschaos bewirken. Im Extremfall mündet dieses sogar im völligen Erliegen der Eierstockfunktion. Niedrige Östrogenspiegel werden vor allem bei Frauen beobachtet, die öfter Streßsituationen ausgesetzt sind.

Ein Mangel an Östrogenen läßt meist die Blutung ausbleiben

Normal ist der Östrogenspiegel dann, wenn dessen Werte zwischen 50 und 200 pg/ml liegen. Alles was darunter gemessen wird, läßt auf Östrogenmangel, alles was darüber liegt, auf Östrogenüberschuß schließen. Werden bei unregelmäßigen Zyklen häufig höhere Östrogenspiegel gemessen, spricht der Mediziner von „anovulatorischen" Zyklen. Durch den fehlenden Eisprung mangelt es dieser Patientin auch an Gelbkörperhormon. Dadurch verschiebt sich die Periode, die Zykluslänge nimmt meist zu.

Auch in solchen Fällen ist die Therapie einfach. Entweder nimmt die Frau ein Östrogen- oder, weil meist effizienter, ein Östrogen-Gestagen-Präparat. Durch dieses Kombinationsmedikament werden Östrogen und Progesteron gleichermaßen simuliert – die Periode normalisiert sich schon in kürzester Zeit.

Fehlt der Eisprung, so entwickelt sich dadurch bisweilen ein unregelmäßiger Zyklus

Der Gelbkörperhormonmangel als Ursache unregelmäßiger Zyklen sollte nicht unterschätzt werden. Oft ist er mit jenen typisch klinischen

Symptomen verbunden, die den Verdacht eines Progesterondefizits nähren: unregelmäßige Zyklen, Wasserstau und Gewichtszunahme. Wird der Zyklus bei solchen Symptomen stark unregelmäßig, ist die Zufuhr von Gelbkörperhormon sinnvoll.

In diesem Zusammenhang sei aber auf ein wichtiges Detail hingewiesen: Das vom Eierstock gebildete klassische Gelbkörperhormon – das Progesteron – ist mit den meisten käuflich erwerbbaren Gelbkörperhormonen nicht ident. Diese sind nur synthetische Abkömmlinge des Progesterons. Gelingt es also mit diesen (künstlichen) Gestagenen nicht, die klinischen Probleme des Gelbkörpermangels zu eliminieren und den Zyklus wieder zu stabilisieren, dann muß auf reines Progesteron umgestiegen werden. Dieses wird dann als Vaginalsuppositorium direkt an den Ort des Geschehens plaziert.

Auch männliche Hormone – Androgene – können unregelmäßige Zyklen bewirken. Sind sie bei einer Frau erhöht, so führt das sehr oft zu Akne, starker Behaarung bzw. am Kopf zu Haarausfall. Alles das sind Symptome dafür, daß entweder im Eierstock oder in der Nebenniere in extrem hohem Maße Androgene produziert werden. Wenn gleichzeitig der Eierstock von diesen männlichen Hormonen überflutet wird, kann die monatliche Eibläschenreifung gestört und eine Zyklusunregelmäßigkeit produziert werden. Im Eierstock wachsen kleine Zysten – es entsteht das sogenannte polyzystische Ovar (PCO). Dieses PCO zählt zu den häufigsten Hormonstörungen, die mit Blutungsanomalien und unregelmäßigen Zyklen verbunden sind.

Die Behandlung ist einfach. Der Patientin werden bestimmte Antibabypillen verordnet, mit deren Hilfe es meist gelingt, die männlichen Hormone zu reduzieren, Akne und übermäßige Körperbehaarung zu mildern, den Kopfhaarausfall zu stoppen und den Zyklus wieder zu normalisieren.

Unregelmäßige Blutungen können auch die Folge von Schilddrüsenerkrankungen sein. Sowohl eine Unterfunktion (die Hypothyreose) als auch eine Überfunktion (die Hyperthyreose) können das Blutungsverhalten der Frau beeinflussen. Beide Störungen sind sowohl durch klinische Symptome als auch durch biochemische Messungen diagnostizierbar.

Die Schilddrüsenüberfunktion zeichnet sich durch innere Unruhe, Schweißausbrüche, Gewichtsabnahme und Nervosität der Patientin aus. Die Schilddrüsenunterfunktion dagegen führt zu chronischer Müdigkeit, zu Verlangsamung, Haarausfall und Gewichtszunahme. Kommen zu diesen Symptomen auch noch unregelmäßige Blutungen hinzu, liegt wahrscheinlich eine Schilddrüsenstörung vor. Durch gezielte Hormonuntersuchungen kann die Diagnose objektiviert und die entsprechende Behandlung eingeleitet werden. Auch diese ist in den meisten Fällen problemlos. Sie besteht entweder in der medikamentösen Zufuhr des Schilddrüsenhormons oder in der medikamentösen Einbremsung der Schilddrüsenüberaktivität.

Bei unregelmäßigen Blutungen sollte auch immer an eine mögliche Schilddrüsenfunktionsstörung gedacht werden

Der Therapie dritter Teil: mit dem Messer gegen unregelmäßige Blutungen

Zu den operativen Behandlungsmethoden unregelmäßiger Blutungen gehört die Ausschabung (Kürettage), die Diagnose und Therapie in einem ist. Ehe sie vorgenommen wird, muß eine Spiegelung der Gebärmutterhöhle (Hysteroskopie) vorgenommen werden. Diese hat den Vorteil, daß verdächtige Strukturen an der Gebärmutterschleimhaut sichtbar gemacht und gezielt entfernt werden können. Zu diesem Zweck wird ein nur wenige Millimeter dickes Instrument – eine optische Sonde – durch die Scheide in die Gebärmutterhöhle eingeführt. Der Arzt braucht, um die Schleimhaut überall ausspiegeln zu können, klare Sichtverhältnisse. Die Gebärmutterhöhle muß daher mit der Einleitung von Gas oder Flüssigkeit geweitet werden.

Bei der Hysteroskopie führt man einen Leuchtsonde durch die Scheide in die Gebärmutterhöhle ein und kann sie so inspizieren

185

Die Gebärmutter-
spiegelung kann
auch ohne Narkose
und ohne Spitals-
aufenthalt vorge-
nommen werden

Die Gebärmutterspiegelung wird meist ambulant und ohne Narkose, nur bei starken Strukturveränderungen mit örtlicher Betäubung durchgeführt. Durch den Einsatz der Hysteroskopie kann die Zahl von Ausschabungen erheblich reduziert werden. Hysteroskopien sind besonders dann geeignet, wenn Polypen oder Myome die Ursachen für Zyklusstörungen sind. Diese Gebilde sieht der Operateur bei einer blinden Ausschabung nicht immer und sie bleiben daher sehr oft trotz Kürettage erhalten. Dies hat dann meist eine ganze Serie von weiteren unnötigen Ausschabungen zur Folge, weil man am Blutungsherd, den man bei der normalen Kürettage nicht sieht, vorbeischabt und der Vorgang solange wiederholt werden muß, bis das zu entfernende Gewebe getroffen wird. Mit der Gebärmutterspiegelung können alle diese unnötigen Operationsschritte vermieden werden.

Bei der
Hysteroskopie
kann man eine
Schleimhautprobe
entnehmen und
untersuchen

Der enorme technische Fortschritt hat dazu geführt, daß sich die Gebärmutterspiegelung von einer diagnostischen zu einer therapeutischen Technik weiterentwickelte. Ursprünglich war es nur möglich, Veränderungen in der Gebärmutterhöhle genau zu beurteilen. Mittlerweile können krankhafte Strukturen mit demselben Gerät gleich entfernt werden. Neben dem optischen Stab, der eine exakte Inspektion der Gebärmutterhöhle erlaubt, können mittlerweile kleine Scheren in das Organ eingeführt werden. Durch sie lassen sich Polypen oder kleine Myome sofort entfernen.

Auch kleine
Operationen können
im Rahmen einer
Hysteroskopie durchgeführt werden,
allerdings macht
dies eine Narkose
notwendig

Finden sich bei einer Frau, die unter extrem starken Blutungen leidet, keine Polypen oder Myome, kann die Gebärmutterschleimhaut auch verödet werden. Dadurch wird das Auftreten starker Blutungen verhindert. Vor allem aber hat sich diese Methode als Alternative zur Hysterektomie (Gebärmutterentfernung) durchgesetzt. Die Therapie dauert nur wenige Minuten und befreit viele Frauen von unnötigen Blutungen, ohne daß deshalb gleich die Gebärmutter entfernt werden muß.

Regelschmerzen? Komm zum Arzt!

Im Mai 1998 starteten österreichische Ärzte die Plakatinitiative: „Regelschmerzen? Komm zum Arzt". Markus Metka, Oberarzt an der Universitäts-Frauenklinik in Wien, hat die Initiative „Ärzte gegen Regelschmerzen" ins Leben gerufen und das Tabu, das über dieser Krankheit liegt, genannt: „Die meisten Frauen wollen über Regelbeschwerden erst dann reden, wenn sie vom Arzt direkt darauf angesprochen werden".

Laut einer Umfrage leiden in Österreich 1,2 Millionen Frauen vor oder während der Menstruation unter verschiedensten Beschwerden.

Prämenstruelle (vor der Regel) Beschwerden sind (gereiht nach der Häufigkeit ihres Auftretens): Kreuzschmerzen, Stimmungsschwankungen, Migräne, Brustspannen, geschwollene Beine, Depressionen und Aggressivität.

Menstruale Symptome (während der Regel) sind: Regelschmerzen, starke Blutungen und unregelmäßiger Zyklus (IMAS Umfrage, Mai 1998). Laut Oberarzt Metka sind 260.000 Krankenstandstage jährlich die Folgen von Menstruationsanomalien. Was die Medizin nicht hinnehmen will, was aber offenbar zum Alltag der Betroffenen gehört: Viele Frauen leiden entweder still oder sie greifen zu schmerzstillenden Tabletten. Anders als in Frankreich, wo sich die Mehrzahl der Frauen bereits an ihren Gynäkologen wendet, wird in Österreich die Menstruationsanomalie als gegeben hingenommen.

Die Plakataktion hat den Zweck, die Frauen an dieses Problem zu erinnern und sie zu animieren, das Gespräch mit dem Facharzt zu suchen.

Regelbeschwerden sind oft Ausdruck eines Gelbkörperhormonmangels

260.000 Krankenstandstage pro Jahr werden durch Regelbeschwerden hervorgerufen

WATCHLIST – UNREGELMÄSSIGE BLUTUNGEN

• Kategorisierung

Um Blutungsstörungen optimal behandeln zu können, muß deren Ursache bekannt sein. Um diese Ursache zu erforschen, sind genaue Beobachtungen seitens der Patientin erforderlich – etwa, wann die Blutung eintritt und wie stark sie ist. Drei Blutungsarten lassen Rückschlüsse auf Hormonstörungen zu:

1. Vorblutung: Tritt die Störung vor der zu erwartenden Menstruation ein, läßt dies auf einen Gelbkörperhormonmangel schließen. Meist wird so behandelt, daß eine Woche bis zehn Tage vor dem normalen Regelbeginn über mehrere Monate hinweg ein Gelbkörperhormon eingenommen wird. In den meisten Fällen wird dadurch das Problem beseitigt.

2. Mittelblutung: Diese Blutung tritt pünktlich in der Zyklusmitte – am Tag des Eisprungs – ein. Provoziert wird diese Anomalie durch einen Hormonabfall, der kurzzeitig während der Ovulation (Eisprung) auftritt. Auf diesen Abfall reagiert die Gebärmutterschleimhaut sensibel. Die Schleimhaut wird dabei regelrecht getäuscht, und sie glaubt, die Menstruation sei bereits im Gange. Diese Blutungsunregelmäßigkeit wird üblicherweise dadurch behoben, daß über mehrere Monate hinweg mit einem Hormonpräparat versucht wird, den Zyklus wieder zu normalisieren. Für diese Therapie eignet sich auch die empfängnisverhütende Pille.

3. Nachblutung: Geht die normale Menstruation zu Ende und treten zwei bis drei Tage danach erneut leichte Blutungen auf, spricht man von einer Nachblutung. Dafür ist meist ein Östrogendefizit verantwortlich. Durch eine Östrogenzufuhr wird das Problem meist nachhaltig beseitigt.

188

• Hysteroskopie

Unregelmäßige Blutungen können hormonelle, aber auch anatomische Gründe haben. Zu letzteren zählen Myome, Polypen oder Wucherungen in der Gebärmutterschleimhaut. Für eine gezielte Therapie müssen die Ursachen exakt diagnostiziert werden.

Um zu erhellen, ob eine hormonelle oder eine organische Ursache vorliegt, wird die Hysteroskopie empfohlen. Das ist die Ausleuchtung und Inspektion der Gebärmutterhöhle. Dabei wird ein dünner Stab über die Scheide in die Gebärmutterhöhle eingeführt und über ein optisches System das Organinnere ausgeleuchtet und besichtigt. Dabei kann festgestellt werden, ob eine Gebärmutterveränderung für die Blutungsunregelmäßigkeit verantwortlich ist.

Ist ein Problem leicht behebbar, dann kann dies mitunter sofort erfolgen – noch im Rahmen der Hysteroskopie. Durch kleine Geräte können dabei kleinere Wucherungen sofort entfernt werden. Sind in der Gebärmutterhöhle keine Veränderungen feststellbar, können – freilich nach Ausschluß eventuell auch anderer Möglichkeiten – hormonelle Ursachen für die Blutungsanomalien als verantwortlich angesehen werden. Dann ist nicht die operative Intervention angebracht, sondern eine Hormonbehandlung.

• Starke Blutungen und Gerinnungs- störungen

Unregelmäßige Blutungen sind nicht ident mit starken Blutungen. Starke Blutungen treten zeitgerecht auf, entwickeln aber eine Intensität, die bei manchen Frauen bis zur temporären Berufsunfähigkeit führen kann.

Auch bei diesem Problem muß zunächst eine organische Ursache ausgeschlossen und eine hysteroskopische Betrachtung der Gebärmutterhöhle vorgenommen werden. Wird dabei keine anatomische Anomalie gefunden, ist der Schluß denkbar, daß lokale Blutgerinnungsstörungen die starke Blutung bewirken. Die dahinterstehende Ursache kann am besten mit den Folgen einer Verletzung erklärt werden. Beispielsweise durch einen Schnitt in den Finger kommt es zu einer Blutung, die aber innerhalb kürzester Zeit verebbt – es bildet sich aufgrund der Gerinnung ein Schorf.

Die Menstruation ist auch eine Blutung. Würde sie zur Verschorfung führen, wäre die Menstruation innerhalb weniger Minuten beendet. Das Abstoßen der Gebärmutterschleimhaut dauert Tage. Um diesen Vorgang überhaupt zu ermöglichen, ändert der weibliche Organismus während dieser Zeit die Blutgerinnung. Damit werden Blutgerinnsel verhindert. Diese Gerinnungsänderung kann jedoch manchmal überschießend erfolgen, was zu einer zu starken und zu langen Blutung führt. Mit einem gerinnungsbremsenden Medikament kann das Problem beseitigt werden.

• Kürettagen

Kürettagen sind für die histologische Abklärung der Gebärmutterschleimhaut sinnvoll. Absolut sinnlos sind sie aber dann, wenn sie zur Behandlung von Blutungsstörungen eingesetzt werden. Die Kürettage ist nur ein Diagnostikum, aber keine Therapie. Außerdem soll sie stets in Kombination mit einer Hysteroskopie eingesetzt werden, da die Beurteilung der Gebärmutterschleimhaut unter Sicht bei weitem besser ist als eine blind vorgenommene Kürettage.

• Natürliche Mittel gegen Blutungsunregelmäßigkeiten

Wenn organische Ursachen für Blutungsunregelmäßigkeiten ausgeschlossen wurden, können in der Natur vorkommende Pflanzenhormone zur Therapie eingesetzt werden. Viele Patientinnen berichten, daß Präparate, die Extrakte der Kapuzinerkresse oder des Mönchspfeffers enthalten, sehr oft und erfolgreich zur Normalisierung des Menstruationszyklus eingesetzt wurden. Auch die in Asien wachsende Yam-Frucht weist hohe Erfolgsquoten auf. Diese natürlichen Mittel können aber nur auf Zeit eingesetzt werden. Bleiben sie erfolglos, soll auf standardisierte Hormonpräparate umgestiegen werden.

• Keine Gebärmutterentfernung!

Die Gebärmutterentfernung ist ein schwerer Eingriff in den weiblichen Körper, der nur über ausdrücklichen Willen der Patientin und nur aufgrund berechtigter Gründe vorgenommen werden darf. Vor einer Entfernung dieses Organs müssen alle diagnostischen Schritte ausgeschöpft sein, die eine Therapie auf hormoneller oder hysteroskopischer Basis gestatten. Keinesfalls dürfen unregelmäßige Blutungen automatisch mit Gebärmutterentfernungen in Zusammenhang gebracht werden.

Myome: häufigster Operationsgrund

6

WARUM AUCH GUTARTIGE GESCHWÜLSTE UNANGENEHM WERDEN KÖNNEN

Der Fall Hedwig

Unmittelbar nach der Entbindung stellte der Gynäkologe bei Hedwig kleine Myomknoten fest, von denen er hoffte, daß sie schon bald von selbst wieder verschwinden würden. Jahre danach litt Hedwig an unregelmäßigen Blutungen. Aus Zeitmangel schob sie den Arztbesuch immer wieder auf. Im Laufe der Zeit bekam sie aber ein beunruhigendes Gefühl. Hedwig glaubte, etwas sei mit ihrer Gebärmutter nicht in Ordnung. Die Blutungen wurden immer unregelmäßiger, und ständig gab es einen undefinierbaren Druck auf die Blase. Immer öfter mußte sie auf die Toilette, und während des Geschlechtsverkehrs hatte sie ein in früheren Jahren nie vorhanden gewesenes „Fremdgefühl" im Bauch.

Nach längerer Zeit konsultierte sie schließlich – doch sehr gepeinigt von Angst – den Gynäkologen. Der stellte im Ultraschall ein faustgroßes Myom an der Gebärmutter fest. Aus den Aufzeichnungen erinnerte sich der Arzt, daß bei Hedwig schon nach der Geburt, also vor Jahren, Myome vorhanden gewesen waren. Damals war er freilich der Meinung, daß – da sie keine Probleme verursachten – auf eine Operation verzichtet werden könnte.

Nun aber bereiteten die Myome Beschwerden. Der Arzt riet zur Operation. Nach Besprechung mit der Patientin sollte aber nicht die gesamte Gebärmutter, sondern nur der Myomknoten entfernt werden. Hedwig wurde auf mögliche Komplikationen aufmerksam gemacht: Manchmal kommt es während der Beseitigung eines Myomknotens zu starken Blutungen, die eine Entfernung der Gebärmutter erforderlich machen. Hedwig willigte dennoch ein. Das Myom wurde mit Hilfe der „Schlüsselloch-

193

Technik" entfernt. Der faustgroße Knoten wurde noch im Bauchraum zerkleinert und entfernt.

Seither ist Hedwig wieder gesund.

Im Herbst 1965 machten österreichische Archäologen am rechten Nilufer einen interessanten Fund. In einem Grabhügel fanden sie die Überreste einer etwa 35jährigen Frau, in deren Beckenknochen sich eine beträchtliche Kalkmenge angesammelt hatte. Röntgenologische, mikroskopische und chemische Analysen ergaben einwandfrei, daß die Ägypterin an einem Myom gelitten haben muß. Daß dieses der Nachwelt erhalten blieb, beruht auf dem sogenannten „Kalk-Phänomen", das jeder Arzt auch heute noch beobachten kann. Erreichen nämlich Myome eine gewisse Größe, sind Durchblutung und Ernährung dieser Geschwülste nicht mehr gewährleistet. Ähnlich wie Blutgefäße beginnen Myome dann mit der Einlagerung von Kalk. Die uralte Leiche der Ägypterin war nie einbalsamiert worden, ihre Knochen und das völlig verkalkte Myom hatten aber der Verwesung getrotzt.

Myome sind der häufigste Grund für Gebärmutterentfernungen (Hysterektomien). Statistisch ist eine derartige Operation die häufigste in der gesamten Gynäkologie. Erst der immer stärker werdende Widerstand der Patientinnen trägt mittlerweile dazu bei, daß immer weniger Hysterektomien durchgeführt werden.

Aber nicht nur das Gefühl der Frau ist dafür verantwortlich, daß dieses Organ immer weniger oft entfernt wird, auch medizinische Gründe sprechen für diese Zurückhaltung. Die Ovarien, also die Eierstöcke der Frau, sind eine wichtige Quelle für Schönheit, Weisheit und Stärke. Die Wichtigkeit dieser Organe wird dadurch unterstrichen, daß sie gleich doppelt mit Blut versorgt werden. Ein Arterienast (Schlagadernast) mündet direkt in den Uterus (Gebärmutter). Entfernt man die Gebärmutter, wird dieser Blutversorgungskanal unterbunden. Dadurch wird die Blutversorgung der Eierstöcke auf

Bis vor kurzem waren Myome die häufigste Ursache, warum eine Gebärmutter entfernt wurde

Die Myome der Frau sind mit der Prostatavergrößerung des Mannes vergleichbar

194

die Hälfte reduziert – aufs Herz bezogen entspräche das der Situation nach einem Infarkt. Nun sind manche Eierstöcke durchaus in der Lage, mit den verbleibenden 50% Blutzufuhr das Auslangen zu finden; andere aber erleiden durch die mangelnde Durchblutung eine starke Funktionseinbuße. Auch das ist mit dem Herzmuskel vergleichbar: Viele Menschen leben auch dann weiter, wenn das Herz nur mit der Hälfte der vorher vorhandenen Blutmenge versorgt wird.

Die Medizin hat längst erkannt, daß die Eierstöcke der Frau nicht nur der Fortpflanzung dienen, sondern auch eine Reihe von extragenitalen Aufgaben zu übernehmen haben. Das Leistungsspektrum des Ovars reicht von der Steuerung des Cholesterinspiegels bis zur Ernährung der Haare. Eine Gebärmutterentfernung betrifft also nicht nur die Beseitigung von Geschlechtsdrüsen, sondern auch die Einschränkung zahlreicher anderer Funktionen. Auch dieses Argument ist daher heute ein Grund, mit Hysterektomien zurückhaltender umzugehen.

Ein weiterer Grund wird von der naturwissenschaftlichen Forschung soeben analysiert. Es hat nämlich den Anschein, daß auch die Gebärmutter selbst, die Schleimhaut und möglicherweise auch die Gebärmuttermuskulatur Gewebshormone bilden, die Thrombozytenaggregation (Verklumpen von Blutplättchen) verhindern. Sollte sich diese Annahme – wofür vieles spricht – wissenschaftlich erhärten lassen, dann nimmt die Gebärmutter eine bisher unbekannte eigenständige Funktion zur Sicherstellung der Gesundheit des weiblichen Organismus wahr.

Der Myom-Therapie erster Teil: das Wort

Jeder operative Eingriff belastet die Frau. Es ist die Angst vor der Operation, vor dem Spital, vor allem aber sind es die vielen Sorgen und Nöte, die mit der Gebärmutterentfernung für die Patientin

Bei der Entfernung der Gebärmutter wird die Blutversorgung der Eierstöcke reduziert

Viele Frauen sind mit der großzügigen Entfernung der Gebärmutter nicht einverstanden, der Gynäkologe hat sich danach zu richten

195

und ihre Angehörigen verbunden sind. Wo es medizinisch vertretbar ist, wird heute – einer neuen Tendenz in der Gynäkologie folgend – auf Hysterektomien verzichtet.

Die Aufklärung, das Gespräch ist bei der Beurteilung von Myomen von ganz besonderer Bedeutung. Dies nicht zuletzt auch deshalb, weil viele Frauen hinter der Diagnose Myom eine Geschwulst oder einen bösartigen Krebs vermuten und die Angst haben, daß Myome den Keim für explosionsartig bösartige Veränderungen in sich tragen.

Wenn sich die Gebärmuttergröße nicht rasch verändert, handelt es sich meist um eine gutartige Geschwulst

In der Mehrzahl aller Fälle besteht kein Grund für diese Furcht. Man muß zwar jede Veränderung der Eierstöcke mit größter Vorsicht beobachten, aber bösartige Myome sind äußerst selten. Wie gesagt: Vorsicht ist immer geraten, vor allem dann, wenn die therapeutische Entscheidung zugunsten eines nichtoperativen – abwartend konservativen – Managements getroffen wurde. Die Angst vor Krebs kann der Frau jedoch fast immer genommen werden. Wichtig ist, daß die Myome einmal im Halbjahr vermessen werden, denn deren Größe gibt Auskunft über Wachstumsveränderungen.

Myome sind im Regelfall gutartige Gewächse. Bedenklich werden sie nur, wenn sie sehr stark wachsen, denn dann können sie – in ganz seltenen Fällen – auch entarten. Aus Sicherheitsgründen wird der Gynäkologe mit der Frau dann die Möglichkeit einer Operation erörtern.

Myome bewirken oft eine unregelmäßige Blutung

Schnell wachsende Myome – wie gesagt, eher selten – werden zu einem Problem, wenn sie Beschwerden verursachen. Die häufigste Folge von Myomen sind starke, mitunter auch unregelmäßige Blutungen. Diese Anomalien haben anatomische Ursachen: Normalerweise zieht sich die Gebärmutter während der Menstruation zusammen; sie verhindert dadurch, daß die Frau zuviel Blut verliert. Ein Knoten in der Gebärmutter stört diese Anatomie – er verhindert die Kontraktion. Übermäßig starke Blutungen sind die Folge.

Myome können auch zu Menstruationsschmerzen, aber auch zu Schmerzen beim Geschlechtsverkehr führen. Weitaus unangenehmer freilich ist es, wenn solche Geschwülste einen Druck auf die Blase ausüben, was mitunter zum Harnverlust führen kann. Wenn Myome unmittelbar neben dem Enddarm liegen, können sie unangenehme Druckgefühle verursachen.

Zunächst muß die Patientin entscheiden, wie sehr sie diese Probleme belasten, und ob sie die Symptome als erträglich bis tolerabel oder gar als untragbar einstuft. Wird die Lebensqualität bis zur Unerträglichkeit beeinträchtigt, wird der Arzt wahrscheinlich die Entfernung der Myomknoten anraten. Wobei es manchmal auch in diesen Fällen ratsam ist, mit einer Operation zuzuwarten. Denn normalerweise werden Myome im Klimakterium kleiner, manchmal verschwinden sie auch ganz. Zu Beginn der Wechseljahre sollte daher – sofern keine sonst belastenden Symptome gegeben sind – nicht unbedingt auf die Operation gedrängt werden. Recht häufig löst sich nämlich das Problem danach von selbst.

In den Wechseljahren bilden sich Myome meistens zurück

Grundsätzlich sollte jede Frau folgende Erkenntnisse beherzigen: Üblicherweise sind Myome gutartige Muskelpakete, die sich in der Gebärmutter bilden, die aber nicht sofort operiert werden müssen. Eine Operation ist nur dann sinnvoll, wenn die Knoten übermäßig stark zu wachsen beginnen und Sekundärprobleme entstehen.

Bösartige Entartungen sind eher selten.

Wenn Myome nicht wachsen und keine Beschwerden verursachen, muß man sie meist nicht operieren

Der Myom-Therapie zweiter Teil: die Pflanze

Myome können zahlreiche Ursachen haben. Hohe Östrogendosen, die während der Schwangerschaft den Körper durchfluten, stimulieren die Myombildung genauso wie Hormonstörungen, die zu einer starken Östrogenfreisetzung führen können. Die konservative Myombehandlung liegt daher bei einer Herabsetzung des Östrogenspiegels, was auf verschiedene Weise möglich ist.

Das Gelbkörperhormon (Progesteron) neutralisiert in der Gebärmutter die Östrogenwirkung und teilt sich normalerweise den Monatszyklus mit dem Östrogen auf. Es findet also eine Art von Hormonsharing statt. Die erste Zyklushälfte wird vom Östradiol dominiert; nach dem Eisprung bildet der Eierstock hohe Dosen von Gelbkörperhormon, das die Wirkung des Östrogens teilweise wieder zurücknimmt. Dieser Yin/Yang-Mechanismus – ein uraltes Prinzip des Fernen Ostens, in dem Kraft und Gegenkraft dominieren – ist mitunter gestört. Dann überwiegt das Östrogen und das entgegenwirkende Progesteron fehlt. Die Gebärmutter wird permanent stimuliert. Sie beginnt zu wachsen – Myome entstehen.

Östrogenüberschuß kann Myome hervorrufen – in solchen Fällen hilft das Progesteron

Die einfachste Behandlung von Myomknoten besteht demnach in der Verordnung des Gelbkörperhormons, das 14 Tage lang pro Monat als Tablette oder als Vaginalzäpfchen dem Organismus zugeführt werden soll. Zwei Wochen lang überläßt man demnach die Gebärmutter dem Östrogen, zwei Wochen lang wird danach Progesteron eingenommen. Diese Therapie bremst das weitere Myomwachstum. In recht vielen Fällen bilden sich Myomknoten auch vollständig zurück. Diese Behandlung ist einfach und ist durch fast keine Nebenwirkungen beeinträchtigt.

Allerdings gibt es auch andere Möglichkeiten, den Östrogenspiegel zu senken. So zum Beispiel kann mit einem Steuerungshormon jener Teil der Hirnanhangdrüse blockiert werden, der die Eierstöcke stimuliert. Damit sinkt das Östrogen für mehrere Wochen vollkommen ab, die Patientin wird für kurze Zeit in einen, den Wechseljahren ähnlichen Zustand versetzt. Es bleibt die Blutung aus, mitunter können auch Hitzewallungen und Schlaflosigkeit entstehen. Alles das sind Symptome, die man vom Klimakterium kennt.

Zur Behandlung von Myomen kann das Gelbkörperhormon auch kontinuierlich, das heißt jeden Tag verabreicht werden

Zweck dieses doch sehr starken Eingriffs in den Hormonhaushalt der Frau ist die hormonelle Aushungerung der Gebärmutter und mit ihr der Myome. Dadurch wird das Östrogen vollständig unterdrückt – die Myome beginnen zu schrumpfen. Länger als sechs Monate sollte die Patientin aber so nicht behandelt werden. Und ehe diese Therapie in Angriff genommen wird, sollten auch Informationen über die Knochendichte der Patientin eingeholt werden, weil Östrogenmangel zu Osteoporose führen, bzw. eine schon bestehende Osteoporose verstärken kann.

Die Behandlung selbst ist einfach: Alle vier Wochen bekommt die Patientin eine Injektion, in der das Steuerungshormon enthalten ist, das Teile der Hirnanhangdrüse und damit auch die Eierstöcke einbremst. Der Behandlungserfolg ist hoch.

Der Myom-Therapie dritter Teil: das Messer

Entscheidet sich die Patientin über Anraten des Arztes zur Operation, muß nicht immer die ganze Gebärmutter entfernt werden. Myome sind zumeist gut abgegrenzte Knoten, die recht oft an der Gebärmutteroberfläche sitzen und mit dieser nur über einen kleinen Stiel verbunden sind. In solchen Fällen kann das Myom isoliert entfernt werden, ohne daß die Gebärmutter angerührt zu werden braucht.

Aber auch wenn sich die Knoten im Innern der Gebärmutterhöhle eingenistet haben, können sie mit einem Hysteroskop ohne große Operation entfernt werden. Wie bei der Gebärmutterspiegelung wird dabei ein bleistiftartiges Instrument in die Gebärmutter eingeführt und die Höhle mit Flüssigkeit oder Gas etwas aufgebläht. Das dünne Gerät ist mit einer Lichtquelle ausgestattet, erlaubt aber auch die Einführung von Miniaturscheren in die Gebärmutterhöhle. Mit diesen Scheren wird der Knoten ohne großen Aufwand operativ herausgeschnipselt.

Die konservative Myomoperation wird heute, auf Wunsch der Patientinnen, großzügig praktiziert; dabei entfernt man nur das Myom

Die konservative Myomoperation macht meist einen Bauchschnitt nicht mehr notwendig, die Myomentfernung geschieht durch das Schlüsselloch, durch das Laparoskop

Wird bei der
Myomoperation
die Gebärmutter
belassen,
verändert sich
die Durchblutung
der Eierstöcke nicht

Gelegentlich verstecken sich die Knoten in der Gebärmutter. Ihre Position ist jedoch aus vorhergegangenen Ultraschalluntersuchungen bekannt, sodaß auch versteckte Myome im allgemeinen leicht aufgespürt und isoliert aus der Gebärmutter entfernt werden können. Der Uterus braucht im allgemeinen nicht herausgeschnitten zu werden.

Unterschreitet der Durchmesser des Myomknotens eine Richtgröße von 6–8 Zentimetern, dann kann – selbstverständlich abhängig von der Lage des Myomknotens – diese Schlüsselloch-Operation problemlos angewendet werden.

Aber nicht immer ist es möglich, eine Operationssonde durch den Muttermund in die Gebärmutterhöhle vorzuschieben und den Knoten zu beseitigen. Liegt das Myom nämlich nicht in der Uterushöhle, sondern ist es an der Gebärmutteroberfläche in den Bauchraum hineingewachsen, wird die Sonde unter dem Nabel ans Operationsgebiet herangeschoben. Das Problem dabei ist nicht das Ausschneiden des Myoms, sondern die Entfernung eines sehr großen Knotens durch das doch sehr kleine Schlüsselloch. Diese Arbeit kostet oft sehr viel Zeit, da der Knoten in kleine Stücke zerteilt werden muß, damit diese dann über das Endoskop aus der Bauchhöhle herausgezogen werden können.

Die Myomentfernung
durch das Schlüssel-
loch ist natürlich nur
bis zu einer gewissen
Myomgröße möglich

Die Medizin ist lernfähig. Diese schonende „konservative Myomentfernung" wurde erstaunlicherweise in früheren Jahren nur jenen Frauen empfohlen, die noch einen Wunsch nach Kindern hatten. Heute ist diese Technik voll etabliert und immer mehr Patientinnen werden danach behandelt. Die betroffenen Frauen haben den verständlichen Wunsch, ihre Gebärmutter unversehrt erhalten zu wollen. Sofern es medizinisch vertretbar ist, sollte dieser Wunsch selbstverständlich erfüllt werden. Zumal ja die Gebärmutter mit der Durchblutung der Eierstöcke zusammenhängt: Jede Gebärmutterentfernung reduziert die Blutzufuhr zu den weiblichen Keimdrüsen und damit auch die Hormonproduktion.

Allerdings gibt es auch Fälle, in denen nicht einzelne Myomknoten in der Gebärmutter verstreut sind, sondern der ganze Uterus zum riesigen Myom verwachsen ist. In diesen Fällen ist es sinnlos, eine Einzelknotenentfernung anzustreben. Nach Rücksprache mit der Patientin wird der Arzt in diesen seltenen Fällen die Entfernung der Gebärmutter anregen.

Aber auch hiefür gibt es bereits schonende Methoden. Um den Bauchschnitt zu umgehen, wird die Operation durch das Schlüsselloch begonnen. Von dort aus wird die obere Gebärmutterbefestigung durchschnitten. Die Gebärmutter selbst kann danach recht leicht durch die Scheide herausoperiert werden.

Myome der Gebärmutterhöhle werden im Rahmen eines hysteroskopischen Eingriffes von unten durch die Scheide entfernt

WATCHLIST – MYOME

• Eierstöcke und Gebärmutter

Zwischen Gebilden an den Eierstöcken und Wucherungen an der Gebärmutter muß unterschieden werden. Vergrößerungen und neue Eierstockgebilde müssen sorgsam überwacht und großzügig operiert werden. Myome dagegen sind in den meisten Fällen gutartig. Natürlich müssen auch sie überwacht werden, eine sofortige Entfernung ist aber nur ganz selten erforderlich. Operiert sollte nur dann werden, wenn die Myome schnell wachsen und Beschwerden verursachen. Bei beschwerdefreien Patientinnen ist eine Operation meist nicht erforderlich.

• Hormonstörungen und Myomwachstum

Bis heute sind noch nicht alle biologischen Mechanismen erforscht, die zum Myomwachstum führen. Es ist allerdings schon erwiesen, daß ein hoher Östrogenspiegel die Entstehung und das Wachstum von Myomen fördert und beschleunigt. Bei einer Hormonersatztherapie sollte daher immer auf die niedrigst mögliche Dosierung geachtet werden. Ist die Frau noch nicht im Wechsel, sollte der Östrogenspiegel im weiblichen Organismus nicht zu hoch gehalten werden. Bei Defiziten des Gelbkörperhormons können im weiblichen Körper zu hohe Östrogenmengen zur Wirkung kommen, die das Myomwachstum ungünstig beeinflussen können. In diesen Fällen kann die Gelbkörperhormonapplikation die Hormonsituation korrigieren.

• Künstliche Wechseljahre

Mit einer kleinen chemischen Verbindung kann man sechs Monate lang die Eierstöcke ruhigstellen und damit die Östrogenproduktion drosseln. In vielen Fällen bewirkt das ein Schrumpfen der Myomkerne – allerdings hat das seinen Preis:

Durch diese Maßnahme werden künstlich Wechseljahre simuliert und es können die bekannten Wechselbeschwerden (Hitzewallungen, Schlaflosigkeit) auftreten. Wenn die Wirkung der Behandlung nachläßt, sollten die Myome weg und auch die Wechselbeschwerden verschwunden sein.

• Ultraschalluntersuchung

Im Ultraschall sind Myome besonders gut darstellbar, wobei die sogenannte Vaginalsonographie (Ultraschall durch die Scheide) der Ultraschalluntersuchung vom Bauch aus weit überlegen ist. Mit einem dünnen Stab, der am Ende mit einem Ultraschallkopf bestückt ist, kann sich der Arzt durch die Scheide bis an die Gebärmutter herantasten und so verläßliche Bilder von der Architektur dieses Organs auf den Bildschirm bekommen. Diese Untersuchung erlaubt auch die Dokumentation von Myomveränderungen – und eine Überprüfung des Erfolges einer hormonellen Behandlung.

• Konservative Myomentfernung

Durch die aktuelle wissenschaftlich Forschung ergaben sich Hinweise, daß die Gebärmutter auch Hormone produzieren kann, die in die Blutgerinnung und in die Steuerung der Fettzellen eingreifen. Es steht fest, daß die Ovardurchblutung von der Gebärmutterexistenz abhängt. Da Blutgefäße über die Gebärmutter zum Eierstock führen, ist diese Verbindung im Falle einer Gebärmutterentfernung unterbrochen. Die dadurch entstehende Minderdurchblutung des Eierstocks ist organmäßig mit einem Herzinfarkt vergleichbar: Es kommt zum Absterben von wichtigen Körperfunktionen. Bei manchen Frauen führt dies zu unangenehmen Beschwerden, die den Symptomen von Wechseljahren ähneln. Es gibt aber auch Frauen, die diese Nachteile nicht verspüren. Im allgemeinen ist die Befindlichkeit der Patientin davon abhängig, ob eine (vorhandene) zweite Ovar-Blutversorgung in der Lage ist, Gefäßveränderungen, die durch die Gebärmutterentfernung entstanden sind, zu kompensieren.

Aus diesen Gründen sind Frauenärzte heute mit der Gebärmutterentfernung zurückhaltend. Durchgeführt wird sie nur dann, wenn die Patientin dies ausdrücklich will oder wenn eine einfache Myomentfernung nicht mehr möglich ist. Viele Frauen entscheiden sich dazu, den Myomknoten operativ eliminieren zu lassen. Die endoskopischen Techniken sind mittlerweile so ausgereift, daß die meisten Myome durchs „Schlüsselloch" operiert werden können (Laparoskopie).

7 Endometriose – unbekanntes Leiden

Der Fall Lore

Lore litt seit der Geburt ihres letzten Kindes – welches durch Kaiserschnitt zur Welt kam – während der Menstruation unter furchtbaren Schmerzen. Eine Zeitlang hoffte sie, es wäre ein vorübergehendes Problem. Doch bald wurde sie eines Schlechteren belehrt: Von Monat zu Monat wurde die Schmerzintensität stärker. Nach einem halben Jahr spitzte sich die Lage dramatisch zu: Die Monatsschmerzen erreichten ein Ausmaß, daß Lore am Arbeitsplatz kollabierte, ohnmächtig wurde und notärztlicher Versorgung bedurfte.

Zur Empfängnisverhütung hatte ihr der Arzt die Pille verschrieben – die linderte teilweise die Schmerzen. Während der Menstruation wurden die Schmerzen erträglicher, freilich verschwanden sie nicht völlig. Doch kaum setzte Lore die Pille wieder ab, traten die krampfartigen Zustände sofort wieder auf. Schon am ersten Tag der Regel stellten sich die Schmerzen in einer derartigen Intensität ein, daß der Gynäkologe sofort eine Laparoskopie (Bauchspiegelung) vornahm. Dabei stieß er in der Bauchhöhle auf Schleimhautzellen, die üblicherweise nur in der Gebärmutter vorkommen. Diagnose: Endometriose.

Noch während der Laparoskopie wurden die Endometrioseherde verschorft. Lore bekam auf Dauer von sechs Monaten ein Hormon, das die Eierstöcke ruhigstellte. In dieser Zeit hatte sie keine Blutung. Die leichten Hitzewallungen waren im Vergleich zu den Regelschmerzen erträglich.

Nach einem halben Jahr stellten sich die normalen Monatsblutungen wieder ein. Die Schmerzen blieben aus.

Vor hundert Jahren
wurde zum ersten
Mal von einem
Wiener Arzt
die Endometriose
beschrieben

Um die Jahrhundertwende stellte der Mediziner Carl Freiherr von Rokitansky (1804–1878), Mitbegründer der Wiener Medizinischen Schule und einer der berühmtesten Pathologen seiner Zeit, in der Gesellschaft der Ärzte eine Patientin vor, die Monat für Monat unter schweren Schmerzen ohnmächtig zusammenbrach. Die damals üblichen Untersuchungen – technisch weit entfernt von den heutigen Diagnostikmethoden – ergaben nicht den geringsten Hinweis auf Tumore, Zysten oder Myome. Drei Wochen im Monat lebte die Frau beschwerdefrei, die vierte Woche wurde für sie zur Hölle. In diesen sieben Tagen steigerte sich der Schmerzzustand der Patientin bis zur Ohnmacht.

Rokitansky operierte – und er legte frei, was er bis dahin noch nie gesehen hatte: Der gesamte Bauchraum dieser Frau hatte sich in eine einzige große Gebärmutterhöhle verwandelt. Die Schleimhaut, die normalerweise nur im Uterus vorhanden ist, ummantelte die Blase, den Darm und das Bauchfell. Nicht nur: Diese Schleimhaut machte auch jene Zyklusschwankungen mit, die sich bei gesunden Frauen nur in der Gebärmutter abspielen.

Die Endometriose
kommt auch
bei Frauen vor, die
keine Gebärmutter
haben

Das Symptom dieser Krankheit wurde erstmals an dem Wiener Mädchen beschrieben: Entzündungen, die den genitalen Bereich weit überschreiten. Mit einem hochinteressanten zusätzlichen Detail: Rokitanskys Patientin hatte keine Gebärmutter, wohl aber Eierstöcke und Brüste.

Diese Krankheit, mit dem die Wiener Medizinische Schule in die Liste der gynäkologischen Entdeckungen einging, wurde Endometriose genannt – Wucherungen des Endometriums (Gebärmutterschleimhaut). Sie beschreibt einen Zustand, bei dem die Gebärmutterschleimhaut quer durch den weiblichen Bauchraum wuchert, nicht nur dort, wo sie sein sollte – in der Gebärmutterhöhle.

206

Der Endometriose-Therapie erster Teil: das Wort

Die Endometriose ist häufiger als vermutet: Etwa fünf Prozent der geschlechtsreifen Frauen leiden unter dieser Krankheit, wobei ihr Beschwerdegrad höchst unterschiedlich sein kann. Bei der Endometriose handelt es sich um Zellen, die zwar die zyklischen Veränderungen der Menstruation mitmachen, die aber – wie die moderne Forschung mittlerweile nachgewiesen hat – mit der Gebärmutterschleimhaut nicht unbedingt ident sein müssen. Allerdings benehmen sie sich so wie die „echte" Schleimhaut – sie imitieren sie. Vor allem um die Zeit der Menstruation sondern die Zellen Gewebsstoffe ab, die Schmerzen, Schwellungen und gelegentlich auch völlig untypische Blutungen verursachen. Der Grad der Beschwerden richtet sich nach dem Ort der Plazierung dieser Zellen innerhalb des Bauches.

Gemeinsames Merkmal der meisten Endometriose-Formen: sie treten zur gleichen Zeit wie die Monatsblutung auf.

Das Kennzeichen der Endometriose: die Beschwerden treten immer wieder zum Zeitpunkt der Regel auf

Bevorzugt siedelt sich diese Entzündung am Bauchfell und am Eierstock an. Von innen aus betrachtet, weisen diese Organe verschieden strukturierte Flecken (Farben von hellrot bis schwarz) auf, die in ihrer Ausbreitung unterschiedlich groß sein können. Sie reichen von einigen wenigen Millimetern Durchmesser bis zu Handtellergröße, wenn sie das Bauchfell flächenhaft überziehen. Die großen Formen der Endometriose erzeugen die klassische Schmerzsymptomatik: Unmittelbar vor – meist aber während der Menstruation – klagt die Frau über rasend stechende Schmerzattacken im Unterbauch, sehr oft ist sie außerstande, ihren normalen Tätigkeiten nachzugehen. Mitunter krümmt sich die Patientin vor Schmerzen und muß zu Menstruationsbeginn wegen dieser Schmerzwellen den Arbeitsplatz verlassen – gar nicht selten muß sie ins Spital zur Schmerzlinderung.

Es gibt verschiedene Formen der Endometriose: die Endometriose hinter der Gebärmutter, am Bauchfell und am Eierstock

Sehr gerne nistet sich die Endometriose auch in Blase und Darm ein. Dieser Plazierung entsprechend sind auch die Symptome: Während der Menstruation krampft sich die Blase zusammen, gelegentlich tritt sogar Blut beim Urinieren aus der Harnröhre aus. Die betroffene Frau ist – verständlicherweise – schwer beunruhigt. Zumal die Endometriose des Darmes noch dramatischere Symptome zeigt: Zusätzlich zu den übrigen Beschwerden kommen starke Durchfälle, die oft schleimig und blutdurchsetzt sind.

Diese Krankheit findet sich aber auch an völlig untypischen Stellen. Manchmal sind die signifikant rötlichen Felder in der Scheide festzustellen, gelegentlich um den Nabel, am Herzen oder in der Lunge. Im Brustraum kann sie während der Menstruation schwere, lebensgefährdende Symptome hervorrufen.

Lange Zeit vertrat die Medizin die Meinung, daß diese verstreuten Herde während der Regel – ähnlich wie die Schleimhaut – ebenfalls zu bluten beginnen. Die Molekularendokrinologie hat mittlerweile eine differenziertere Sicht der Dinge bewirkt. Wissenschaftlich kann heute nachgewiesen werden, daß Endometriosezellen während eines Monats ihr biochemisches Profil verändern. Um die Zeit der Menstruation setzen sie zahlreiche Entzündungsstoffe frei, die das umliegende Gewebe beeinflussen und irritieren. Es kann daher angenommen werden, daß im Herzen, in der Lunge oder auch im Bauchraum gar kein Menstruationsblut entsteht. Wahrscheinlich sind es Gewebshormone, die von den Eierstockhormonen sensibel gesteuert und mit der Menstruation virulent werden und Schmerzen unterschiedlichster Intensität verursachen können.

Die Menstruation wird durch den Abfall des Östradiols und des Progesterons (Gelbkörperhormon) ausgelöst. Beide bewirken in ihrem typischen Freisetzungsmuster jene Gebärmutterveränderungen, die zur Menstruation führen. Auch die Endometriose, die irgendwo im Körper verteilt sein kann, reagiert auf das ovarielle Hormongeschehen in charakteristischer Weise: Es wird dabei zwar meist kein Blut freigesetzt, wohl aber bilden sich biochemische Substanzen, die den weiblichen Organismus irritieren.

Endometriosezellen können sich in verschiedenen Teilen des Körpers spontan bilden

Die Endometriose ist eine Entzündung, die von der nur bei Frauen vorkommenden typischen Hormonkonzentration abhängig ist. Wichtig dabei ist der Abfall von Östrogen- und Progesteronwerten; weniger wichtig ist die tatsächliche Präsenz dieser beiden Hormone.

Endometriosezellen können sich überall bilden, wo ein spezifisches Keimbett vorhanden ist. Es bedarf keineswegs des Menstruationsblutes als Verteilungsmedium. Nach alter Volksmeinung wird dieses „Monatsblut" im ganzen Körper verstreut. Also könnten sich nach diesem Denkmodell – ähnlich den Krebsmetastasen – auch überall Endometriumschleimhautinseln bilden.

Der Krankheitsverlauf scheint aber ein ganz anderer zu sein. Wahrscheinlich sind Bauchfell, Eierstock und andere Gewebe in der Lage, sich in bestimmtem Umfang zu verwandeln. Dabei dürften Zellen gebildet werden, die auf die Eierstockhormone sensibel reagieren und die dabei andere, meist entzündungsstimulierende Gewebshormone erzeugen. Dieser Umstand ist letztlich verantwortlich dafür, daß die Endometriose ein Schwangerschaftshindernis ist. Die von den Zellen freigesetzten Substanzen, die bei vielen Frauen Schmerzen, Erbrechen und Kollaps hervorrufen können, sind der Befruchtung und der Einnistung des Embryos hinderlich. Sehr oft zerstören sie die befruchtete Eizelle, sehr oft verhindern sie lediglich deren Transport in die Gebärmutterhöhle und deren Einnistung. Wenn Frauen keine Kinder bekommen, wird daher zu allererst diese frauenspezifische Entzündung als Ursache vermutet.

Die Entstehung der Endometriose hat zahlreiche Ursachen

Werden dem Gynäkologen die typischen Symptome geschildert, die immer während der Menstruation auftreten, kann die Diagnose Endometriose meist schon während des Gesprächs – der Anamnese – gestellt werden. Erhärtet und objektiviert wird dieser Verdacht durch eine Bauchspiegelung. Dabei geht der Arzt unter dem Nabel mit dem Endoskop in die Bauchhöhle ein und über die Instrumentenoptik werden der Bauchraum, die Eierstöcke sowie Blasen- und Darmoberflächen inspiziert.

Mit dem Laser kann die Endometriose zerstört werden

Die Endometriose ist dabei unübersehbar: Sie stellt sich dar als schwarze bis rote Flecken, die im Zuge dieser Inspektion auch gleich mit Laser oder Verschorfung behandelt werden können.

Die Entstehung der Endometriose – vieles ist dabei noch unklar

Wie Endometriose überhaupt entsteht, läßt sich auch nach intensiver Forschung noch nicht hundertprozentig beantworten. Früher herrschte die Meinung vor, daß das Menstruationsblut nicht nur durch die Scheide nach außen, sondern auch über die Eileiter ins Bauchrauminnere fließt und sich an verschiedenen Stellen festsetzen kann.

Die Endometriose kann auch für Bauchhöhlenschwangerschaften verantwortlich sein

Diese Meinung wird freilich durch das Wiener Mädchen widerlegt, das vor einem Jahrhundert von Rokitansky operiert wurde und das gewissermaßen das erste dokumentierte Endometrioseopfer ist: Diese Patientin hatte keine Gebärmutter und damit auch keine Menstruation. Sie hätte daher nie an einer Endometriose leiden können.

Bei der peritonealen Endometriose scheint demnach der Rückfluß des Menstruationsblutes in den Bauchraum und die dadurch bedingte Entstehung der Endometriose nicht wirklich jene Bedeutung zu haben, die ihr in der Vergangenheit von der oft sehr mechanistisch denkenden Medizin zugeteilt worden ist. Man nimmt heute an, daß diese spezielle Form der Endometriose durch eine spontane Umwandlung von Bauchfellzellen im Gewebe, die der Gebärmutterschleimhaut ähneln, hervorgerufen wird. Mediziner sprechen von einer „Metaplasie" (Zellumwandlung), die an verschiedenen Teilen unseres Körpers stattfinden kann, wohin aber keineswegs das Menstruationsblut hingelangen muß. Warum allerdings die Zellen des Bauchfelles diese Metamorphose, diese Umwandlung in Gebärmutterschleimhaut-ähnliche Zellen vornehmen, ist im Detail noch nicht wirklich erforscht.

Die Endometriose hinter der Gebärmutter ist während der Embryonalzeit aus Gebärmutterresten entstanden

Bei der Adenomyosis, einer anderen Form der Endometriose, beginnen sich mittlerweile die Nebel ihrer Entstehung zu lichten. Diese Veränderung ist deshalb leicht charakterisierbar, weil sie sich an der tiefsten Stelle der Bauchhöhle – zwischen Scheide und Mastdarm – befindet. Nur an diesem Ort siedelt sich diese Spezialform der Endometriumzellen an. Bei der laparoskopischen Inspektion fällt sie als roter Zellverband auf, der auch knotenförmige Ausmaße annehmen kann. Für die Patientin bedeutet diese Krankheit furchtbare Beschwerden – vor allem Schmerzen.

Histologische Untersuchungen dieser speziellen Endometriose sorgen für Überraschungen. Es zeigte sich, daß es sich bei der Adenomyosis nicht um umgewandelte Zellen handelt (wie dies bei anderen Formen dieser Entzündungskrankheit der Fall ist), sondern daß neben den endometriumsähnlichen Zellen auch noch Muskel- und Bindegewebe vorhanden ist. Durch diese molekularbiologische und histologische Typisierung konnte schließlich die Entstehung der Krankheit rekonstruiert werden. Und die ist tatsächlich voller Überraschungen: Diese Form der Endometriose ist ein abgesprengter Teil der Gebärmutter, die während der embryonalen Entwicklung einen gewissen Weg zurücklegen mußte. Auf dieser Reise scheint sie – ehe sie sich an der richtigen Stelle im weiblichen Körper etabliert – einzelne Zellen zu verlieren. Aus

Unterschiedliche Endometrioseformen reagieren auch unterschiedlich auf Hormone

211

diesen verlorenen Verbänden bilden sich dann im Laufe des Lebens jene Endometrioseherde, die dann im tiefsten Raum des Bauches zu wuchern beginnen.

D ie Frage, wie und warum Endometriose entsteht, hat einen durchaus intellektuellen Background. Sie befriedigt nicht nur die Neugierde der Patientin oder des Arztes, ihre Entstehungsgeschichte trägt auch zu einer Verbesserung der Therapie bei.

Nach heutigem Wissensstand sind die Entstehungsursachen vielfältig. Und je mehr die Medizin über diese Krankheit weiß, desto differenzierter wird auch deren Behandlung.

Der Endometriose-Therapie zweiter Teil: die Pflanze

N och vor einigen Jahren war die Diagnose Endometriose für die Patientin mit Schockerlebnissen verbunden: Die häufigste Behandlungsform war die Entfernung des gesamten inneren Genitales. Das bedeutete Kastration.

Später wurde die chirurgische Totalamputation durch eine hormonelle Behandlung ersetzt – ein Quantensprung in der Therapie. Auch heute noch wird diese Behandlungsform mit Erfolg angewendet. Aber der medizinische Fortschritt läßt sich nicht mehr stoppen. Die von den Gynäkologen weiterentwickelte Strategie nimmt auf die unterschiedlichen Entzündungsformen Rücksicht – die Behandlung wird differenzierter.

L iegt der Endometrioseherd tatsächlich an der tiefsten Stelle der Bauchhöhle (im sogenannten Douglas'schen Raum), bestimmt ihre biochemische Eigenheit auch die Therapie. Diese adenomyotische Endometriose spaltete sich ja von der Gebärmutter ab – deren chemische Zusammensetzung hat sie aber behalten. Das bedeutet, daß bei dieser Endometrioseform das Östrogen aus seinen nicht

Durch eine Ruhigstellung des Eierstockes kann in zahlreichen Fällen die Endometriose gebessert werden

Die Kombination von endoskopischer Operation und hormoneller Behandlung erweist sich gerade bei der Endometriose als sinnvoll

212

aktiven Vorstufen schnell herausgelöst wird. Es stimuliert demnach sein eigenes Wachstum.

Die Behandlung muß sich daher auf die Unterdrückung jenes Enzyms beschränken, das den Zellverband zum Wachsen bringt und zu den argen Problemen führt. Dieses Enzym ist die sogenannte Sulfatase – ein chemischer Motor, der den Schwefelrest vom Östrogen abspaltet und damit das nicht aktive, verschwefelte Östrogen in aktives verwandelt.

Dabei spielt sich ein sehr komplexer Vorgang ab, der – simplifiziert dargestellt – noch immer kompliziert genug ist. Die Eierstockhormone sind so stark wirksame Substanzen, daß sie der Körper – vergleichbar mit einem Käfig – mit einer Hülle, nämlich einem Sulfatrest, umschließt. Dieser verhindert, daß die Hormone vorzeitig aktiv werden können. Nun gibt es aber Gewebeteile, die dieses Östrogen-Schwefelgefängnis sprengen und dadurch das Hormon aktivieren können. Die Adenomyosis verfügt über diese Fähigkeit. Sie ist daher auch in der Lage, permanent ihre Größe zu verändern. Durch die Hormonschwankungen kann daher das Östradiol diese Form der Endometriose tatsächlich vergrößern.

Die Medizin hat mittlerweile einen Stoff zur Verfügung, der die Aktivitäten der adenomyotischen Herde bremst und die Aktivierung des Östrogens verhindert. Es handelt sich dabei um ein Hormon, das – den männlichen Hormonen ähnlich (und mit diesen sogar verwandt) – schon seit geraumer Zeit zur Behandlung der Endometriose eingesetzt wird.

Die längste Zeit wurde es in Tablettenform verschrieben, was freilich zu vielen Nebenwirkungen (beispielsweise hormonellen Entgleisungen) führte. Vor kurzem wurde die Therapieform umgestellt. Das Danokrin® – so der Name des Medikaments – ist neuerdings als Vaginal- oder Rektalsuppositorium erhältlich. Dadurch, daß es praktisch direkt am Ort des Geschehens plaziert wird, entfällt der

Befindet sich die Endometriose im tiefsten Raum des Beckens, so erzeugt dies meist besonders starke Beschwerden

Mit männlichen Hormonen kann man die Aktivierung der Östrogene, die die Endometriose stimulieren, verhindern

213

Umweg über die Leber und es ergeben sich auch kaum irgendwelche Nebenwirkungen. Im Gegenteil: Das Medikament greift ganz nahe dem Douglas'schen Raum direkt in die Entzündungsvorgänge ein und blockiert den Endometrioseherd.

Die unterschiedlichen Formen der Endometriose werden auch unterschiedlich behandelt

Finden sich Endometriosezellen (peritoneale Endometriose) am Bauchfell, an der Blasenoberfläche oder am Enddarm (Zellen, die nicht von der Gebärmutter während ihrer embryonalen Entwicklung abgespaltet wurden), wird eine andere Form der Therapie angewandt. Bei diesen Endometrioseherden wird der Versuch unternommen, den Abfall von Östrogen und Progesteron zu verhindern. Damit soll die Aktivierung der Entzündungsfaktoren in den Endometrioseherden umgangen werden.

Aber auch in solchen Fällen differenziert die Medizin. Die Therapie richtet sich danach, ob der weibliche Organismus über Fähigkeiten zur Selbstheilung verfügt und in der Lage ist, die Krankheit aus eigener Kraft zu bewältigen.

Die Endometriose gehört zu den häufigsten Ursachen von Kinderlosigkeit

Dieses Strategiemodell beruht auf der Tatsache, daß der Körper regelwidrige Zustände von selbst erkennt und versucht, zum ordnungsgemäßen Zustand zurückzukehren. Die Endometriose ist regelwidrig – sie unterliegt daher der Eigensanierungskraft des Körpers. Im Zuge dieses Geschehens baut der weibliche Organismus um die Endometriosezellen weiße Blutkörperchen auf, deren Aufgabe das Killen der Entzündungsherde ist. Das gelingt nicht immer – manchmal reichen die körpereigenen Abwehrkräfte nicht aus. Aus der Farbe der Entzündungsherde können jedoch Rückschlüsse gezogen werden: Hellrote Herde gelten als aktiv und virulent, dunkle schwarze oder schon bräunlich vernarbte als nur noch reduziert aktiv. Sie wurden von den körpereigenen Zellen bereits lahmgelegt, sodaß sie vielfach nur noch als Narbenplatten sichtbar sind.

Hat der Gynäkologe den Eindruck, daß die körpereigene Abwehr von selbst die Endometriose zurückdrängt, so wird er auf eine intensive und starke Hormontherapie verzichten, sondern durch die Verordnung eines Gelbkörperhormons versuchen, die Ausbreitung der Endometrioseherde zu stoppen, ohne die körpereigene Immunabwehr zu stören.

Bei starken Endometriosebeschwerden stellt man für einige Monate den Eierstock ruhig

Anders ist es allerdings, wenn die Endometrioseherde wachsen und durch die körpereigene Abwehr noch nicht eingedämmt sind.

Es sind die voll aktiven Endometrioseherde, die der Patientin furchtbare Schmerzen bereiten können. In diesen Fällen wird der Arzt auf die hormonelle Ausschaltung des Eierstockes drängen müssen. Durch die Unterbindung der Hormonproduktion wird auch das Auf und Ab von Östrogen und Progesteron verhindert, denn beide gemeinsam sind für die Beschwerden verantwortlich.

Der Hormonstopp geschieht durch Einsatz einer kleinen, nur zehn Aminosäuren umfassenden Substanz, die im Gehirn gebildet wird und ohne die der Eierstock kein Östrogen und kein Progesteron herstellen kann. Um diese Hormone des Eierstocks lahmzulegen, manipuliert man das übergeordnete kleine Dirigentenhormon des Gehirns. Man verändert dieses Regulationsprotein derart, daß der Eierstock zum Erliegen kommt – eine Täuschung unseres Körpers.

Die Beschwerden dieser Behandlung können ähnlich jenen sein, die im Wechsel auftreten

Normalerweise wird vom Gehirn alle 90 Minuten dieses sogenannte kleine Dirigentenhormon (GnRH) freigesetzt, das die Hirnanhangdrüse veranlaßt, die Hormonproduktion des Eierstocks anzukurbeln. Kurze und kleine biochemische Verbindungen sind von der Medizin leicht imitierbar. Ohne viel Aufwand kann daher eine der zehn Aminosäuren ausgetauscht und die neue Verbindung als Injektion dem Körper zugeführt werden.

Der Organismus glaubt nun tatsächlich, daß es sich hiebei um die im eigenen Gehirn gebildete

Manchmal empfiehlt
es sich, vor oder
auch nach
einer Operation den
Eierstock für kurze
Zeit auszuschalten

Steuerungssubstanz handelt, die er sofort zur Stimulation der Hirnanhangdrüse – und damit der Eierstöcke – einsetzen möchte.

Im ersten Augenblick hat die Täuschung Erfolg. Die manipulierte Hormonverbindung paßt tatsächlich ins Schloß der entsprechenden Zelle. Allerdings – und das ist dabei der Erfolg dieser Täuschung – kann der Schlüssel das Schloß nicht öffnen. Sprich: Er kann die Schleusen nicht aktivieren, die den Eierstock zur Produktivität anregen. Dadurch kommt es zum völligen Erliegen der Eierstockaktivität und es werden weder Östrogen noch Gelbkörperhormon produziert.

Die Frau wurde künstlich in den Wechsel versetzt.

Meist dauert es vier bis acht Wochen, bis es dem weiblichen Organismus gelingt, das manipulierte Molekül zu entfernen und den Eierstock wieder unter Kuratel des normalen, nicht manipulierten Hormons zu stellen.

Wird die künstliche Substanz einmal monatlich als Injektion verabreicht, kann die Frau über längere Zeit – meist sechs Monate – im „künstlichen Wechsel" gehalten werden. Durch diesen Eingriff ins Hormongeschehen kann das Auf- und Absteigen der Östrogenkonzentration ausgeglichen werden. Meist ist das aber auch mit typischen Beschwerden verbunden: Die Frauen klagen über Schweißausbrüche, Schlaflosigkeit und alle jene Symptome, die man sonst nur von den Wechseljahren kennt.

Mit einer
monatlichen Injek-
tion gelingt die
Ruhigstellung der
Produktion von
Eierstockhormonen

Wenn Frauen unter dieser Therapie sehr leiden, wird ihnen künstliches Östrogen in geringer Dosierung verabreicht. Damit können die Nebenwirkungen beseitigt werden, die durch die Ausschaltung der Eierstöcke entstehen.

Freilich gibt es noch eine andere Form der konservativen Behandlung: die kontinuierliche Anwendung des Gelbkörperhormons. Diese Therapie belastet weniger, erzeugt auch keine klimakterischen Beschwerden, ist aber manchmal auch nicht voll wirksam.

Das Gelbkörperhormon wird meist injiziert. Dadurch wird es nur langsam freigesetzt und verhindert die Pendelausschläge bei der Hormonproduktion, die für die Entstehung der Endometriose hauptverantwortlich sind. Bei dieser Therapie bleibt meist auch die Regel aus, manchmal wird sie auch nur unregelmäßig. Die menopausalen Beschwerden, die sonst bei völliger Ausschaltung der Eierstockaktivität auftreten, fehlen aber bei der Gelbkörperhormonbehandlung fast völlig.

Auch das Gelb-körperhormon kann zur Behandlung der Endometriose eingesetzt werden

Der Endometriose-Therapie dritter Teil: das Messer

Die Endometriose ist ein gutes Beispiel dafür, wie einander Hormonbehandlung und Operation ergänzen können. Reicht die Therapie mit der Pflanze nicht aus, wird der Arzt das Messer anwenden müssen. In den meisten Fällen kann dies schon während der diagnostischen Laparoskopie geschehen, weil durchs Schlüsselloch die Diagnose erstellt und sofort die Behandlung in Angriff genommen werden kann.

Stellt der Operateur bei der Bauchspiegelung einzelne Herde fest, wird er ein kleines Stückchen entnehmen und sofort histologisch untersuchen lassen. Anschließend kann die wie kleine Farbtupfer am Bauchfell verteilte Endometriose mit einem Wärmestab zerstört oder mit Laser verbrannt werden. Die Krankheit wird regelrecht verkohlt. Manche Laserapparate krallen sich vor allem in den roten Zellen fest, was die gezielte Behandlung um vieles erleichtert.

Die Diagnose und auch die chirurgische Therapie bei Endometriose erfolgen über eine Bauchspiegelung

Aus Sicherheitsgründen schließt an eine chirurgische Behandlung eine hormonelle an. Vor allem dann, wenn der Wunsch der Frau nach einem Kind gegeben ist, wird der Erfolg der chirurgisch-hormonellen Therapie nach sechs Monaten durch eine erneute Bauchspiegelung überprüft. Es müs-

sen alle ursprünglich vorhandenen Endometrioseherde beseitigt sein, ansonst kann an eine Schwangerschaft nicht gedacht werden.

Mitunter bildet die Endometriose am Eierstock
Zysten („Schokoladezysten"), die ebenfalls operativ
entfernt werden müssen.

Üblicherweise werden herkömmliche Zysten zur
Gänze eliminiert. Anders bei Endometriosezysten. In ihnen sind zahlreiche Eizellen enthalten,
die für eine spätere Befruchtung notwendig sein
können. Der Chirurg verzichtet daher auf die voll-
kommene Entfernung dieser Zysten. Er beseitigt lediglich deren Inhalt und verbrennt mit Laser oder
Brennstäben die Endometrioseinnenseite.

Alles in allem wird die Patientin meist durch
diese Operation weit weniger belastet als durch die
Beschwerden, die im Zuge dieser doch sehr
schmerzvollen Krankheit auftreten.

Die Endometriose
des Bauchfelles
wird bei
der Laparoskopie
mit Laser oder
Wärme zerstört

WATCHLIST – ENDOMETRIOSE

• Selbstbefreiung

Die Endometriose bedeutet fremdes Gewebe an einem fremden Ort. Diese Krankheit wird daher vom Körper selbst bekämpft, weil er dieses Gewebe als fremd empfindet. Der Organismus aktiviert daher das körpereigene Immunsystem, um die versprengten Endometrioseherde zu zerstören. Dabei ist er manchmal erfolgreich, mitunter verliert er aber den Kampf. In diesem Fall muß die Endometriose mit dem Messer oder mit dem Laser eliminiert werden. Dabei unterstützt also der Operateur den Organismus.

Es ist daher besonders wichtig, den Körper beim Versuch, sich von dieser Krankheit selbst zu befreien, vor allem mental zu unterstützen. Der Frauenarzt kann zunächst versuchen, die Eigenabwehr des weiblichen Organismus zu stärken und damit die körpereigene Vernichtung der Herde zu beschleunigen. Dazu steht eine breite Palette unterschiedlicher Behandlungspräparate zur Verfügung.

• Hormonbehandlung und Menstruation

Es gibt hormonelle Endometriosebehandlungen, bei denen die Menstruation nicht ausbleibt. Bei den leichten Formen dieser Krankheit genügt oft die Gabe von Gelbkörperhormon, um die Beschwerden zu eliminieren und dem Körper Eigenkraft zur Herdzerstörung zu geben. Ein weiteres Präparat hemmt die Hormonbildung, die manchmal in den Endometriosezellen – unabhängig vom Eierstock – stattfindet. Dieses Mittel, Danokrin®, kann als Vaginalsuppositorium in die Scheide eingefügt und damit in die unmittelbare Nähe der Endometriosezellen plaziert werden.

219

• Eierstockausschaltung

Wird wegen des künstlich eingeleiteten Wechsels aus therapeutischen Gründen der Eierstock ausgeschaltet, kommen auf den Gynäkologen immer wieder die Fragen nach der Gefährlichkeit dieser Behandlung zu. Die Vorgänge sind einfach darzustellen: Der Organismus erhält ein hormonelles Präparat injiziert, das die Eierstockaktivitäten reduziert. Dadurch werden die Endometriosezellen ausgehungert. Allerdings kommt der Körper für einige Monate in einen hormonellen Zustand, der den Wechseljahren ähnelt, der sich aber – wenn keine Injektionen mehr verabreicht werden – wieder völlig normalisiert.

Die so durchgeführte Behandlung der Endometriose ist sehr effektiv, aber deren Nebenwirkungen sind oft lästig, zumal ein künstlicher Wechsel mit all seinen Begleiterscheinungen eingeleitet wird. Diese Therapie ist aber ungefährlich – im weiblichen Körper richtet sie keine Schäden an.

Wichtig ist nur, daß vor Behandlungsbeginn eine Knochendichtemessung durchgeführt wird. Unter Umständen kann es nämlich bei langer Therapiedauer und bei schlechter Knochendichte zu einem unnötigen Verlust der Knochenmasse kommen.

• Laser

Es gibt Laserarten, die den besonders intensiven roten Farbstoff von Endometriosezellen anpeilen und dadurch diese Zellen selektiv zerstören. Dieser Laser kann während einer Operation, aber auch während einer Laparoskopie eingesetzt werden.

⑧ Harnverlust – das diskrete Problem

Der Fall Judith

Judith hatte eine schwere Zangengeburt – die Wunde in der Scheide mußte mit zahlreichen Nähten versorgt werden. Aber ihre – berechtigte – Angst vor einer Schädigung des Beckenbodens und dem damit verbundenen Harnverlust war unbegründet. Die Blase funktionierte nach der Entbindung noch genausogut wie vorher.

Dann kam Judith in die Wechseljahre und nun trat ein, was sie vor mehr als einem Jahrzehnt befürchtet hatte: Beim Aufschlag während des Tennisspiels verlor sie ganz plötzlich einige Tropfen Harn. Judith dachte zunächst an eine Blasenentzündung und eine Verkühlung; sie hoffte, das Problem würde sich wieder von selbst erledigen. Dem war aber nicht so: Der Harnverlust wurde stärker und trat nun auch in Situationen des täglichen Lebens auf. Husten, niesen, lachen – alles war mit Harninkontinenz verbunden. Und an Sport war ohnehin nicht mehr zu denken – am Tennisplatz wäre das Leiden für alle offenbar geworden.

Judiths Gynäkologe ordnete eine urodynamische Blasenuntersuchung an. Dabei wird die Blase mit einer Kochsalzlösung gefüllt und überprüft, an welcher Stelle des Organs die Schwachstellen liegen. Bei Judith konnte der Arzt eine Form von Blasenschwäche eruieren, die keiner operativen Korrektur bedurfte. Der Frauenarzt verordnete Östrogen und Progesteron – Präparate, die als Suppositorien täglich in die Scheide eingeführt werden mußten. Die Hormonmedikamente zeigten schon bald Wirkung: Der Beckenboden wurde wieder soweit gefestigt, daß die Harninkontinenz verschwand. Judith spielt seither längst wieder Tennis.

221

Am Harnverlust
leiden viele Frauen
und genieren sich,
darüber zu sprechen

Die große Schauspielerin Marlene Dietrich – mit bürgerlichem Namen Maria Magdalena v. Losch – war 74 Jahre alt, als sie im Jahr 1975 nach Paris übersiedelte und sich völlig von der Öffentlichkeit absentierte. Sie zog dem aufregenden Glamour ein Leben in völliger Einsamkeit vor; die Tür öffnete sie nur ihren engsten Verwandten.

Am 6. Mai 1992 starb sie – allein. Zuletzt war sie gezeichnet von schweren Krankheiten und von den Folgen ihrer Weltabgeschiedenheit. Sie war 91 Jahre alt, als der Tod sie von ihrem geheimen Leiden erlöste: Die gefeierte Schauspielerin, der Star Hollywoods, litt jahrzehntelang unter Harnverlust und Scheidensenkung.

Wenn Frauen unkontrolliert und meist im unpassendsten Moment Harn verlieren, sind sie geschockt. Viele schweigen darüber. Aus Scham wagen sie es nicht einmal, sich ihrem Frauenarzt anzuvertrauen. Über die Harninkontinenz redet niemand gern – dieses Tabuthema wird von den betroffenen Frauen verdrängt. Das läßt den oberflächlichen Eindruck entstehen, daß es sich hiebei nur um eine winzige Fußnote im Fachgebiet der Gynäkologie handelt.

Der Harnverlust
ist eine Folge
der Beckenboden-
schwäche

Aber das ist ein Trugschluß: Der Harnverlust ist ein Leiden, das viel mehr Frauen trifft, als man vermuten würde. Die Inkontinenz kann das Leben zur Hölle machen, vor allem wenn sie – wie bei Marlene Dietrich – zum Rückzug in die Einsamkeit führt.

Die Inkontinenz ist ein uraltes Problem der Menschheit. In Prantomes Beschreibung über das Leben der eleganten Damen heißt es dazu:

„Andere können ihren Urin nicht halten, sie müssen deswegen stets ein kleines Schwämmchen tragen; so kannte ich zwei vornehme und hohe Damen, von denen die eine plötzlich in den Ballsaal machte am Hofe König Karl IX., womit sie argen Anstoß erregte. Von einer anderen großen

Dame hörte ich, daß ihr beim Koitus dasselbe passierte, entweder sofort oder nachher..."

Das Wort als erster Teil der Therapie gegen Harnverlust und Scheidensenkung

Der Mensch geht aufrecht. Durch die Schwerkraft ruht ein großer Teil des Körpergewichts – vor allem die Eingeweide – auf dem Beckenboden. Im Vergleich zum Mann wird das Becken der Frau verständlicherweise stärker strapaziert. Der weibliche Beckenboden weist Öffnungen für die Harnröhre und den Darm auf und zusätzlich noch die Scheidenöffnung, die bei einer Geburt stark gedehnt werden muß.

Die Geburt kann Überdehnungen auslösen, durch die Gewebshormone mobilisiert werden, die mehr Gewebe aufsaugen („verdauen") als sie neues wieder aufbauen. Saldiert kommt es also zum Gewebsdefizit. Durch diese Disbalance entsteht die Beckenbodenschwäche, die zum Harnverlust führen kann. Geburtsakt und starke körperliche Anstrengungen haben also Auswirkungen auf die Architektur des Beckenbodens.

Da es aber auch Frauen gibt, die nicht geboren haben, aber dennoch mit Problemen der Harnblase und des Beckenbodens kämpfen, müssen auch Gewebshormone in diese Krankheit involviert sein. Die Beckenbodenschwäche wird also nicht nur mechanisch, sondern auch hormonell bestimmt.

Manchmal wird durch die hormonellen „Scheren" – Enzyme – das Stützgewebe um die Scheide herum so stark zerschnipselt, daß die Gebärmutter keinen Halt mehr findet und am Scheideneingang sichtbar wird. Mediziner nennen diese Krankheit einen Partialprolaps (teilweisen Gebärmuttervorfall).

Nicht jede Gebärmuttersenkung wirkt sich negativ auf das Wohlbefinden der Frau aus und nicht jede Scheidensenkung muß operiert werden.

Durch die Geburt wird der Beckenboden überdehnt und anschließend zerstören biochemische Scheren die kollagenen Stützen der Blase

Die biochemischen Scheren, welche zur Inkontinenz führen, können mit Hormonen blockiert werden

223

Die Scheiden-
senkung kann nicht
nur einen Harnver-
lust, sondern
oft auch Kreuz-
schmerzen hervor-
rufen

Die Frage, ob eine Operation oder eine konservative Behandlung der Senkung angebracht ist, hängt
meist nur vom subjektiven Befinden der Frau ab.
Leidet die Patientin an keinen störenden Symptomen, sollte mit einer Operation nur sehr zurückhaltend umgegangen werden. Eine Hormontherapie (zweiter Teil der Therapie: die Pflanze) und
Beckenbodengymnastik reichen in diesen Fällen
völlig.

Manchmal aber berichten Frauen, daß „etwas
nach unten drückt". In diesen Fällen wird das Tie-
fertreten der Gebärmutter als störend empfunden,
zumal es dabei auch zu Problemen beim Geschlechtsverkehr kommen kann. Architektonische
Veränderungen im kleinen Becken können auch
Unterbauch- und Kreuzschmerzen hervorrufen.
Anatomisch sind diese Folgen leicht nachvollzieh-
bar: Die Gebärmutter ist durch Mutterbänder an
der Beckenwand befestigt. Tritt sie tiefer, überträgt
sich der Zug von den Mutterbändern auf umliegende Organe, und Bauchschmerzen sind die
Folge.

Die weitaus häufigste Folge einer Gebärmutter-
senkung ist aber die unkontrollierte Blasenent-
leerung. Sinkt die Gebärmutter tiefer, zieht sie die
Blase mit; dadurch wird der Blasenhals und deren
Verschlußapparat verzogen. Die Inkontinenz –
Harnverlust – entsteht.

Anfangs ist dieses Leiden noch diskret: Aus der
gefüllten Blase gehen gelegentlich kleine Urinmen-
gen ab. Vor allem dann, wenn der Druck erhöht
wird: beim Husten, Niesen oder Lachen. Tritt Harn
unter dieser Belastung aus, spricht die Medizin von
einer Belastungs- oder Stressinkontinenz. Diese ist
graduell verschieden und hat, je nach Ausmaß, unterschiedliche Folgen: Zunächst ist sie – wie beim
Husten – nur auf Erschütterungen des Beckenbodens beschränkt. In einem späteren Stadium bewirkt bereits das Stiegensteigen allein einen Harnverlust. Und zuletzt kann es auch schon passieren,

Beim Husten, Niesen
und Lachen bemerkt
man erstmals
die Inkontinenz –
man verliert dabei
einige Tropfen Urin

daß ohne jede äußere Erschütterung – nur beim Sitzen oder Liegen – Urin abgeht.

Das allein ist aber nicht das einzige Problem, das Veränderungen der Beckenarchitektur auslösen können. Damit verbunden ist auch ein scheinbar gegenteiliger Effekt – die unvollständige Entleerung. Obwohl die Patientin unwillkürlich Harn verliert, kann sie andererseits ihre Blase nicht restlos frei machen. Ein Teil des Urins bleibt zurück und führt in der Folge zu bakteriellen Entzündungen. Diese Herde können bis ins Nierenbecken aufsteigen – die Folge ist eine sehr schmerzhafte Nierenbeckenentzündung. Schuld daran ist eine nicht ableitbare Restharnmenge.

Häufig tritt der Harnverlust unmittelbar vor bzw. während der Wechseljahre auf

Die Harninkontinenz zählt zu den größten Tabuthemen unserer Zeit. Selbst alterfahrene Gynäkologen wundern sich immer wieder, warum moderne, aufgeklärte und durchaus gut informierte Frauen unter ausgeprägter, hochgradiger Inkontinenz leiden, ohne diese behandeln zu lassen. Frauen in hoher gesellschaftlicher Stellung wollen nicht einmal ihren persönlichen Frauenarzt über ihr Leiden informieren. Das ist erschütternd genug. Noch erschütternder freilich ist, daß viele Patientinnen meinen, der unwillkürliche Urinabgang sei ab einem gewissen Alter „normal" und er „gehöre ganz einfach dazu". Anstatt die Krankheit zu beseitigen, schränken diese Frauen sehr oft ihr Leben ein. Um peinlichen Situationen zu entgehen, verkürzen sie sportliche soziale Kontakte. Sie kapseln sich ab und ziehen sich in die innere Emigration zurück. Diese Frauen vereinsamen immer mehr, wodurch die Harninkontinenz neben der medizinischen Problematik auch noch eine soziale Dimension erhält.

Mit einer lokalen Hormonbehandlung und mit Beckenbodengymnastik kann man den Anfängen des Harnverlustes wehren

Dabei ist dieses Leiden beherrschbar: Kann eine exakte Diagnose erstellt werden, was meist der Fall ist, gibt es für verschiedene Formen unterschiedliche, aber sehr effiziente Therapien.

225

Neben der Belastungs- oder Stressinkontinenz gibt es auch noch die „Drang- oder Urgeinkontinenz". Kriterium dieser Leidensform ist nicht die durch eine Erschütterung ausgelöste Belastung, deren Symptom ist vielmehr der „imperative Harndrang". Das ist ein ganz spontaner, nicht mehr unterdrückbarer Drang im Blasenbereich, der eine akute und unmittelbare Entleerung notwendig macht. Oft ist dabei der Weg zur Toilette zu weit – der Urin ist schon vorher abgegangen.

Der unstillbare Drang, die Blase entleeren zu müssen, stellt eine weitere Form der Inkontinenz dar

Diese Form unterscheidet sich grundsätzlich von der Stressinkontinenz. Die Art ihres Auftretens ist durch eine nervöse Komponente bestimmt. Während der streßbedingte Harnabgang auf anatomischen Veränderungen als Folge einer Belastung und durch Hormonstörungen beruht, wird die Dranginkontinenz durch nervöse Entgleisungen oder durch chronische Entzündungen hervorgerufen. Im Extremfall können beide Formen des Harnverlustes ineinander übergehen.

Wichtig ist jedenfalls eine klare Diagnose. Es muß daher zuerst die Krankengeschichte genau erhoben und die Patientin sorgfältig untersucht werden. Dann sollte unbedingt eine urodynamische Messung erfolgen. Das ist ein spezielles Untersuchungsverfahren, bei dem über kleine Meßkatheter die Druckverhältnisse in Blase, Harnröhre und Darm gemessen und zueinander in Relation gesetzt werden. Die Auswertung dieses Protokolls erlaubt genaue Aufschlüsse über die Form der Inkontinenz. Diese Daten sind entscheidend für die individuelle Behandlung. Ohne urodynamische Messungen dürfte heuzutage eine Operation gar nicht mehr erfolgen. Und in vielen Fällen verhindert diese Untersuchung überhaupt einen unnötigen operativen Eingriff.

Durch eine urodynamische Abklärung kann entschieden werden, ob eine Operation sinnvoll ist

Ist die Senkung nicht sehr ausgeprägt, sind Erfolge sehr häufig schon durch Beckenbodengymnastik erzielbar. Dabei muß freilich der Patientin sehr oft erst das richtige Gefühl für ihren Beckenboden gezielt antrainiert werden.

Wichtig vor jeder Beckenübung: die Entleerung der Blase, ein bequemes Outfit, beruhigende Entspannungsmusik und eine angenehme Atmosphäre. Es gibt viele gymnastische Übungen zur Stärkung des Beckenbodens. Eine davon soll vorgestellt werden:

Füllen Sie ein Stoffsäckchen mit etwa 150 Gramm rohem Reis. Machen Sie daraus einen Polster, auf den Sie sich setzen. Die Sitzstellung soll aufrecht sein, mit gehobenem Brustkorb, beide Gesäßmuskeln sollen die Reiskörner richtig spüren. Durch Zusammenziehen der Muskeln sollte nun das Reiskörnersäckchen – zumindest versuchsweise – zwischen die Popobacken geklemmt werden. Der Beckenboden bemüht sich dabei, die Körner anzupressen und festzuhalten. Sie spüren dabei, wie sich der Beckenboden ganz deutlich nach innen anhebt.

Diese Übung sollte mehrmals täglich erfolgen – etwa nach Entleerung der Blase auf der Toilette. Eine gute Gelegenheit böte die rote Ampel bei einer Kreuzung. Dabei wären die Reiskörner nicht erforderlich – es kommt vielmehr auf die „Zwickbewegungen" der Muskeln an.

Aber auch der ganz normale Alltag kann dazu beitragen, anatomische Veränderungen im Beckenbereich präventiv zu verhindern. Um Beckenboden und Wirbelsäule zu entlasten, sollte die Frau beim Bücken die Füße beckenbreit auseinanderstellen, das Gesäß nach hinten schieben und den Oberkörper mit geradem Rücken nach vorne neigen. Durch das Anheben wird der sehr sensible Beckenboden entlastet. Beim Heben eines Gegenstandes sollte ausgeatmet und dabei leicht gestöhnt werden – dieses merkwürdig erscheinende Procedere bewirkt, daß sich die zurückge-

Zahlreiche Situationen des Alltages können für eine Beckenbodengymnastik genützt werden

haltene Luft nicht bis zum Beckenboden fortpflanzt und dieser dadurch unnötig belastet wird.

Wichtig: Für dieses Training sollte mehrmals am Tag Zeit sein. Denn nur Konsequenz verhindert spätere Schäden.

Die Pflanze als zweiter Teil der Therapie gegen Harnverlust und Scheidensenkung

Hormone können mitunter Wunder wirken. Vom Östrogen ist bekannt, daß es die Stützfunktion des Bindegewebes (das Kollagen) aufbaut und festigt. Die Neubildung einzelner Kollagenfasern im Beckenbereich wird durch das Eierstockhormon massiv stimuliert – eine Erfahrung übrigens, die man auch bei Gesichtskollagen gemacht hat. Dieses „Stützkollagen" ist vergleichbar mit dem Knochenskelett, dessen Stabilität und Stärke ebenfalls vom Östrogen abhängig ist.

Leichte Inkontinenzformen (Lachen, Niesen) können durch organnahe Östrogenzufuhren schon sehr wirksam reduziert, manchmal sogar beseitigt werden. Es wird empfohlen, Östrogen in Tablettenform in die Scheide einzuführen – zunächst täglich, dann zweimal pro Woche. Die Pharmazie hat Präparate entwickelt, die nicht zu jener menstruationsähnlichen Blutung führen, die manche Frauen abhält, Östrogene anzunehmen.

Der Erfolg dieser Therapie wird sehr wohltuend von Frauen empfunden, die sehr viel Tennis spielen. Bei diesen Patientinnen ist unkontrollierter Harnabgang besonders unangenehm, weil er sich in der Öffentlichkeit einer Sportstätte abspielt. Wird durch die Scheide Östrogen eingeführt, kann das Hormon aus unmittelbarer Nähe auf Blase und Beckenboden einwirken – der Rest des Körpers wird hormonell kaum belastet. Diese lokale Applikation regt erfahrungsgemäß die Kollagenproduktion so stark an, daß Gebärmutter und Blase schon nach kurzer Zeit gefestigt werden. Der unwillkürliche Harnabgang schwindet – die Patientin kann

Leichte Formen des Harnverlustes können mit einer lokalen Östrogenbehandlung beseitigt werden

Um die Blase zu erreichen, kann man das Östrogen durch die Scheide zuführen

schon nach kurzer Therapiedauer zum Sport zurückkehren.

Bei schweren Formen der Beckenbodenschwäche reicht das Östrogen nicht mehr aus. Ehe aber der Arzt zum Messer greift, wird er noch einen ganz anderen Aspekt der Hormonforschung in die Behandlung einbringen.

Auch das Gelbkörperhormon hat Einfluß auf die Blasenfunktion

Dazu noch einmal kurz die Entstehungsursache der Beckenbodenschwäche. Am Beginn dieses Leidens steht meist eine Überbeanspruchung der Beckenmuskulatur. Das kann bei der Geburt oder bei sonstiger schwerer Anstrengung passieren – jedenfalls werden die Kollagenfasern gedehnt, einige werden überdehnt, andere wiederum reißen ein und einige wenige reißen ganz ab. Normalerweise repariert der Organismus kleine Defekte. Allerdings stimulieren auch kleine Gewebsverletzungen Hormonveränderungen, die eine Hormonstörung auslösen, die ihrerseits den Harnverlust bewirkt. Immer, wenn der Körper kleine Kollagenverletzungen registriert, sorgen „biochemische Scheren" – die sogenannten Kollagenasen – für eine prompte Entsorgung des verwundeten Gewebes. Die zerschnittenen und gerissenen Kollagenfasern werden durch Enzyme verkleinert, um mit Hilfe von Östrogen für neue Fasern Platz zu schaffen.

Hormonstörungen im Gewebe treten dann auf, wenn diese Gewebsscheren ihr Werk nicht mehr nur am verwundeten Gewebe verrichten, sondern auch das gesunde anzuschnipseln beginnen. Es stellt sich eine Disbalance von Gewebshormonen ein: Die biochemischen Scheren überwiegen, das Östrogen kommt mit der Anregung zur Neubildung von Kollagenfasern nicht mehr nach, die Neufasern befinden sich in der Minderheit und werden sofort wieder von den Kollagenasen angegriffen – und prompt zerstört.

Kollagenasen, welche das Bindegewebe zerstören, werden durch das Gelbkörperhormon gebremst

Wichtig ist also die Einbremsung der abbauenden Kollagenasen. Als hervorragende Bremse hat sich das Progesteron (Gelbkörperhormon) ent-

229

Bei der Geburt
werden die bio-
chemischen Scheren,
die den Becken-
boden verletzen,
aktiviert

puppt. Seine Entdeckung als Bremshormon ver-
dankt es der Geburtshilfe. Unmittelbar nach der
Geburt ist nämlich die gesamte Gebärmutter stark
vergrößert, die Frau spürt den oberen Uterusrand
in den Tagen nach der Geburt etwa auf Nabel-
höhe. Meist dauert es nur zwei Wochen, bis die
Gebärmutter wieder ihre normale Form erreicht –
normal heißt: etwa Birnengröße.

Die Verkleinerung des Uterus zur Normalgröße
ist ebenfalls Werk von Kollagenasen, die unmittelbar nach der Geburt ausschwärmen, um die
Gebärmutter wieder zu verkleinern. Ausgelöst wird
die spontan hohe Aktivität der Gewebsscheren
durch einen Abfall des Gelbkörperhormons nach
der Geburt, das vorher – während der Schwangerschaft – den weiblichen Organismus in hoher Konzentration durchflutet. Unmittelbar nach der Geburt
sackt das Progesteron auf Null ab. Durch diesen
hormonellen Absturz werden die Kollagenasen
entkoppelt. Sie potenzieren ihre Zerstörungsaktivi-
tät und beginnen schon wenige Stunden nach der
Geburt mit der Zerschneidung der vergrößerten
Gebärmutter. Im Zuge dieser hektischen, enzym-
gesteuerten Aktivitäten kommt es im Unterkörper
der Frau zu einem kaum steuerbaren Chaos. Da
durch den Geburtsakt auch das Gewebe des
Beckenbodens verletzt wurde, verirren sich diese
Kollagenasen mitunter auch dorthin. Sie zersägen
im Beckenboden die Strukturen ebenso, wie sie es
in der Gebärmuttermuskulatur tun. Das Östrogen
kommt nicht mehr nach, frisches Kollagen nachzubauen – alle neuen Strukturen werden sofort durch
die Kollagenasen zerstört.

Der Einsatz
des Progesterons
zur Verhinderung
der Beckenboden-
schwäche befindet
sich derzeit in
klinischer Prüfung

Die Analyse dieser Wirkungsmechanismen liefert auch das Therapiemodell. Dessen Ziel ist
es, die Stabilität des Blasenbodens zu erhöhen, die
Kollagenfasern zu erneuern und den Abbau der
Blasenfasern zu verhindern. Bewirkt wird dieses
„Sanierungspaket" durch die Gabe von Progesteron
und Östrogen. Das Progesteron behindert dabei

den Ab-, das Östrogen forciert den Aufbau. Wichtig dabei ein interessantes Detail: Nicht unmittelbar nach der Geburt, also am Höhepunkt der mechanischen Belastung des Beckenbodens, beginnt die Frau Urin zu verlieren – die Inkontinenz stellt sich erst Jahrzehnte später ein. In der Perimenopause nämlich, wenn es zu einem Defizit des Progesterons kommt.

Dies ist ein weiterer Grund, Frauen in der Perimenopause reines Progesteron, vaginal zugeführt, vorzuschlagen.

Die Endphase einer Gebärmuttersenkung ist der Gebärmuttervorfall. Er betrifft hauptsächlich ältere Frauen. Da im fortgeschrittenen Lebensalter manchmal das Narkoserisiko sehr hoch ist, wird in diesen Fällen auf die sonst notwendige Operation verzichtet. Die Einlage von Scheidenpessaren kann die Operation zwar nicht ersetzen, wohl aber der Patientin helfen, das Leiden zu lindern. Scheidenpessare sind ring- oder schalenförmig und bestehen aus verschiedenen Materialien; sie werden in die Scheide eingelegt und sollen so die Gebärmutter vor dem Herabsenken bewahren.

Das Pessar ist eine Alternative zur Operation

Pessare müssen alle vier bis sechs Wochen gewechselt und gesäubert werden. Für viele Patientinnen ist das eine äußerst unangenehme Prozedur, die freilich unvermeidbar ist. Wird – was sehr oft passiert – auf das Wechseln des Pessars vergessen, können sich Druckgeschwülste bilden, deren Auswirkungen nicht selten verheerende Ausmaße annehmen. Die Einlage eines Pessars ist für inoperable Patientinnen die einzige Lösung – eine Notlösung, die mit entsprechenden Nachteilen verbunden ist.

Bei schweren Formen des Harnverlustes kommt man mit einer Hormontherapie zu spät, hier ist die Operation angezeigt

Das Messer als dritter Teil der Therapie gegen Harnverlust und Scheidensenkung

Ist die Senkung schon sehr weit fortgeschritten und führen Hormonbehandlung und Beckenbodentraining nicht mehr zum gewünschten Erfolg,

231

muß operiert werden. Der Standardeingriff ist die gleichzeitige Entfernung der Gebärmutter durch die Scheide mit anschließender Raffung jener Beckenbodenteile, die um die Scheide herum bzw. um den Enddarm liegen.

Diese Operationsmethode heißt „Beckenboden-Plastik", was oft zum Mißverständnis führt, daß Plastikteile in die Scheide eingenäht würden. Der Terminus leitet sich von der „plastischen Operation" ab – eine Korrekturmethode, die oft auch im Gesicht etwa zur Beseitigung von Falten angewendet wird. Die „Plastik" ist demnach nur die plastische Wiederherstellung der normalen anatomischen Strukturen. Dabei wird die sackförmige Vertiefung der Blase in die Scheide behoben und der verschobene Winkel zwischen Blase und Harnröhre korrigiert („vordere Plastik"). Auch die Darmvorwölbung kann normalisiert und der Damm durch einige Zusatznähte stabilisiert werden („hintere Plastik").

Bei stark ausgeprägten Formen einer Stressinkontinenz reicht die Korrektur des Winkels zwischen Blase und Harnröhre – von der Scheide aus operiert – manchmal nicht mehr aus. In diesen Extremfällen muß dann oberhalb des Schambeins ein kleiner Querschnitt angelegt und der Blasen-Harnröhrenwinkel von hier aus korrigiert werden. Bei dieser sogenannten „Bruch-Operation" wird die Harnröhre durch zusätzliche Nähte weiter angehoben.

Nach der Operation – alles in allem ein Routineeingriff – ist einige Tage lang ein spezielles Blasentraining erforderlich, damit die Harnblase in ihrer neuen anatomischen Lage auch wieder ihre volle Funktion übernehmen kann. Zu diesem Zweck wird der Urin für kurze Zeit über einen dünnen Katheter durch die Bauchdecke abgeleitet, um optimales Blasentraining zu gewährleisten. Zur Sicherung des Operationserfolges sollten Übungen zur Beckenbodenstärkung konsequent in den Tagesablauf integriert werden.

> Alles in allem steht fest:
> Harninkontinenz in jeder graduellen Form kann geheilt werden – je früher die Patientin sich ihrem Gynäkologen anvertraut, desto einfacher ist die Therapie.

Durch eine urodynamische Abklärung wird vor der Operation entschieden, ob die Operation durch die Scheide oder durch den Bauch durchgeführt wird

• Östrogenmangel als Ursache

Die Blase ruht auf dem Beckenboden – einer Muskelplatte, die von Hormonen reguliert wird. Kommt es zu einem Östrogenmangel, sind diese Muskeln nicht mehr in der Lage, das notwendige Kollagen (Bindegewebe) nachzubilden. Der Beckenboden senkt sich und die Blase verliert ihre Verschlußfähigkeit. Man sollte daher zunächst eine Östrogenbehandlung versuchen. In vielen Fällen erspart sie eine Operation.

• Progesteron und Testosteron

Auch die beiden anderen Hormone des Eierstocks, Progesteron und Testosteron, stärken die Blase. Die Kollagenneubildung wird durch das Östrogen angeregt. Dieses wird dabei von den männlichen Hormonen unterstützt, die eine stärkende Wirkung auf den Beckenboden haben. Daher kann dem in die Scheide eingeführten Östrogen auch Testosteron zugefügt werden. Das gilt auch für Progesteron. Im Unterschied zum Östrogen ist dieses Hormon weniger am Aufbau des Kollagens beteiligt, wohl aber verhindert es seinen Abbau (Degraduierung). Um eine Scheidensenkung zu behandeln, können also die Vorteile aller drei Eierstockhormone genützt werden.

• Beckenbodengymnastik

Richtiges Muskeltraining bewirkt deren Stärkung. Das gilt für Arme und Beine ebenso wie für die Muskeln des Beckenbodens. Muskeltraining und Hormonbehandlung sollten sich daher ergänzen und gemeinsam durchgeführt werden.

234

⑨ Entzündete Scheide

Der Fall Dina

Seit einem Besuch in einem öffentlichen Bad laborierte Dina an einer Scheidenentzündung, die zunächst mit einem Antibiotikum weggebracht werden konnte, später aber immer wieder auftrat. Begonnen hatte es mit einem weißen, bröckeligen Ausfluß, der vor allem in der Nacht starke Juckbeschwerden verursachte. Die Diagnose des Gynäkologen: Pilzinfektion. Das Leiden konnte mit entsprechenden Medikamenten innerhalb kürzester Zeit beseitigt werden.

Dinas Ehemann hatte keinerlei Beschwerden. Obwohl auch ihm vom Arzt ein Antipilzpräparat verschrieben wurde, weigerte er sich, dieses einzunehmen. Wozu auch, sagte er sich; er habe ja keinerlei Beschwerden.

Die Folgen waren fast vorprogrammiert: Nach einigen Wochen stellte sich bei Dina ein ähnliches Leiden ein – diesmal ohne vorherigen Badbesuch. Jetzt schien das Problem jedoch ein chronisches Stadium erreicht zu haben. Sie litt zwar nun nicht mehr an einer Pilzinfektion, wohl aber waren Keime in ihre Geschlechtsorgane eingedrungen. In Abständen von einigen Monaten verursachten diese dort unmittelbar vor der Menstruation einen starken Ausfluß. Keime wie diese sind zwar keine Seltenheit und im allgemeinen ungefährlich, die Immunkraft von Dinas Scheidenhaut war jedoch schon extrem geschwächt. Die Scheide war also diesen Keimen wehrlos ausgesetzt, und unmittelbar vor der einsetzenden Regel kam es zu Entzündungen.

Der Arzt verordnete ein Gelbkörperhormon. Durch dieses Präparat wurde die Immunkraft der Scheide wieder hergestellt. Nachdem auch Dinas

235

Gatte das ihm verordnete Medikament eingenom-
men hatte und der „Ping-Pong-Effekt" der gegensei-
tigen Infizierung weggefallen war, war Dina ab
diesem Zeitpunkt vom Problem befreit.

Die Promiskuität
der Postmoderne
begünstigt das
Auftreten der
Sexual Transmitted
Diseases (STD)

Joséphine (1763–1814), die erste Gemahlin von
Napoleon Bonaparte, ab 1804 Kaiserin der Fran-
zosen, litt an einer Scheideninfektion. Die Ehe mit
Napoleon blieb wohl deshalb kinderlos. 1809
folgte die unvermeidliche Scheidung. Hätten die
Ärzte von damals das Wissen von heute besessen,
wäre diese Ehe wahrscheinlich nie geschieden
worden und die Geschichte hätte möglicherweise
einen anderen Verlauf genommen.

Joséphine war in erster Ehe mit Alexander Beauharnais, dem Sohn des Gouverneurs der Karibikin-
sel Martinique, verheiratet. Die Ehe war fruchtbar –
Joséphine schenkte zwei Kindern das Leben. Alexander Beauharnais hielt freilich nicht allzuviel von
seiner Frau: Sie schien ihm zu dumm, zu desinter-
essiert und zu oberflächlich. Also ließ er sich scheiden – um kurz danach am Schafott zu enden. Die
Revolutionäre hatten nun ihm vorgeworfen, permanent provokante und dumme Reden gehalten
zu haben. Auch Joséphine wurde – in einer Art von
Sippenhaftung – zunächst eingekerkert; später
wurde sie nach Intervention einer Freundin wieder
freigelassen.

Joséphine lernte den Revolutionär Paul Jean
Barras kennen, den Mitinitiator des Sturms auf die
Bastille. Die schöne Joséphine nahm mit Barras
und anderen Männern dieses Kreises intime Kontakte auf.

Viele Infektionen
der Scheide
werden durch den
Geschlechtsverkehr
übertragen

In dieser Zeit klagte Joséphine wiederholt über
Schmerzen beim Urinieren. Die Ärzte konnten
zwar eine Geschlechtskrankheit ausschließen, fanden aber für die Ursache der Symptome keine
Erklärung. Wahrscheinlich hatte sich die sehr reiz-
volle Frau durch ihre weitschweifenden Kontakte
mit mehreren Männern eine Infektion der Scheide

236

zugezogen. Aber diese Krankheit entzog sich der damaligen Diagnostik.

Joséphine liebte Barras und er liebte sie. Er verehrte sie so sehr, daß er ihr sogar Napoleon Bonaparte als Ehemann andiente. Der wiederum, ein Mann mit kleiner Statur und eher unscheinbarem Äußeren, war der Frau damals noch nicht mächtig genug. Erst als Barras ihn zum Oberbefehlshaber der französischen Truppen gegen Italiener und Österreicher ernannte, war Joséphine bereit, ihn 1796 zu heiraten. Der Korse war verknallt in die erfahrene und begehrte Frau. In einem Liebesbrief an Joséphine schrieb Napoleon: „Du läßt so viele Tage vergehen, ohne mir zu schreiben. Was treibst Du, meine Geliebte, komm doch, um mich zu erfreuen, ich küsse Dein Herz und alle tieferen Körperteile."

Viele berühmte Persönlichkeiten der Weltgeschichte litten an Entzündungen des Genitaltraktes

Die freilich waren nicht in Ordnung. Napoleon selbst erzählte vom chronischen Ausfluß seiner Geliebten, die von Schmerzen im Unterbauch begleitet waren und klagte selbst nach den ersten intimen Beziehungen mit Joséphine über Schmerzen im Genitalbereich.

Joséphine litt damals bereits unter einer aufsteigenden Scheideninfektion. Obwohl sie schon zwei Kinder hatte, wurde sie nicht wieder schwanger. Napoleon war zunächst so verunsichert, daß er die Schuld bei sich suchte. Um die Probe aufs Exempel zu machen, beschlief Napoleon I. mehrere Bäuerinnen, die tatsächlich schwanger wurden. Damit war klar, daß die Schuld für die Kinderlosigkeit der Ehe nicht beim Mann, sondern bei der Frau lag.

Auch Fürsten und Herrscher blieben von diesem Problem nicht verschont

Joséphine hatte zu dieser Zeit höchstwahrscheinlich schon verschlossene Tuben – eine Folge chronischer Genitalinfektionen. Diese Kinderlosigkeit führte zur Scheidung, Napoleon heiratete Maria Louise von Österreich, 1811 kam aus dieser Ehe ein Sohn zur Welt.

237

Der Therapie gegen Scheidenentzündungen erster Teil: das Wort

Das Stickstoff-
monoxid ist jenes
Geschoß, dessen
sich die weißen
Blutkörperchen
in der Scheide
bedienen

Vor drei Milliarden Jahren begann Leben auf unserem Planeten. Bakterien beherrschten die Erde. Sie waren jene Organismen, die sich den Planeten untertan machten. Sie bauten – Schritt für Schritt – biochemische Systeme auf und stellten der Atmosphäre Sauerstoff zur Verfügung. Der Sauerstoff ist die Grundlage des heutigen Lebens.

Im allgemeinen haben Bakterien ein schlechtes Image. Da sie krank machen, müssen sie auch bösartig sein, lautet die allgemeine Meinung. In Wirklichkeit sind – nicht immer freilich, aber manchmal – Bakterien besser als ihr Ruf. In der weiblichen Scheide schützen sie das Tor zur Bauchhöhle. Und im Mund verteidigen sie wie Schutzlegionäre die innere Körperhöhle.

Ihre Munition ist das Stickstoffmonoxid (NO) – dasselbe Gas, das die weiblichen Blutgefäße weitet und für ausreichende Durchblutung der wichtigsten Organe sorgt.

In den Körperöffnungen spielen sich wahre Chemieorgien ab. So etwa kommt in den Scheidenzellen Zucker in hoher Konzentration vor und Milchsäurebakterien verzehren diesen Zucker. Kurioserweise ist es das Eierstockhormon Östrogen, das die Scheide auffordert, große Glykogenmengen aufzunehmen. Dies erlaubt den in der Scheide lebenden Bakterien, aus Zucker Milchsäure zu bilden. Die gewaltige Konsequenz aus dieser Umwandlung: Der Inhalt der Scheide wird sauer.

Um aktiv gegen
Viren und Bakterien
vorgehen zu können,
benötigt NO die
Milchsäurebakterien

Lange Zeit wurde vermutet, daß diese Scheidenansäuerung die beste Infektionsabwehr wäre. Vor kurzem entdeckte die Medizin aber einen völlig anderen Mechanismus, der einmal mehr die Genialität der Natur beweist.

Tatsächlich besiedeln Milliarden Milchsäurebakterien die weibliche Scheide, die freilich unter einem großen Handicap leiden: Sie alle hätten die Kraft, Viren oder anderen Eindringlingen Widerstand zu leisten. Und auch die Säure, die von diesen Milchsäurebakterien synthetisiert wird, hätte nicht einmal annähernd die chemische Potenz, mit Bakterien oder Pilzen fertig zu werden. Die Feindabwehr, die permanent in der Scheide geschieht, ist wesentlich komplizierter.

Kompliziert – und doch irgendwie einfach; sogar logisch. Sinkt nämlich durch diese Bakterien der Säuregrad der Scheide unter einen bestimmten Bereich, spaltet sich aus den mit der Nahrung aufgenommenen Nitraten das NO ab und dieses wirkt dann wie ein scharfes Geschoß auf Bakterien, Viren und Pilze. Es zerstört deren Membran und tötet sie innerhalb kürzester Zeit.

Dieser martialische Mechanismus findet übrigens auch beim Pökeln des Fleisches statt. Auch dabei entsteht NO und verhindert den Keimbefall der Nahrungsmittel. Das gasförmige Geschoß erinnert an den Strahl einer Laserpistole. Besonders konzentriert wird das Gas dann in der Scheide freigesetzt, wenn ein saures Milieu im Organ überwiegt, wenn also die Milchsäurebakterien vorher gute Arbeit geleistet haben. Fehlt die vaginale Säure, so wird aus dem mit der Nahrung zugeführten Nitrat nur wenig NO freigesetzt, Bakterien und Pilze können sich im kuscheligen Ambiente der Scheide hemmungslos vermehren. Es kommt zur gefürchteten Scheidenentzündung.

Um aktiv sein zu können, muß den Milchsäurebakterien natürlich auch Nahrung zugeführt werden. Ohne Nahrung könnten sie ja keine Säure produzieren. Diese „Verpflegung" der Bakterien stammt aus dem Zucker der Vaginalzellen. Dieser wiederum wird unter Östrogeneinfluß in zellulären Depots angelegt. Damit schließt sich der Kreis zum Geschlechtshormon der Frau. Dieser eher komplizierte, aber sehr effektive Mechanismus beweist, daß ein normaler Östrogenspiegel für das einwandfreie Funktionieren der Chemiefabrik Scheide Voraussetzung ist.

Der Säuregehalt der Scheide dient nicht der Bakterienabwehr, sondern der Freisetzung von NO

NO entsteht auch beim Pökeln von Fleisch und schützt so die Nahrung vor Keimen

239

Dieser stufenweise Vorgang noch einmal kurz zusammengefaßt: Steht dem weiblichen Körper ausreichend Östrogen zur Verfügung, kann er in den Scheidenzellen Zucker ansammeln. Dieser wird dann von den Milchsäurebakterien – ähnlich wie bei der Vergärung von Alkohol – in Säure umgewandelt. Diese wiederum mobilisiert das Gas NO.

Die Vaginalflora, in der die Milchsäure eine bedeutende Rolle spielt, ist in Wirklichkeit ein gut eingespieltes Ökosystem, das – wie alle ökologischen Biotope der Natur – leicht außer Balance gebracht werden kann. Falsche Scheidenspülungen, mangelnde Menstruationshygiene, Infektionen durch den Partner, aber auch eine auf Zufall oder Abwehrschwäche beruhende Überlistung der Milchsäurebakterien können ein Überwuchern von Keimen bewirken. Diese Keime können durch ihre plötzliche und sprunghafte Vermehrung den vaginalen Säuregrad völlig zum Kollabieren bringen.

Was immer die Flora der weiblichen Scheide aus dem Lot bringt, kann zu einer Reihe verschiedener Krankheiten führen.

Aminkolpitis

Beginnt die ökologische Stabilität der Scheide zu wanken, macht sich das zu allererst durch Fischgeruch bemerkbar. Bis dahin unberührt gebliebene Aminosäuren verändern ihre Gestalt, wenn sie durch eindringende, aber grundsätzlich harmlose Bakterien attackiert werden. Aus diesen Säuren werden „Amine" – und die entwickeln jenen üblen Geruch, der von aminreichem Fisch bekannt ist.

Beginnt die Scheide danach zu riechen, liegt bereits eine Entzündung vor. Eine leichte zwar, aber eine behandlungsbedürftige. Ausgelöst wird diese, auch „Vaginose" genannte Krankheit, meist durch den Keim „Gardnerella" bzw. durch den sogenannten „Haemophilus vaginalis".

240

Diese Entzündung ist von der Patientin leicht erkennbar, weil sie sich durch Geruch manifestiert. Im Gegensatz zu symptomlosen Krankheiten kann sie daher vom Arzt relativ schnell diagnostiziert und behandelt werden.

Entzündungen der Geschlechtsteile stören das Leben der Frau erheblich. Umso wichtiger sind daher die Prävention und die Beachtung einiger fundamentaler Grundsätze. Nämlich:

Empfehlungen zur Verhinderung von Entzündungen der Geschlechtsteile

- Intimsprays zerstören die natürlichen Bakterien der Scheide – sie sollten daher grundsätzlich vermieden werden.

- Unterwäsche und Strumpfhosen aus synthetischen Fasern schließen die Geschlechtsorgane luftdicht ab, erzeugen die Atmosphäre eines Treibhauses und schaffen damit ideale Wachstumsbedingungen für Krankheitserreger. Atmungsaktive Wäsche schützt die natürliche Vaginalflora.

- Die meisten im Handel befindlichen Seifen alkalisieren. Sie belasten damit das saure Scheidenmilieu und begünstigen so Infektionen. Apotheken und Drogerien führen saure Seifen, die für die Intimpflege gut geeignet sind. Überhaupt sollen die Geschlechtsstellen nur mit den Händen und nicht mit einem Lappen gewaschen werden. Die reinigenden Bewegungen müssen von der Scheide zum After, nie aber in umgekehrter Richtung erfolgen.

Pilzinfektionen

Zu den häufigsten Ursachen einer Scheidenentzündung gehört der Befall mit Pilzen und Trichomonaden. Bei beiden besteht ein signifikanter Ausfluß, der so unterschiedlich ist, daß er zur Differentialdiagnose herangezogen werden kann: Pilze produzieren ein weißes, bröckliges und rahmähnliches Scheidensekret; die Sekretion der Trichomoniasis dagegen ist schaumig-dickflüssig. Pilzerkrankungen riechen kaum, Trichomonaden

Ein rahmartiger, weißlicher Ausfluß weist auf eine Pilzinfektion hin

241

hingegen verbreiten einen fischartigen Geruch. An einem ganz typischen Merkmal können aber beide Infektionen ganz sicher diagnostiziert und voneinander unterschieden werden: Pilze provozieren einen unterschiedlich ausgeprägten Juckreiz, der vor allem in der Nacht – die warme Bettdecke fördert das Pilzwachstum – stärker wird.

Das Hauptsymptom der Pilze ist das Jucken, welches vor allem in der Nacht massiv auftritt

Es gibt keine Frau, die durch eine Genitalinfektion nicht beunruhigt wäre. Und in der ärztlichen Ordination wird dann immer wieder die Frage gestellt: „Warum ist gerade mir das passiert? Ich bin ja ohnehin immer auf äußerste Hygiene bedacht."

Pilze gibt es überall auf der Welt – um von ihnen befallen zu werden, bedarf es keiner „unanständigen Dinge". In der gesellschaftlichen Akzeptanz liegt beispielsweise die Nasenentzündung weit vor einer Pilzinfektion, obwohl beide Krankheiten nach dem gleichen Prinzip entstehen. Krankheitserregern gelingt es, in bestimmte Organe einzufallen und dadurch eine Reizung – eine Entzündung – auszulösen. Nase oder Scheide – die Eindringlinge verursachen zunächst eine lokale Reizung, die nach und nach in chemisches Chaos ausufert.

Bei jeder Pilzinfektion muß der Partner mitbehandelt werden

Pilze, die Scheidenentzündungen hervorrufen, gehören zur sogenannten Candida-Gruppe. Diese Pilze – die häufigsten Krankheitserreger – gehören zu den Hefen. Die Hefe ist ein durch und durch zivilisierter und kultivierter Pilz, der die Menschheit permanent unauffällig-effizient begleitet. Hefepilze stellen etwa aus Zucker Alkohol her – eine Leistung, für die viele Menschen diesem winzigen Mikroorganismus gar nicht genug danken können. Ohne Hefe gäbe es weder Bier noch Brot.

> In der weiblichen Scheide ist ein Pilz zwar unangenehm, aber kein wirklich großes Malheur – solche Eindringlinge können medikamentös leicht beherrscht und verdrängt werden.

Trichomonadenentzündung

Die Erreger der Trichomoniasis sind Geißeltier-chen, die zur Familie der Trichomonaden ge-hören, überwiegend parasitär leben und allgegen-wärtig sind. Trichomonaden werden ausschließlich durch den Geschlechtsverkehr übertragen. Bei ei-ner durch Trichomonaden verursachten Scheiden-entzündung tritt ein weißer, dünnflüssiger Ausfluß auf, der unangenehm fischartig riecht. Infektionen über Toilettebrillen, Waschtextilien und Badewas-ser sind selten, da die Überlebensfähigkeit dieses Geißeltierchens außerhalb des Genitaltraktes ge-ring ist. Der Erreger Trichomonas vaginalis besitzt hohe Affinität zu Scheide und Penis, außerhalb des Urogenitaltraktes trifft man ihn selten an. Es gibt zwar auch Stämme, die im Mund oder im Darm le-ben, aber die meiden die Scheide.

Trichomonaden verursachen Brennen und Aus-fluß. Bei Männern verläuft die Infektion oft sym-ptomlos, bei ihnen verstecken sich die Geißeltier-chen meist in der Harnröhre, wo sie sich ruhig ver-halten. Manchmal verspürt der Betroffene ein leich-tes Brennen beim Urinieren. Üblich ist es jedoch, daß der Mann überhaupt keine Symptome ver-spürt.

Sind Erkrankungen der Geschlechtsorgane mit Schmerzen verbunden, gehören sie selbstver-ständlich ohne Verzug behandelt. Bei manchen In-fektionen gibt es aber keine merk-, spür- oder riechbaren Symptome – sie verlaufen still und dis-kret. Diese Krankheiten sind die besonders gefähr-lichen. Denn durch sexuelle Kontakte wird die Krankheit, den Sexualgewohnheiten der betroffe-nen Personen entsprechend, schneeballartig ver-breitet. Die neu Angesteckten infizieren weiter und lösen eine Kettenreaktion aus, die sich explosions-artig ausweiten kann. Sexual Transmitted Diseases – Krankheiten, die über sexuelle Kontakte verbrei-tet werden – lösen keine Frühwarnsymptome aus, wohl aber gibt es schwerwiegende Spätfolgen. Zu-

Trichomonaden werden meist durch Geschlechtsverkehr übertragen

Im Unterschied zum Jucken bei der Pilzinfektion tritt beim Befall der Scheide mit Trichomonaden ein Brennen und ein schaumiger Ausfluß auf

243

Auch bei einer
Trichomonaden-
infektion muß stets
der Partner mitbe-
handelt werden

nächst unbemerkt, führen solche Krankheiten zum Eileiterverschluß – Kinderlosigkeit ist die Folge.

Daher sollte bei jeder Scheideninfektion eine bakteriologische Untersuchung selbstverständlich sein. Vor allem junge Frauen können nur so vor dem Schicksal immerwährender Sterilität bewahrt werden.

Mykoplasmeninfektion

Mykoplasmen haben – im Gegensatz zu den Bakterien – keine reguläre Zellwand. Sie sind Teil der Scheide und gefährden das betroffene Organ auf ganz unterschiedliche Weise. Betroffen sind nicht nur Frauen, sondern auch Männer. Bestehende Infektionen können durch Mykoplasmen erheblich erschwert werden, was bei Johannes Paul II. der Fall war: Unmittelbar nach dem Attentat an ihm erkrankte er an einer Lungenentzündung, die durch eine zusätzliche Mykoplasmeninfektion intensiviert wurde. Ähnlich ist es auch im genitalen Bereich, wo andere Infektionen, vor allem Chlamydieninfekte, durch Mykoplasmen verstärkt werden.

Mykoplasmen
können die Ursache
für Kinderlosigkeit
darstellen

Mykoplasmen haben offensichtlich eine besondere Affinität zur männlichen Samenzelle. Durchs Elektronenmikroskop zeigt sich, wie sich die Mykoplasmen den Samenfäden quasi selbst huckepack aufbürden und von diesen – zusammen mit den Spermatozoen – in den oberen Genitalabschnitt der Frau transportiert werden. Ob sie dort tatsächlich krankhafte Veränderungen hervorrufen oder nur andere bereits vorhandene Keime in ihrer Schädlichkeit verstärken, ist zur Zeit noch nicht restlos geklärt. Eine Behandlung ist auf jeden Fall dann angezeigt, wenn die Keime bakteriologisch nachgewiesen werden können.

Eine Mykoplasmen-
infektion zieht oft
andere, gefährlichere
Keime nach sich

Chronische Unterleibsbeschwerden, ein ständiger Ausfluß, Entzündungen der Eileiter, lästige Harnröhrenschmerzen, eine nicht erklärbare Kinderlosigkeit, aber auch eine Eileiterschwangerschaft sind dem Arzt Symptom genug, diesem lästigen Keim nachzuspüren.

Chlamydieninfektion

Früher war jede unspezifische Harnröhrenentzündung, die nicht durch Geschlechtserkrankungen ausgelöst war, Sammelbegriff für alle Beschwerden, deren Erreger man nicht kannte. Neben Mykoplasmen sind es hauptsächlich Chlamydien, die mit Beschwerden an der Harnröhre beginnen. Dann breiten sie sich allerdings schnell aus und können das gesamte innere Becken inklusive Eileitern und Eierstöcken befallen. An Chlamydieninfektionen erkranken in den Vereinigten Staaten jährlich drei Millionen Menschen neu. Teenager stecken sich häufig schon beim ersten Sexualverkehr an. Nach dem Urteil der Gesundheitsbehörde wird das sozioökonomische Ausmaß der Gonorrhoe durch die Chlamydieninfektion bei weitem übertroffen.

Chlamydien sind intrazellulär wachsende Bakterien, die über kein eigenes Energiesystem verfügen. Sie sind daher parasitär auf Wirtszellen angewiesen, an deren Stoffwechsel sie teilhaben und in denen sie sich vermehren. Das freilich tun sie so vehement, daß sie alle Zellgrenzen sprengen. Damit töten sie die gesunden Zellen, um daran anschließend weitere gesunde Zellen zu befallen.

Chlamydienfamilien waren schon in der Antike bekannt. Das Trachom – die häufigste Ursache für Erblinden – war schon damals eine gefürchtete Krankheit. In der dritten Welt können die durch Chlamydien ausgelösten Augeninfektionen auch heute noch epidemische Ausmaße annehmen. Beim Neugeborenen können sie Entzündungen der Bindehaut, der Lunge und des Darmes auslösen. Schwangere Frauen sind daher extrem gefährdet. Bei der geschlechtsreifen Frau befallen sie die Harnröhre, den Muttermund und vor allem die Eileiter. Ein Drittel aller Eileiterentzündungen wird

Eine Chlamydieninfektion ist deshalb gefährlich, weil es zu einer Zerstörung der Eileiter kommen kann

Von verschiedenen Seiten wird bereits eine Vorsorgeuntersuchung gegen eine Chlamydieninfektion verlangt

durch diesen Keim ausgelöst, der oft zu einem Eileiterverschluß und damit zur Kinderlosigkeit führt.

Ein Drittel aller Eierstockentzündungen sind durch Chlamydien bedingt

Diese Entzündung ist von indifferenten Symptomen begleitet: Unterleibschmerzen, eitrig-schleimiger Ausfluß, vor allem aber immer wiederkehrende Harnröhrenentzündungen. Sitzen die Keime an der Harnröhre, so sind sie leicht identifizierbar. Ein Abstrich aus der Urethra (Harnröhre) garantiert eine sichere Diagnose. Wesentlich problematischer ist ein Eileiterbefall, weil man bei diesem Organ einen Abstrich nur über eine Bauchspiegelung vornehmen kann. Bei chronischen Eierstockentzündungen ist aber eine solche diagnostische Spiegelung auf jeden Fall angebracht.

Die Diagnostik einer Chlamydieninfektion ist nur dann sicher, wenn sie über einen Abstrich erfolgt. Dabei werden die Erreger kultiviert und über ihre DNA nachgewiesen. Zwar ließen sich diese Keime auch über den sogenannten Antikörpertiter im Blut nachweisen, doch ist diese Methode denkbar unsicher – vor allem aber liefert sie keine schlüssigen Hinweise auf eine bestehende Erkrankung.

Ob man bereits eine Chlamydieninfektion hatte oder nicht, kann durch eine Blutuntersuchung festgestellt werden

Chlamydieninfektionen sind weitaus häufiger als man vermuten würde. In den USA gibt es einschlägige Statistiken, die – zumindest tendenziell – auch auf unsere Regionen übertragen werden können. Die häufigste Krankheit der Nordamerikaner ist zwar erwartungsgemäß die Grippe, aber den zweiten Rang nehmen schon die geschlechtlich übertragenen Erkrankungen ein. An deren erster Stelle rangieren die Chlamydieninfektionen.

Warzeninfektionen

Der menschliche Intimbereich ist ganz besonders infektionsanfällig. Schleimhäute und behaarte Körperregionen sind eine ideale Behausung für Keime, Pilze oder Bakterien. Auch Läuse, Flöhe, einzellige Urtierchen und Viren fühlen sich im menschlichen Geschlechtsbereich extrem wohl.

Besonderer Aufmerksamkeit widmet die Menschheit aber schon seit jeher den Warzen. Die mittelalterliche Medizin war vom akuten Auftreten von Warzen so fasziniert, daß ihnen fast metaphysische Ursachen zugeschrieben wurden. Die im Britischen Museum gesammelten Rezepte zur Abheilung dieser Erkrankung sind ein liebevoll dokumentiertes Kompendium alchemistischer Weisheiten der damaligen Zeit.

Warzen werden von Viren hervorgerufen. Diese Viren treten in mehreren Großfamilien auf, deren Grad der Gefährlichkeit ziffernmäßig erfaßt wird: Die Familien 16 oder 18 beispielsweise sind an der Entstehung des Gebärmutterhalskrebses beteiligt.

Eine Warzeninfektion wird durch Viren ausgelöst

Die meisten Viren führen aber zu gutartigen Hautneubildungen – zu Warzen. Diese können überall am Körper vorkommen. Die Stammesverbände 6 und 11 haben sich auf den weiblichen Intimbereich konzentriert. Sie bilden Warzen an den Schamlippen, in der Scheide und um den After. Beim Mann können Warzen auch an Vorhaut und Eichel wachsen.

Herpes

Es gibt Viren, die im Mund und in der Scheide kleine Bläschen hervorrufen – die „Herpes simplex-Keime". Wie schon ihr Name sagt, sind das nur einfache Erreger. Wer dahinter aber nur harmlose Erkrankungen vermuten würde, irrt: Die Symptome dieser Keime sind die einer absolut schweren und gefährlichen Krankheit. Zuerst gibt es Fieber, Übelkeit, Erbrechen und Gelenkschmerzen. Danach folgt eine plötzliche Rötung von Schamlippen und Scheide und eine auf diesen Organen gruppenweise angeordnete Bläschenbildung. Dieser unangenehme Zustand dauert meist bis zu zwei Wochen. Sehr oft kommt es dabei auch zu Lymphknotenschwellungen – und zu überraschenden

Bei der Überwindung von Viruserkrankungen spielt das körpereigene Immunsystem eine große Rolle

Rückfällen. Denn kaum glaubt man diese Krankheit überwunden, ist sie auch schon wieder da.

Manche Virus-
infektionen führen
zu einer Veränderung
des Muttermundes

Der Herpes simplex hat einen ganz besonders unangenehmen Verwandten – den Herpes zoster (Erreger der Gürtelrose). Diese virale Erkrankung befällt vor allem die Nerven, wie generell alle Herpesinfektionen sehr schwere nervöse Erkrankungen auslösen und die Patientin bis an den Rand der Verzweiflung treiben können. Zeigen sich bei Schwangeren vor der Geburt an der Scheide solche Bläschen, muß ein Kaiserschnitt durchgeführt werden. Ansonsten könnte eine Infektion des Kindes zu schwersten Hirnschäden führen.

Herpes ist eine epidemische Erkrankung, die ansteckend ist. In den USA wird sie von einer sogenannten „moralischen Mehrheit" mächtig kampagnisiert, um diese Infektion als Waffe gegen Promiskuität, sexuelle Freizügigkeit und Homosexualität einzusetzen. Weit effizienter als jeder vordergründige Moralanspruch freilich wäre eine ordentliche Aufklärung. Und vor allem: extreme Vorsicht bei jedem Geschlechtsverkehr – und wenn, nie ohne Kondom.

Es gibt gefährliche
und weniger
gefährliche Viren,
die den Muttermund
befallen

Entzündungen im Genitalbereich beunruhigen fast jede Frau. Zur Unsicherheit über die Krankheit kommt auch noch die Verunsicherung, woher die Infektion stammen mag und an wen sie wohl unbeabsichtigt weiter übertragen wurde. Um zumindest die Infektionen abzugrenzen, noch einmal die Symptome kurz gefaßt:

Zusammenfassung
von Entzündungs-
symptomen im
Genitalbereich

- starker Juckreiz, verstärkt in der Nacht: wahrscheinlich Pilzbefall;
- dieselben Symptome, aber zusätzlicher Austritt von weißlich-bröckeligen Stücken aus der Scheide: mit hoher Wahrscheinlichkeit Pilzbefall;
- schaumiger, meist übelriechender Ausfluß, schmerzende Scheide: Trichomonaden;
- Fischgeruch: Aminkolpitis (harmlos);

• weiche, sehr schmerzhafte Bläschen: Herpesbefall.

Am Scheideneingang befinden sich Schleimdrüsen, die ebenfalls von einer Infektion befallen sein können. Sind diese Drüsen gerötet, geschwollen und von starken Schmerzen begleitet, liegt wahrscheinlich eine „Bartholinische Entzündung" vor. Die auftretenden Schwellungen sind mitunter sehr groß und mitunter so schmerzvoll, daß sie das Gehen einschränken und in schweren Fällen sogar behindern.

Eine Bartholinische Entzündung ist sehr schmerzhaft, aber völlig gefahrlos; manchmal muß sie allerdings operiert werden

Der Therapie gegen Scheidenentzündungen zweiter Teil: die Pflanze

So unangenehm Scheidenentzündungen auch sein können, so erfreulich effizient ist deren Behandlung: Es gibt kaum einen Scheidenerreger, der nicht innerhalb kürzester Zeit auf eine Therapie reagiert. An diesen Infektionen können auf sehr spektakuläre Weise die Erfolge von Antibiotika demonstriert werden: Es gibt praktisch keine Infektionserkrankung im weiblichen Genitalbereich, die nicht mit gut erprobten Medikamenten bekämpft werden kann.

Genau diese Medikationen sind es, die jeder Frau Mut geben sollen, bei den ersten Anzeichen infektiöser Ansteckung im Genitalbereich sofort den Gynäkologen aufzusuchen. Es ist sinnlos, längere Zeit irgendwelche Hausmittel auszuprobieren, die keinen nachgewiesenen Erfolg garantieren, wenn sich mit dem richtigen Medikament schlagartig eine Besserung einstellt. Noch unsinniger ist es, darauf zu vertrauen, daß die Symptome von selbst wieder verschwinden – meist wird eine harmlose Krankheit dabei nur verschleppt, was manchmal zu chronischen Dauerfolgen führen kann.

Bei einer Behandlung von Scheidenentzündung muß stets der Partner die gleiche Therapie anwenden

Die Aminkolpitis, deren fischartiger Geruch ein signifikantes Symptom ist, wird beispielsweise mit einem Medikament behandelt, das seinerzeit erfolgreich gegen die Amöbenruhr eingesetzt wurde – mit Metronidazol. Dieses Mittel wird auch gegen Trichomonaden eingesetzt. Es gibt dabei weder gefährliche Nebenwirkungen, noch ist es sonst irgendwie unangenehm. Dafür wirkt es fast unmittelbar nach der Einnahme.

Die Homöopathie empfiehlt übrigens dreimal täglich fünf Tropfen Tigerlilienextrakt. Die Tigerlilie ist eine kulturgeschichtlich sehr alte Pflanze, deren gelbe Knollen schon die Aufmerksamkeit der Alchemisten erregten. Im Mittelalter wurde sie als Diuretikum (Entwässerungsmittel) verwendet.

Scheidenentzündungen können aber auch anders behandelt werden. Schon die alten Chinesen praktizierten als natürliche Therapie Vaginalspülungen mit verdünntem Essig oder Zitronensaft. Zweimal täglich angewendet, stellen sie schon sehr bald das saure Milieu des Intimorgans wieder her.

Pilzinfektionen werden mit Antibiotika behandelt, welche denen gleichen, die aus Pilzen gewonnen werden. Nystatin ist ein Antibiotikum, das mit den Schimmelpilzen verwandt ist. Es schützt nicht nur gegen Bakterien, sondern auch gegen Pilze. Candida-Infektionen der Scheide werden durch Nystatin in kürzester Zeit behoben. Schon ein einziges Scheidenzäpfchen beseitigt diese Infektion. Aus Sicherheitsgründen muß freilich der Sexualpartner mitbehandelt werden. Ist der Mann ebenfalls mit einem Pilz infiziert und wird er nicht behandelt, führt der nächste Sexualkontakt mit der bereits therapierten Frau unweigerlich zu einer Neuinfektion. Es tritt der Ping-Pong-Effekt ein, bei dem ein ahnungsloser Träger den Partner ständig neu ansteckt. Der Mann wird daher eine Nystatin-Salbe auf die Eichel seines Gliedes auftragen und damit eine neuerliche Infektion vermeiden.

Der Candida-Pilz versteckt sich sehr oft im After und im Darm – an Stellen also, die mit Salben oder Scheidenzäpfchen nicht immer erreicht werden können. Bei solchen Infektionen bleibt manchmal eine lokale Behandlung unwirksam. Trotz Scheidenzäpfchen geht eine Ansteckung nahtlos in die nächste über. Bei solchen hartnäckigen Fällen wird es unerläßlich sein, die Antibiotika gegen die Pilzinfektion zu schlucken und damit auch eine Darmbehandlung durchzuführen. Das passende Medikament heißt Ketoconazol. In leichteren Fällen und während der Schwangerschaft wird Canesten® empfohlen, das ebenfalls sehr gute Erfolge zeigt. Frauen während der Schwangerschaft sind übrigens sehr anfällig für Pilzinfektionen.

Die Behandlung der Trichomonaden ist einfach und harmlos. Bei dieser Krankheit wird auch das Metronidazol eingesetzt, mit dem die Aminkolpitis sehr effizient bekämpft wird. Die Therapie ist denkbar einfach. Das Medikament wird nur einmal als Tablette eingenommen und wirkt sofort. Zur Erzielung der vollen Wirkung ist für diesen Tag allerdings völlige Alkoholabstinenz erforderlich. Um den Ping-Pong-Effekt auszuschalten, müssen sich beide Partner dieser Therapie unterziehen.

Bei der Trichomonadenbehandlung sind einige wichtige Hinweise zu beachten

Gegen Trichomonadenerkrankungen gibt es auch eine Alternativtherapie. Mit geschälten Knoblauchzehen, in die Vagina eingeschoben, lassen sich in vielen Fällen – natürlich nicht immer – Behandlungserfolge erzielen. Knoblauch zählt zu den wirksamsten Heilpflanzen überhaupt. Der ebenfalls infizierte Mann als Sexualpartner kann damit freilich nicht behandelt werden.

Mykoplasmeninfektionen werden mit Tetracyclin oder mit Erythromycin therapiert – das sind lang erprobte, hochwirksame Antibiotika.

Virale Infektionen – Warzen und Herpes – leisten den Antibiotika erfolgreichen Widerstand. Die Pharmakologie hat aber mittlerweile speziell gegen Viren- und Warzeninfektionen gerichtete Medikamente entwickelt, die mit einigem Erfolg eingesetzt werden können.

Eine länger dauernde Pilzbehandlung kann zu einer Reduktion der Libido führen

Viren sind widerspenstig; die durch sie ausgelösten Infektionen sind daher für die Schulmedizin eine sehr große Herausforderung. Viren sind anpassungsfähig und schlau – immer wieder gelingt es ihnen, den von der Medizin komponierten Gegenmitteln zu entkommen.

Neuerdings zeigt es sich, daß das Gelbkörperhormon Progesteron in der Lage ist, die körpereigene Abwehr im Kampf gegen die Viren erheblich zu unterstützen. Ein komplexer Mechanismus tritt dabei in Kraft: Gelangen Viren ins Gewebe, werden sie vom Abwehrpotential des Organismus entdeckt, eingefangen und den Lymphozyten (Killerzellen des Körpers) zum Fraße vorgeworfen. Diese Killerzellen können das Virus aber nur dann zerstören, wenn es ihnen wie auf einem Servierteller präsentiert wird. Das Progesteron ist nun in der Lage, jene Zellen, die auf Virusjagd gehen, zu vermehren und sogenannte „Antigen-präsentierende Zellverbände" zu bilden. Diese wiederum fangen das Virus ein und führen es den zerstörenden Lymphozyten zu.

Fehlt nun das Progesteron, ist die Frau unmittelbar vor ihrer Regel gegen verschiedene Keime erhöht anfällig. Verständlich – in dieser Zeit ist das Gelbkörperhormon schon defizitär. Bisherige Erfahrungen beweisen, daß lokal angewendetes Progesteron die Zahl der Abwehrzellen erhöhen kann. Damit könnte es zur Behandlung von Scheideninfektionen und sogar zur Herpes-Therapie eingesetzt werden. Diese Forschungen sind freilich noch zu neu, um von der Schulmedizin als endgültige Behandlungsmethode übernommen zu werden. Weitere Untersuchungen sind erforderlich.

Degeneration von Schamlippen und Scheide

Viele Frauen beklagen in der Menopause genitale Veränderungen. Vor allem werden Klitoris und Schamlippen kleiner, was die Sensibilität beim Verkehr empfindlich schmälern kann. Besonders betroffen sind viele Frauen jedoch von der Trocken-

Das Gelbkörperhormon Progesteron verbessert die körpereigene Abwehr der Scheide

Wahrscheinlich werden in Zukunft Scheidenzäpfchen mit dem Gelbkörperhormon auch zur Verbesserung der vaginalen Immunsituation herangezogen werden

heit der Vagina, die so weit gehen kann, daß ein Geschlechtsverkehr unmöglich ist.

Die Geschlechtshormone des Eierstocks können auch bei diesen Symptomen eine Verjüngung bewirken. Lokal angewandtes Östrogen beseitigt innerhalb von wenigen Tagen das trockene Gefühl. Es wirkt auch der Atrophie (Zurückbildung von Klitoris und Schamlippen) entgegen. Sehr bewährt hat sich dabei Östriol. Dieser Vertreter der Östrogenfamilie wirkt besonders gut auf Haut- und Schleimhautzellen. Prinzipiell ist dies die gleiche Behandlung wie bei der Blasensenkung.

Bemerkt eine Patientin eine Rückbildung der äußeren Geschlechtsteile, ist das Auftragen von Jojobaöl oder Linolensäure recht sinnvoll. Beide Produkte enthalten Fettsäuren und geben den Organen die erfoderliche Elastizität. Es gibt bereits Präparate, in denen das Östrogen schon in die Linolensäure verpackt ist. Mit der äußeren Anwendung dieser Creme wird daher ein optimaler Behandlungserfolg erzielt: Ein einziges Medikament gegen Trockenheit und Atrophie.

Manche Frauen beklagen auch einen Ausfall der Schamhaare. In vielen Fällen ist dies die Folge einer Schilddrüsenunterfunktion – der Hypothyreose. Mangelnde Schilddrüsenaktivität kann zum Verlust des Kopfhaares und der seitlichen Augenbrauen führen, aber auch zum Ausfall der Schamhaare. In diesen Fällen muß ein Schilddrüsenhormon zugeführt werden. Meist bewirkt das ein Nachwachsen der Haare.

Ist allerdings die Schilddrüse in Ordnung und leidet die Frau dennoch unter Schamhaarausfall, kann manchmal eine lokale Androgensalbe Abhilfe schaffen. Die männlichen Hormone sind für die Behaarung im Schambereich mitverantwortlich – ein Phänomen übrigens, das aus der Pubertät bekannt ist. Bei Alterungsprozessen im Genitalbereich werden seit langem Cremes mit männlichen Hormonen verwendet. Allerdings muß darauf ge-

Mit Östrogenen kann das Vaginalepithel gestärkt und damit vor Infektionen geschützt werden

Der Ausfall der Schamhaare ist oft ein sicherer Hinweis für eine Schilddrüsenunterfunktion

253

achtet werden, daß die männlichen Hormone durch die Schamlippen gut resorbiert werden. Hohe Konzentrationen im weiblichen Organismus müssen vermieden werden, denn sie verursachen mitunter verstärkten Haarwuchs im Gesicht.

Nach neuesten Erkenntnissen ist auch das Dehydroepiandrosteron (DHEA), das Hormon der Nebenniere, an Entstehung und Erhaltung der Schamhaare beteiligt. Das DHEA ist das Haupthormon der Pubertät und sehr stark in die Entwicklung der Schambehaarung involviert. Für die DHEA-Anwendungen fehlen noch die Erfahrungswerte. Es zeigt sich aber, daß dieses Hormon seine beste Wirkung erzielt, wenn es zwischen 30 und 50 mg pro Tag als Tablette dosiert wird.

Der Therapie gegen Scheidenentzündungen dritter Teil: das Messer

Scheidenentzündungen werden durch Antibiotika beseitigt. Manchmal können aber die Folgen solcher Entzündungen einen chirurgischen Eingriff notwendig machen. Dies trifft vor allem auf die „Bartholinische Entzündung" zu, die oft mit einer Eiteransammlung an der großen Schamlippe verbunden ist. Die chirurgische Intervention ist dabei kurz und schmerzlos: In den Abszeß wird ein kleines Loch geschnitten, der Eiter fließt ab – und das Problem ist beseitigt.

Ist der Muttermund
von Viren befallen,
wird manchmal
ein Stück des
Muttermundes
entfernt, um so
die Viren zu töten

Herpesviren können zu einer Veränderung des Muttermundes führen und für einen krankhaften Krebsabstrich verantwortlich werden. In diesem Fall sollte die Gefahr eines beginnenden Karzinoms gleich von vornherein abgewendet werden. Das geschieht durch eine sogenannte Konisation – der chirurgischen Entfernung des oberflächlichen Anteils der Muttermundlippe. Der Eingriff ist problemlos: Mit dem Messer oder mit einem Laserstrahl wird ein Stück des befallenen Muttermundes entfernt.

Vergleichbar ist dieser Eingriff mit dem Anschneiden eines Brotlaibes: Der Chirurg versucht
die Beseitigung des Virus, aber auch die Eliminierung der bereits durch ihn verursachten Zellverän-
derungen, um die Ausbreitung des Krebses zu verhindern.

Manche Operationen
am Muttermund
können auch mit
Hilfe des Lasers vor-
genommen werden

• Partnerbehandlung

Die Mitbehandlung des Partners ist ein eisernes Gesetz bei jeder Scheidenentzündung. Bleibt nämlich der männliche Partner unbehandelt, kommt es zum „Ping-Pong-Effekt" der immerwährenden Neuinfektion. Es ist eine Ungerechtigkeit der Natur, daß jene Keime und Erreger, die bei der Frau zur Scheidenentzündung führen, dem Mann keine Probleme machen. Trotzdem nisten sich am männlichen Genitale Erreger ein, die bei jedem Geschlechtsverkehr erneut in die Scheide eindringen. Dort wachsen sie und vermehren sich, was zu den typischen Infektionssymptomen führt. Wenn die Partnerin an einer Scheidenentzündung laboriert, ist daher der männliche Partner auch dann unbedingt mitzubehandeln, wenn er keine Beschwerden hat.

• Selbstbeobachtung = Diagnose

Die häufigste Scheidenentzündung wird durch Pilze oder durch Trichomonaden hervorgerufen. Selbstbeobachtung ist meistens auch schon die Diagnose:

Eine Pilzinfektion zeichnet sich durch weißen, bröckeligen Ausfluß aus, begleitet von starkem Juckreiz, der in der Nacht, unter der Decke meist stärker wird. In der Wärme des Bettes können sich Pilze besonders gut vermehren.

Die Trichomonaden-Entzündung dagegen ist gekennzeichnet durch einen schaumigen Ausfluß, durch brennende Scheidenschmerzen und weniger durch Juckreiz.

Beobachtet die betroffene Frau auch einen fischartigen Geruch, liegt zusätzlich eine Gardnerella-Infektion vor, die manchmal selbständig, mitunter aber auch im Gefolge anderer Entzündungen auftritt.

256

• Kondom schützt am besten!

Um den Ping-Pong-Mechanismus einer Scheiden-entzündung – die immerwährende Neuan-steckung zwischen Mann und Frau – auszu-schließen, sollte beim Geschlechtsverkehr stets ein Kondom verwendet werden.

• Progesteron stärkt Immunabwehr

Das Gelbkörperhormon Progesteron konzen-triert in der Scheide immunologische Zellen, die darauf spezialisiert sind, Bakterien und Pilze aufzustöbern und zu vernichten. Vaginale Proge-steronzäpfchen können zwar nicht zur Bekämp-fung einer bestehenden Infektion, wohl aber zur Prävention und zur Verbesserung der Immunkraft der Scheide herangezogen werden.

10 Sie kommen und gehen – Zysten

Der Fall Christa

Christa litt seit ihrer Pubertät an unregelmäßigen Blutungen. Bei einer Routineuntersuchung wurde aber vom Gynäkologen im Ultraschall eine Zyste festgestellt. Es bestehe, klärte sie der Arzt auf, kein Grund zur Beunruhigung – bei jungen Mädchen komme derlei sehr oft vor. Und es sei nicht sinnvoll, einer 19jährigen Frau gleich den Bauch zu öffnen. Christa bekam ein Gelbkörperhormon, das sie drei Monate lang einnahm. Bei einer gynäkologischen Nachuntersuchung wurde dann festgestellt, daß die Zyste tatsächlich verschwunden war. Während der Gelbkörpereinnahme war die Menstruation normal, nach Absetzung des Präprates wurde sie aber unregelmäßig.

Nach einem Jahr stellte der Gynäkologe im Ultraschall neuerlich eine Zyste fest. Um deren Ursache zu finden, schlug er diesmal eine Hormonuntersuchung vor. Deren Ergebnis: Das Prolaktin war erhöht. Dieses Hormon, das den regelmäßigen Eisprung verhinderte, förderte auch die Zystenbildung. Durch eine Normalisierung des Hormonspiegels wurde Christas Anfälligkeit für Zysten beseitigt.

Das oberste Gebot bei Zysten heißt Vorsicht. Während nämlich Gewächse aus der Gebärmutter (etwa Myome) meist gutartig sind und nur selten zur bösen Entartung tendieren, schlummert in den vom Eierstock ausgehenden Zysten doch ein beträchtliches Gefährdungspotential. Alle Gebilde im Eierstock müssen unter strenger Kontrolle stehen und im Zweifelsfall auch operativ entfernt werden.

Diese Vorsicht uferte in der Vergangenheit nicht selten zur Hysterie aus. Aus heutiger Sicht betrachtet wurde damals übertrieben oft – nicht selten

Veränderungen des Eierstockes müssen sorgsam beobachtet werden

259

auch unnötig – operiert. Vor allem bei jungen Frauen treten Eierstockzysten kurzfristig auf, um bald danach wieder zu verschwinden. In diesen Fällen wurde viel zu oft zum Skalpell gegriffen. Dennoch ist die Sicherheit beim Zystenmanagement oberstes Gebot. Die moderne Medizin bietet allerdings heute genügend Rüstzeug, die Risikobeurteilung von Zysten besser vornehmen zu können.

Monat für Monat bildet der Eierstock natürliche Zysten

Der Eierstock bildet Monat für Monat – im Laufe des normalen Menstruationszyklus – Gebilde, die kommen und wieder vergehen, daher auch nicht operiert werden müssen. Im Ultraschall können diese Gewächse wie Zysten aussehen. In Wirklichkeit sind sie aber Teil des ganz normalen Zyklusablaufes: Unmittelbar vor dem Eisprung wächst der Follikel – das Eibläschen – heran. In diesem schwimmt die Eizelle, um dann beim Eisprung freigesetzt zu werden. Weder der Eierstock noch das Ei vollziehen dabei irgendwelche Sprünge. Wohl aber „springt" das Eibläschen auf, um die Eizelle freizusetzen. Wird der Eierstock unmittelbar vor der Ovulation (Eisprung) untersucht, dann schauen diese Eibläschen im Ultraschall manchmal wie Zysten aus. In diesem Fall zu operieren wäre komplett verfehlt.

Das Eibläschen ist eine Zyste

Ein ähnlicher Vorgang spielt sich auch im zweiten Zyklusteil – also in den Tagen vor der Menstruation – ab. Nach der Ovulation ist zwar das Eibläschen durch das Aufplatzen verschwunden, allerdings bildet sich in dieser Zeit die Gelbkörperzyste („Luteinzyste"). Dieses Gebilde enthält den Gelbkörper, der einige Tage lang das Gelbkörperhormon (Progesteron) erzeugt. Kommt es zu einer Schwangerschaft, bleibt diese Gelbkörperzyste erhalten und versorgt den Embryo in den ersten Wochen mit lebenswichtigen Substanzen.

Die Gelbkörperzyste zu operieren wäre ebenfalls kompletter Unsinn. Diese beiden zyklusbedingten Zysten – Eibläschen und Corpus luteum –

werden auch „physiologische Zysten" genannt: Sie kommen, erfüllen eine Aufgabe, und verschwinden dann wieder – ohne Operation.

Im Ultraschall sind freilich gefährliche von physiologischen Zysten kaum zu unterscheiden. Stellt der Gynäkologe daher im Ultraschall eine Zyste fest, wird er sinnvoller Weise diese Untersuchung nach einiger Zeit – am besten nach der Menstruation – wiederholen. Dabei kann er feststellen, ob die Zyste verschwunden ist oder nicht.

Auch der Gelbkörper hat eine zysten-ähnliche Form

Manchmal freilich haben diese natürlichen Zysten die unangenehme Eigenschaft, daß sie nicht platzen. Dadurch lösen sie sich nicht auf und bleiben – weitaus länger als sie dürften – im Eierstock erhalten. Meist ist das die Folge einer Hormonstörung, die sich im Eierstock abspielt und die auch diagnostiziert werden kann. Es ist nun die Primäraufgabe des Gynäkologen, mit hormonellen Kunstgriffen auch diese hockengebliebenen Zysten verschwinden zu lassen. Diese Gebilde werden mit gezielt eingesetzten Präparaten unter hormonellen Beschuß genommen; manchmal mit Erfolg – dann platzen sie verspätet.

Die häufigsten Ursachen für gefährliche Zysten liegen beim männlichen Hormon. Ist dieses erhöht, wird die normale Reifung der Eibläschen gestört. Dadurch wächst ein Eibläschen nach dem anderen heran und alle bleiben im Wachstum stehen. Dabei durchzieht eine Fülle kleiner Zysten den ganzen Eierstock und es bildet sich eine Art Zystenkonglomerat. Medizinisch wird das ein „polyzystisches Ovar" (PCO) genannt. Auch dabei ist nicht immer eine Operation sinnvoll, weil durch eine hormonell ausgelöste Unterdrückung der Eierstockaktivität sehr oft – freilich nicht immer – das Problem gelöst werden kann; wenn nicht, muß operiert werden.

Männliche Hormone können im Eierstock eine Zystenbildung anregen

Aber auch Schilddrüsenerkrankungen, Störungen des Prolaktins (Hormon aus der Hirnanhangdrüse, das die Milchproduktion anregt) und

261

Krankheiten der Nebennierenrinde können am Nichtplatzen der Follikel beteiligt sein und ein „Sitzenbleiben" der Zysten auslösen. Auch die Endometriose wird recht oft von Zystenbildungen begleitet. Es ist daher wichtig, daß der Arzt das Umfeld richtig abklärt und nach Ursachen sucht. Es kann passieren, daß durch eine Hormonuntersuchung allein nicht die wahre Ursache ausgeforscht werden kann. Dies ist insbesonders dann der Fall, wenn Störungen lokal auf den Eierstock begrenzt sind und die Diagnostik übers Blut keine brauchbaren Ergebnisse bringt.

Zysten sind oft Hinweise für Hormonstörungen des weiblichen Körpers

Die Suche nach den Ursachen für Zystenneubildungen, also die Diagnostik, muß dreifach abgesichert werden: durch gezielte Hormonbestimmungen, durch Ultraschalluntersuchungen und durch die Anamnese (das „Wort"). Gerade über das Gespräch ergeben sich für den Arzt die meisten Hinweise auf eine mögliche Ursache.

Die Therapie mit der Pflanze

Ergibt die Hormonuntersuchung Hinweise auf Störungen der Eierstockfunktion und des Eisprunges, ist ein Ausgleich des Hormondefizits notwendig. Dazu gehört die Normalisierung des Prolaktinspiegels ebenso wie die Beseitigung des polyzystischen Ovars (PCO). Dieses PCO ist übrigens die häufigste Ursache für Zysten und sollte bei immer wiederkehrenden Zystenbildungen am Ovar ganz besonders in die Diagnose einbezogen werden. Sind die männlichen Hormone im Eierstock zu hoch konzentriert, müssen sie gesenkt werden, weil sonst viele kleine Zysten entstehen können. Dies ist oft ganz einfach durch eine Pille möglich, mit der die Eierstockfunktion unterdrückt und damit auch die Produktion der männlichen Hormone (aus dem Ovar) unterbunden wird.

Manche Zysten können durch die Pille beseitigt werden

Die Pille ist ein gut bewährtes Mittel zur Vorbeugung von Eierstockzysten und wird auch sehr oft prophylaktisch eingesetzt.

Eine weitere Möglichkeit, Zysten platzen zu lassen bzw. deren Neubildung zu verhindern, bietet das Gelbkörperhormon Progesteron. Dabei entfaltet weniger das Hormon selbst seine Wirkung; der zystenentfernende Mechanismus ergibt sich aus dem Progesteronabfall durch Hormonentzug nach zehn Tagen. Durch den Wegfall des Gelbkörperhormons werden – wenn es vorher einige Tage auf den Eierstock eingewirkt hat – biochemische Scheren freigesetzt, die sich in der Zystenwand ansetzen, ein Loch schneiden und dadurch das Bläschen platzen lassen. Das Gelbkörperhormon eignet sich bestens zur Eliminierung gutartiger Zysten. Das Präparat kann als Tablette oder als Scheidenzäpfchen (reines Progesteron, das direkt dem Genitaltrakt zugeführt werden kann) eingesetzt werden. Nach den Erfahrungen vieler Gynäkologen ist das Zäpfchen die effektivste Methode, um Zysten zum Verschwinden zu bringen.

Auch das Gelbkörperhormon hat sich zur Behandlung von Zysten bewährt

Neben Pille und reinem Gelbkörperhormon werden – freilich weit außerhalb der reinen Schulmedizin (und von dieser auch nicht akzeptiert) – auch homöopathische Mittel, die Bienengift enthalten, angewendet. Die Alternativmedizin verzeichnet damit große Erfolge bei der Zystenbeseitigung. Da diese Therapieform keinerlei Nebenwirkungen hat, kann sie guten Gewissens empfohlen werden. Liegt jedoch der Verdacht einer Bösartigkeit vor, muß auch diese konservative Therapieform intensiv hinterfragt werden.

Treten bei Frauen in den Wechseljahren Zysten auf, so sollen sie operativ entfernt werden

Der letzte Ausweg: das Messer

Die Beurteilung, ob eine Zyste sofort operiert werden muß oder ob zuvor noch konservativ hormonell therapiert werden kann, hängt vom Einzelfall ab. Entscheidend sind zusätzliche Untersuchungen. Bei Zysten in der Postmenopause (also jenseits der 50) tendieren die meisten Ärzte eher zur Operation, da die Gefahr einer bösartigen Entartung größer ist. Bei jungen Frauen dagegen, bei denen sich im Ultraschall eine einfache Zyste ohne

263

feste Innenbestandteile zeigt, kann gefahrlos eine Hormontherapie durchgeführt werden. Ultraschalluntersuchungen geben nach beiden Richtungen – konservative Behandlung oder Operation – Entscheidungshilfen. Die endgültige Therapiewahl trifft der Gynäkologe nach Diskussion mit der Patientin. Diese muß aber darüber informiert werden, daß bei Zysten – im Gegensatz zu Myomen – das Hinausschieben von Entscheidungen problematisch sein kann und daher einer engen Kontrolle bedarf.

Vor einer Zystenoperation ist das ausführliche Gespräch mit der Patientin wichtig

Auch die operative Zystenentfernung geschieht heute nicht mehr mit großen und kühnen Schnitten, sondern sehr differenziert. Die Operationsmethode hängt von verschiedenen Kriterien ab – das wichtigste dabei ist zweifellos das Alter der Frau.

Grundsätzlich sollte berücksichtigt werden, daß Zysten zur Entartung neigen und daher Sicherheit oberstes Gebot ist. Wenn also bei einer jungen Frau die Zyste trotz hormoneller Behandlung nicht platzt und Beschwerden verursacht, und wenn darüber hinaus auch noch Unklarheiten über die Gutartigkeit bestehen, sollte sie entfernt werden. Gewählt wird heute meist der endoskopische Weg. Dies vor allem dann, wenn eine gutartige Zyste vermutet wird, die durch eine Laparoskopie beseitigt werden kann. Dabei dringt der Operateur unter dem Nabel durch ein „Schlüsselloch" (also durch einen kleinen Schnitt) ein und inspiziert das Innere des Bauchraumes. Dabei muß vermieden werden, daß bei der Zystenentfernung möglicherweise bösartige Zellen in den Bauchraum verschleppt werden. Das geschieht dadurch, daß die Zyste zuvor mit einem kleinen Säckchen umhüllt wird, das dann samt der Zyste aus der Bauchhöhle entfernt wird. Durch diese einfache Methode wird gesichert, daß kein Rest im Bauchraum bleibt.

Zysten können ebenfalls durch das Schlüsselloch operiert werden

Unmittelbar während der Operation wird eine histologische Untersuchung des Präparates vorgenommen („Gefrierschnitt"), um auszuschließen, daß es sich um ein Karzinom handelt. Wäre dies der Fall, müßte die Operation nach onkologischen Kriterien vorgenommen werden – meist ist dies mit einer Bauchöffnung verbunden. Erfreulicherweise ist diese radikale Methode in den meisten Fällen nicht nötig. Nach der Zystenentfernung ist die Patientin vom Problem befreit.

Um das Wiederauftreten der Zyste zu verhindern, muß allerdings einige Zeit lang hormonell nachbehandelt werden. Es stellt sich nämlich immer wieder heraus, daß Frauen, bei denen eine Zyste operativ entfernt wurde, dazu neigen, schon nach wenigen Monaten neue Zysten zu bilden. Deshalb ist eine kombinierte endoskopisch-endokrinologische Behandlung besonders wichtig. Und ebenfalls sehr wichtig wäre, daß die Hormonbehandlung vom selben Gynäkologen durchgeführt wird, der auch die Endoskopie gemacht hat.

Bei manchen Hormonstörungen empfiehlt sich nach der Zystenoperation eine endokrinologische Nachbehandlung

Diese Nachbehandlung ist vor allem bei Endometriosezysten bedeutend, da es nicht immer gelingt, die Endometriose vollständig zu beseitigen. Gerade in solchen Fällen verbessert eine hormonelle Therapie den operativen Erfolg entscheidend.

In ganz speziellen Fällen – der Gynäkologe orientiert sich an der jeweiligen Situation – kann auf eine Zystenentfernung verzichtet und eine Entleerung des Zysteninhaltes mittels Punktion über die Scheide erwogen werden. Dabei wird ähnlich vorgegangen wie bei der Eibläschenpunktion im Rahmen der Retortenbefruchtung. Die Zystenposition wird dabei über einen Ultraschallkopf exakt geortet und danach wird mit einer eigens dafür geschaffenen Führungseinrichtung die Zyste geleert.

Manchmal können Zysten auch durch die Scheide abpunktiert werden

Eine histologische Untersuchung kann bei dieser Methode nicht durchgeführt werden – deshalb kann diese Art der Intervention nur auf Einzelfälle beschränkt bleiben.

265

Bei jungen Frauen wird heutzutage meist die Laparoskopie angewendet (Schlüsselloch-Operation);
bei postmenopausalen Frauen ist meist die Laparo-
tomie (Öffnen der Bauchdecke) die operative Intervention der besseren Wahl.

WATCHLIST – ZYSTEN

• Junge Mädchen

Bei jungen Frauen ist das hormonelle Gleichgewicht noch nicht etabliert, leichte hormonelle Turbulenzen sind keine Seltenheit. Diese Anomalien sind meist die Ursache für Zystenbildungen. Sie erklären auch, warum junge Mädchen sehr häufig zur Zyste neigen. Es empfiehlt sich daher, bei jungen Frauen Zystenbildungen auch unter hormonellen Aspekten zu beurteilen. Es gilt als gesichert, daß Hormonstörungen sehr häufig an Zystenbildungen beteiligt sind.

• Ultraschall (Doppler-Untersuchung)

Während Myome nur sehr selten entarten, muß jede Neubildung des Eierstocks besonders sorgfältig beobachtet werden. Einerseits soll nicht vorschnell operiert werden – vor allem bei jungen Frauen wird das Problem sehr oft durch hormonelle Therapien behoben; andererseits dürfen gefährliche Neubildungen nicht übersehen und negiert werden. Zur richtigen Entscheidung ist eine Ultraschall-Untersuchung die wertvollste diagnostische Hilfe. Durch Überprüfung der Zystenblutversorgung kann die Dringlichkeit einer allfälligen Operation abgeklärt werden.

• Pille

Die Pille stellt den Eierstock ruhig – das Prinzip der Empfängnisverhütung. Gleichzeitig können damit aber auch Zysten zum Verschwinden gebracht werden, weil auch sie die Folge der Eierstockaktivitäten sind.

11 Herz – Schmerz

39 PROZENT ALLER FRAUEN STERBEN AN HERZINFARKT

Der Fall Grete

Die längste Zeit ihres Lebens hatte Grete Erfolg – in der Familie, im Beruf, im Sport, mit Freunden. Vor allem aber: Sie war die Frau gewordene, blühende Gesundheit. Weder das Rauchen noch der Alkohol konnten ihr etwas anhaben. Grete spielte rasant Tennis, kletterte mühelos auf Berge, hatte keine Probleme mit der Figur und war nie krank. Sie genoß das Leben in vollen Zügen und wurde von allen darum beneidet.

Mit 48 kam Grete in den Wechsel. Aber auch dieser neue Lebensabschnitt änderte nichts an ihren Gewohnheiten. Alles lief wunderbar weiter wie bisher.

Mit einer Ausnahme: Sie ermüdete jetzt leichter beim Tennisspielen. Ironisch meinte sie, daß das wohl das Alter sein müsse. Zwar stellte der Frauenarzt bei ihr auch Wechselbeschwerden fest – zu einer hormonellen Therapie bestand aber kein Anlaß. Zumal alles in einem erträglichen Ausmaß verlief. Als beim Stiegensteigen aber dann immer mehr Beschwerden – Atemnot, Müdigkeit, leichte Schwindelgefühle – auftraten, nahm der Frauenarzt weitere gynäkologische Untersuchungen vor. Aber auch die verliefen diffus: Grete hatte eine hormonelle Befindlichkeit, die ihrem Alter entsprach, ohne die üblichen gravierenden Nebenwirkungen erdulden zu müssen. Im Zuge einer routinemäßigen Blutanalyse stellte der Frauenarzt aber leicht erhöhte Blutfettwerte und eine leicht erhöhte Harnsäure fest.

Aus Gründen der Vorsicht zog der Gynäkologe daraufhin einen Internisten bei. Der nahm neben den üblichen Routineuntersuchungen auch ein EKG vor. Dieses zeigte leichte, diffuse Anomalien.

269

Daraufhin wurde an Grete eine Ergometeruntersuchung durchgeführt. Dabei wurden Herzströme, Frequenz und Blutdruck während ständig erhöhter Fahrradbelastung gemessen. Diese Untersuchung ergab einen signifikanten Leistungsabfall bei einem Belastungswiderstand von 120 Watt. Nach diesem Ergebnis mußte der Kardiologe die Durchführung einer Angiographie vorschlagen – der Einführung einer dünnen Sonde ins Herz zur Beurteilung der Herzkranzgefäße.

Und von da an hatte Grete Glück im Unglück: Durch die Angiographie konnten schwere Verengungen der Herzkranzgefäße – sogenannte Stenosen – festgestellt werden, die akute Lebensgefahr bedeuteten. Üblicherweise können solche Verengungen der Herzkranzgefäße unter bestimmten Konstellationen noch während der Angiographie aufgeweitet werden (durch die sogenannte Ballon-Dilatation) – bei Grete war jedoch eine Bypass-Operation erforderlich. Diese wurde unmittelbar danach angesetzt und erfolgreich durchgeführt. Die drei verengten Herzkranzgefäße wurden dabei operativ überbrückt – Grete kann seither wieder normal Sport betreiben, sie hat keine Atembeschwerden und sie hat fürs erste die akute Gefahr eines Herzinfarktes überwunden.

Grete wurde in allerletzter Sekunde aus höchster Lebensgefahr gerettet.

Bei Herzbeschwerden kommen Männer schneller ins Spital und werden besser behandelt. Dabei haben Frauen öfter Herzattacken

Das Herz der Frauen ist vor der Menopause geschützt, nach der Menopause gefährdet

Was wie eine Provokation klingt, ist – bedauerlicherweise – im täglichen Leben eine Tatsache. „Frauen", behauptet die Innsbrucker Universitätsdozentin Margarethe Hochleitner, „schwinden auf dem Weg in die Kardiologie." Oder noch deutlicher formuliert: Herzkrankheiten von Patientinnen werden nicht annähernd so ernst genommen wie bei Männern.

Diese brisante Kritik richtet sich zunächst an die Ärzteschaft – die Fachärztin Hochleitner spricht von einer „Übermacht der Männer in der Kardiologie"; sie ist daher aber auch an das weibliche Geschlecht adressiert. „Frauen fürchten sich vor Brustkrebs, denken aber oft gar nicht an die Möglichkeit eines Herzinfarkts. Nur ganz wenige machen die einschlägigen Gesundenuntersuchungen mit. Tatsächlich sterben nur 6% aller Frauen an Brustkrebs, 39% aber an Herzerkrankungen." (Hochleitner)

Dramatische Aussagen – aber stimmen sie auch? Sie stimmen – leider. Im Auftrag des Bundesministeriums für Wissenschaft, Verkehr und Kunst wurde 1997 eine „Untersuchung der Geschlechtsunterschiede in den kardiologischen Patientenkarrieren an der Universitätsklinik Innsbruck" (Verfasserin: Dr. Margarethe Hochleitner) durchgeführt. Veröffentlicht wurde dieser Forschungsbericht im März 1998 – und er bestätigt, was in medizinischen Fachkreisen längst bekannt ist. Nämlich: In der koronaren Therapie werden Frauen kraß benachteiligt. Sie werden zu spät ins Spital eingewiesen und mit beträchtlicher Verzögerung fachspezifisch behandelt. Und das alles, obwohl Frauen statistisch ein höheres Risiko haben, an einem Herzleiden zu erkranken als Männer.

Östrogene sind Herzschutzmittel

Kritiker mögen nun einwenden, daß eine in Innsbruck erstellte Studie bestenfalls für Tirol – keineswegs aber generell – signifikant sein kann. Dieser Einwand zählt aber nicht: Weltweit parallel durchgeführte Forschungen mögen zwar in den Prozentsätzen geringfügig differieren, tendenziell decken sich aber alle mit den Innsbrucker Ergebnissen.

Östrogene Hormone wirken wie Nitropräparate

Wie dramatisch die Zahlen wirklich sind, zeigt aber erst deren Interpretation. Dazu eine kurze medizinische Rekapitulation.

Der weibliche Eierstock erzeugt – unter anderem – Östrogen, das für die Frau wichtigste aller Hormone. Das Östrogen sorgt für Schönheit, Fitneß und garantiert – ein genialer Plan der Natur – die

Reproduktion menschlichen Lebens. Unter anderem mobilisiert dieses Hormon das Gas Stickstoffmonoxid (NO), das im Körper der Frau und des in ihr eingebetteten Embryos sehr wichtige Aufgaben wahrnimmt. Eine davon – eine der wichtigsten: Das NO weitet die Gefäße.

Diese Dehnungen des Gefäßsystems sind deshalb besonders wichtig, weil die Frau in ihren fruchtbaren Jahren jederzeit in der Lage sein muß, sich selbst und den Embryo mit Sauerstoff und Nährsubstanzen zu versorgen. Mehr noch: Da der Embryo ständig wächst, hat die Frau wachsenden Energiebedarf. Ihr Gefäßsystem muß immerhin zwei Kreisläufe – den eigenen und den des heranwachsenden Kindes – versorgen. Beide müssen den Stress einer Schwangerschaft und den mit enormem Energiebedarf verbundenen Geburtsakt verkraften.

Das Stickstoffmonoxid erweitert die Blutgefäße der Frau

Das Gas NO macht all das möglich. Es schwebt in den Jahren der Fruchtbarkeit wie ein Schutzengel über der Frau und gewährt das Privileg des optimalen Schutzes. Solange die Eierstöcke das Östrogen in ausreichender Menge produzieren, also zwischen Pubertät und Wechseljahren, hält dieser Schutz an.

Das erklärt auch die Tatsache, warum heutzutage auch schon 30- oder 40jährige Männer einen Herzinfarkt erleiden, gleichaltrige Frauen aber nur ganz selten. Frauen in diesem (gebärfähigen) Alter stehen unter dem durch das Östrogen ausgelösten Schutz des Stickstoffmonoxids – und haben daher ausreichend geweitete Gefäße, Männer dagegen verfügen über diesen Schutzmechanismus nicht – Männer brauchen nur ihren eigenen Organismus mit Blut und Sauerstoff zu versorgen.

Ein Herzinfarkt bei Frauen vor der Menopause ist selten

Ein Herzinfarkt entsteht durch die Verengung der Herzkranzgefäße – durch sogenannte Stenosen. Lagert sich – meist eine Folge erhöhter Blutfette – im Inneren der Koronararterien die sogenannte Plaque ab, kommt es an dieser Stelle zum Engpaß, zur gefürchteten Arteriosklerose infolge der Verengung der Herzkranzgefäße. Trifft an diese Engstelle ein Blutgerinnsel (Thrombus) oder löst sich die Plaque von den Gefäßwänden, dann kommt es zur Verstopfung. Teile des Herzmuskels können an dieser Stelle nicht mehr mit dem lebensnotwendigen Sauerstoff versorgt werden – der Herzinfarkt ist da. Risikofaktoren – fettes Essen, Rauchen, mangelnde Bewegung, Stress, erbliche Vorbelastung und in Kombination mit dem Alter (vor allem der Frau) – sind Warnzeichen für die Wahrscheinlichkeit eines Infarktes. Dabei ist das Rauchen deshalb besonders gefährlich, weil die dabei freigesetzten Wirkstoffe das Gefäßsystem zusätzlich verengen.

Männer sind in ihren besten Jahren weitaus mehr gefährdet als Frauen. Denn Frauen haben – dank des Östrogens – ein weitgestelltes Gefäßsystem. Eine Stenose beim Mann kann lebensgefährlich sein – bei der Frau ist sie das aber noch nicht.

Östrogene senken auch den Cholesterinspiegel und schützen damit vor Verkalkung

Schlagartig ändert sich dieser Zustand, wenn mit dem Wechsel bei der Frau die Östrogenproduktion nachläßt und die Gefäße auf ein normales Maß schrumpfen. Plötzlich fallen alle Privilegien des weiblichen Geschlechts weg – die Frau ist ab dem Wechsel ebenso herzgefährdet wie der Mann.

Die Gefahr im Wechsel ist bei Frauen sogar höher, weil die meisten Frauen den Zusammenhang zwischen Östrogendefizit und koronarer Gefahr nicht erkennen und so flott weiterleben wie bisher. Nun rächen sich auch die Sünden der Jugend: Wer sich ein Leben lang falsch ernährt (und niemals auf die Blutfette geachtet) hat, wer außerdem im Vertrauen auf die ewige Gesundheit den Nikotinkonsum als schick empfand, darf sich dann über den Herzinfarkt im Klimakterium oder in der Menopause nicht wundern.

Östrogenmangel kann zu einem hohen Cholesterinspiegel führen

Die Todesursachenstatistik beweist, daß mehr Frauen an Herzkrankheiten sterben als Männer. Da Frauen aber vor dem Wechsel vor dieser Krankheit

273

weitgehend geschützt sind, muß die Statistik in aller Offenheit interpretiert und diskutiert werden: Frauen ab 50 sind in einem dramatischen Ausmaß Herzinfarkt-gefährdet. Ab diesem Alter sind sie jedenfalls mehr als Männer gleichen Alters gefährdet, an einer koronaren Erkrankung (Herzkranzgefäße) Schaden zu nehmen oder an dieser zu sterben.

Die Frau ab den Wechseljahren muß also extrem vorsichtig sein. Der Prävention kommt also besondere Bedeutung zu – wobei die Vorbeugung besser schon in jüngeren Jahren einsetzen sollte, als dann, wenn in Wirklichkeit schon umfangreich repariert werden muß.

Soweit also die Bemerkungen zum besseren Verständnis der folgenden Statistik. Einige Erkenntnisse über Frauen und Herz-Kreislauf-Erkrankungen (Forschungsbericht 1997, Dr. Margarethe Hochleitner, Universität Innsbruck):

- Die Frauenproblematik ist – vereinfacht formuliert – eine Zuweisungsproblematik. Frauen werden verspätet ins Spital eingeliefert und verspätet der kardiologischen Fachtherapie zugeführt (Warum? Die kardiologische Disziplin ist männerorientiert, behauptet die Gutachterin; Herzerkrankungen lägen außerhalb der vermuteten Zutreffwahrscheinlichkeit).

- Es gibt, was Frauen betrifft, außerhalb des Krankenhauses bezüglich Herzkrankheiten eine sehr hohe Dunkelziffer. In höherem Alter steigt die Wahrscheinlichkeit, daß die Zahl der (unbehandelten) „stummen" Herzinfarkte extrem hoch ist.

- Es sterben mehr Frauen an Herztod als Männer (39% zu 35%).

- Die koronare Herzkrankheit (KHK, Verengung der Herzkranzgefäße) ist im statistischen Querschnitt als Todesursache bei Frauen und Männern gleich hoch (50% zu 50%). Interpretiert bedeutet dieses Ergebnis aber, daß im höheren Alter die KHK als Todesursache bei Frauen wesentlich höher sein muß als bei Männern.

Auch unregelmäßiger Puls und Herzrasen kann durch ein Hormondefizit ausgelöst werden

Herzerkrankungen von Frauen werden von der Medizin nicht so ernst genommen, wie Herzerkrankungen von Männern

- Erstaunlicherweise kommt nur ein geringer Teil der Herzpatienten ins Spital – die Herzkrankheit führt also weitaus häufiger zu Hause zum Tod als im Krankenhaus.

- Obwohl mehr Frauen an Herzerkrankungen sterben, wird nur ein Drittel der Frauen wegen Herzinfarktes ins Spital eingeliefert (Frauen: 35%, Männer: 65%).

- Frauen kommen im Rettungsauto langsamer ins Krankenhaus als Männer, die vom Notarztwagen transportiert werden.

- Frauen werden viel später intensivbehandelt als Männer. Nur 33% Frauen kommen auf die Intensivstation, aber 67% Männer.

- Von den Patienten, die einer Lysetherapie (Auflösung von Blutgerinnseln) unterzogen werden, sind 26% Frauen, aber drei Viertel Männer.

Auch bei den Gefäßerkrankungen zeigt sich ein geschlechtsspezifischer Unterschied

- An 34% Frauen wird eine Koronarangiographie (Einführung einer Sonde in die Herzkranzgefäße mit Einspritzung eines Kontrastmittels zur Gefäßdarstellung am Röntgenschirm) durchgeführt, aber an 66% Männern.

- Die Dehnung verengter Herzkranzgefäße (Dilatation) erfolgt im Verhältnis 20% zu 80% (Frauen : Männer).

- Nur 26% der Frauen werden Bypass-operiert (74% Männer). Von den Akutoperationen war der Frauenanteil noch geringer (23% zu 77%).

- Besonders kraß zeigt sich die Statistik bei den Anschlußheilverfahren nach Bypass-Operationen: 13% Frauen, 87% Männer.

Männliche Hormone senken das Lipoprotein-a, einen Hochrisikofaktor für Arteriosklerose

- „Bei der Mortalität ergeben sich generell höhere Frauenanteile."

- „Alter gilt als führender Risikofaktor. Geschlechtsunterschiede (Anm.: zu Lasten der Frauen) wurden in vielen Studien nachgewiesen."

- Die bei Frauen höhere Mortalität nach Operationen erklärt sich daraus, daß Frauen „erst in

275

schlechterem Zustand zur Herzchirurgie gelangen".

Der wohl brutalste – und schonungsloseste – Satz dieses Forschungsberichtes: „Zusammenfassend ergeben sich aus diesen Daten für Frauen nur bessere Chancen zu sterben ...", „... ergibt sich das Bild einer eindeutigen Chancenungleichheit für Frauen mit koronarer Herzkrankheit."

• Und der wichtigste Satz überhaupt: „Die koronare Herzkrankheit ist die Haupttodesursache für Frauen".

In der Postmeno-
pause ist die Frau für
Herzerkrankungen
besonders anfällig

Aus diesen doch wohl sehr dramatischen und aufrüttelnden Erkenntnissen müssen eindeutige Schlüsse gezogen werden.

Zunächst ist es enorm wichtig, daß dem Risikoprofil einer Frau in etwas fortgeschrittenem Alter Rechnung getragen und ab dem Wechsel der gynäkologischen Untersuchung regelmäßig auch die kardiologische angefügt wird. Zwischen den Fachdisziplinen Gynäkologie und Interne herrscht Übereinstimmung darüber, daß ausreichende Östrogendotierung des weiblichen Organismus Herzkrankheiten minimiert. Liegt ein Östrogendefizit vor, sollte eine Hormonersatztherapie durchgeführt werden.

Auch der Blutdruck
hängt mit den Hor-
monen zusammen

Wichtig ist auch, daß mit einiger Regelmäßigkeit (zumindest einmal jährlich) eine Blutanalyse durchgeführt wird. Insbesondere zu bestimmen sind die Blutfette (Cholesterin, LDL, HDL, Lp-a), die Harnsäure und die Glukosewerte. Ebenfalls wichtig: regelmäßige Blutdruck- und Frequenzkontrolle (Pulskontrolle). Der Kardiologe wird darüber hinaus ein EKG machen und im Bedarfsfall ein Belastungs-EKG durchführen. Dabei werden die Herzströme unter Belastung (Radfahren mit steigendem Widerstand) gemessen. Der Patient, angeschlossen ans EKG, strampelt also unter ärztlicher Kontrolle bis zur Maximalbelastung. Gleichzeitig werden Blutdruck und Herzfrequenz kontrolliert.

Sollten sich aus dem Belastungs-EKG weitere Anomalien ergeben, weist der Internist (Kardiologe) die Patientin intensiveren Untersuchungsmethoden zu. Die absolute Sicherheit darüber, ob eine Verengung der Herzkranzgefäße vorliegt oder nicht, wenn ja, an welcher Stelle und in welchem Ausmaß, kann nur durch eine Angiographie gewonnen werden. Diese Untersuchung kann nur im Spital durchgeführt werden, da sie mit einem Eingriff („invasive Methode") verbunden ist. Der Facharzt wird die Patientin im Detail über die Risiken, noch mehr aber über die enormen Vorteile dieser Untersuchungsmethode aufklären.

Wie bei jedem Eingriff liegt auch bei einer Angiographie ein Minimalrisiko vor – zumal mit einer über die Leistenbeuge eingeführten dünnen Sonde (übrigens völlig schmerzlos) bis ins Herz vorgetastet und dabei über ein Röntgen das Koronarsystem gefilmt wird.

Mit der Verordnung von Progesteron muß man bei herzkranken Frauen zurückhaltend sein

Der Kardiologe kann daraus eine sichere Diagnose stellen – und die Patientin vor einem Herzinfarkt bewahren. Sehr oft kann im Zuge dieser Untersuchung eine Gefäßverengung gleich aufgesprengt und beseitigt werden („Gefäßdilatation"). Ist dies aufgrund weit fortgeschrittener Stenosen zu riskant oder nicht mehr möglich, wird der Facharzt auch einer Frau die Bypass-Operation vorschlagen. In Extremfällen kann diese Leben retten.

Wer indessen sein Leben lang gesund lebt, wer also Nikotin meidet, mäßigen, aber ausreichenden Sport betreibt, wer sich außerdem gesund ernährt und Übergewicht vermeidet, wer zudem noch Blutfette kontrollieren (und gegebenenfalls einstellen) läßt, kann einen schweren Eingriff wie einen Bypass vermeiden.

Die Anwendung von Östrogenen wird auch für herzkranke Männer erwogen

Noch einmal die harten Fakten:

• Herz-Kreislauferkrankungen sind die Haupttodesursache für Frauen in den Industrieländern.

- Bei Frauen treten Herz-Kreislauferkrankungen um Jahre später (nämlich ab dem Wechsel) auf als bei Männern.
- Hormone, besonders Östrogene, beeinflussen Herz-Kreislauferkrankungen.
- 6% aller Frauen sterben an Brustkrebs, aber 39% an Herzerkrankungen.

Die beruhigende Botschaft zuletzt: Trotz alledem haben Frauen noch immer eine höhere Lebenserwartung als Männer.

WATCHLIST – HERZ

• Ab dem Wechsel auch zum Internisten

In den fruchtbaren Jahren einer Frau sorgt die Natur üblicherweise für blühende Gesundheit. Das Östrogen – das weibliche Eierstockhormon schlechthin – weitet das Blutgefäßsystem der Frau zur Erleichterung der Sauerstoffaufnahme. Die Natur sieht vor, daß in diesen Jahren der Reproduktion die Mutter jederzeit auch die Versorgung des Embryos sicherstellen können muß. Hormone weiten daher das Gefäßsystem.

Während in diesen besten Jahren Männer bereits schwer infarktgefährdet sind, sind Frauen vor dieser lebensbedrohenden Krankheit geschützt. Zumindest vor dem Wechsel.

Danach wird das Östrogen defizitär – und das Gefäßsystem verengt sich. Im und ab dem Wechsel sind daher Frauen extrem infarktgefährdet. Neben der gynäkologischen Untersuchung sollte auch in periodischen Abständen der Kardiologe aufgesucht werden.

• Risikofaktoren

Rauchen, fettes und übermäßiges Essen sowie mangelnde Bewegung sind Risikofaktoren für das Herz. Einmal im Halbjahr sollte zwecks Bestimmung der Blutfette auch eine Blutanalyse durchgeführt werden.

• Symptome

Unbestimmte Druckzustände in der Herzgegend, Atemnot, unerklärbare Müdigkeit, Beklemmungen oder Wasseransammlungen sollten jede Frau veranlassen, sofort den Internisten aufzusuchen.

• Wichtigste Botschaft an Frauen

Der Herzinfarkt ereilt Männer in jedem Lebensalter – und mit ebensolcher Härte auch Frauen ab dem Wechsel. Der weibliche Organismus wird von der Natur nur solange privilegiert, solange er die Gebärfähigkeit besitzt. Danach ist auch für Frauen das Herz ein hochgefährdetes Organ, das einer intensiven Kontrolle bedarf.

12 Übergewicht – die Geisel der Frau

EIN PROBLEM, DAS VIELE FRAUEN UNGLÜCKLICH MACHT

Der Fall Ulrike

Ulrike hat seit ihrer Pubertät Probleme mit der Figur. Sie ist nicht wirklich übergewichtig, denn das Gewicht paßt zu ihrer Körpergröße. Das Unglück begann unmittelbar nach der Pubertät. Damals merkte Ulrike, wie ihre Brüste größer, die Oberschenkel dicker und das Gesäß immer breiter wurden. Schon als junge Frau genierte sich Ulrike, einen Bikini zu tragen – sie kam sich darin seltsam pummelig vor.

Gewichtsprobleme quälen sehr viele Frauen

Diese einseitige Gewichtszunahme kam einige Jahre nach der Pubertät zum Stehen. Als Ulrike aber begann, zur Empfängnisverhütung die Pille einzunehmen, flackerte die Gewichtsproblematik wieder auf; innerhalb von drei Monaten hatte sie um fünf Kilo zugelegt. Und zwar ausschließlich am Gesäß. Ulrike hörte sofort auf, die Pille zu nehmen und langsam baute sie das Gewicht auch wieder ab.

Größere Wechselbeschwerden hatte Ulrike nicht. Die leichten Hitzewallungen waren auszuhalten. Was sie beunruhigte, waren neuerliche Figurprobleme. Diesmal aber nicht am Gesäß, sondern am Bauch. Ulrike konnte ruhigen Gewissens von sich behaupten, gemäßigte Eßgewohnheiten zu haben. Sie aß weder zu viel noch zu fett. Dennoch merkte sie von Monat zu Monat, wie der Fettansatz – schwimmreifenförmig um den Bauch herum angeordnet – immer üppiger wurde.

Die Hormone des weiblichen Körpers beeinflussen die Fett- und Muskelverteilung

Ulrike führte eine ausgezeichnete Ehe, aber dennoch wurde ihr immer mehr bewußt, wie sehr sie eigentlich darunter zu leiden begann, vom eigenen Ehemann berührt zu werden. Vor Sex empfand sie Widerwillen, jede Umarmung war ein Horror für sie.

281

Gleichzeitig traten am Oberschenkel Hauteindellungen auf – trotz sportlicher Betätigung entstand Cellulite.

Der Frauenarzt verschrieb eine Salbe mit männlichen Hormonen. Langsam wurde das Bindegewebe im Cellulitebereich wieder straff – die Orangenhaut verschwand. Nach einiger Zeit merkte Ulrike auch, daß das Bauchfett weniger wurde.

Das Fettgewebe ist das Energiereservoir für die Schwangerschaft und wird deswegen von den weiblichen Hormonen beeinflußt

Was immer der Mensch tut – er braucht hiefür Energie. Jeder Denkprozeß, jede Bewegung, Sport, ja sogar das Betrachten einer Blume – ohne Energie ist das alles nicht möglich. Wie sich ein Auto ohne Sprit nicht bewegen kann, kann der Mensch nicht leben ohne die erforderlichen Energiemengen.

Als Leben auf unseren Planeten kam, war Zucker die erste Energiequelle. Bakterien und Viren bauten Kohlenhydrate ab und schöpften daraus die Kraft für ihre Vermehrung. Allerdings hat Zucker einen sehr großen Nachteil: Er ist nur begrenzt und nur in sehr kleinen Dosen speicherbar. Wäre beispielsweise ein Zugvogel auf Zuckerreserven angewiesen, scheiterte sein herbstlicher Flug in den Süden – er müßte unterm Gefieder so viele Zuckermoleküle aufladen, daß er wegen des hohen Gewichts nicht mehr fliegen könnte.

Die Lebewesen konnten sich erst dann weiterentwickeln, als eine neue Form der Energiespeicherung möglich wurde, die es erlaubte, auf engem Raum große Treibstoffmengen unterzubringen. Dieses neu entdeckte Reservoir ist das Fett. In den winzigen Molekülen verbergen sich energiereiche chemische Stoffe, die den Motor Leben ununterbrochen mit Energie – Treibstoff – versorgen.

Progesteron und Östrogen vermehren das Gesäßfett

Ein Größenvergleich: Entspräche ein Zuckermolekül einem Glas voll Energie, wären das bei einem (mit dem Zucker vergleichbaren) Fettsäuremolekül zwölf Gläser gefüllt mit Energie.

Das Fett ist die Energiequelle des Lebens. Nur das Fett befähigt unseren Körper zum Leben –

wie ein Auto ohne Sprit, wäre auch ein menschlicher Körper ohne Energiequelle kraftlos. Die Träger dieser Energie sind die Fettzellen, die überall im Körper verstreut sind – im Muskelgewebe, zwischen den Organen, unter der Haut. Einfach überall.

Vor kurzem machten die Forscher eine aufregende Entdeckung: Fettzellen sind nicht nur einfach irgendwelche Depots, die wir mit uns herumschleppen, Fettzellen produzieren auch eine ganze Reihe von Hormonen. Nicht nur: Sie stehen in ständiger Verbindung mit dem Gehirn, der Hirnanhangdrüse und den Keimdrüsen – sie sind also Teil eines gut ausgetüftelten Kommunikationssystems, das den gesamten Körper durchzieht. Das Steuersystem richtet sich großteils danach, ob Energiereserven – Fett – zur Verfügung stehen; deren Funktionsfähigkeit orientiert sich am Energiepotential. Das ist auch der Grund, warum biologische Wächter im Nervensystem ununterbrochen die Fettmenge kontrollieren. Sinkt es unter eine kritische Menge ab, droht dem Körper Gefahr. Ein (symbolisches) rotes Warnlicht leuchtet auf. Es signalisiert, daß entweder nachgetankt, die Leistung gedrosselt oder das ganze System überhaupt zum Stillstand gebracht werden muß.

Selbst das Gehirn wacht über die Fettzellen

Davon besonders betroffen ist die Fortpflanzung – ein Prozeß, der mit extrem hohem Energiebedarf verbunden ist. Stehen diese Energiemengen dem Körper nicht in ausreichender Menge zur Verfügung, gibt es keine Reproduktion. Der Eierstock überprüft daher auch permanent, ob ausreichend Fett vorhanden ist. Fettmangel bedeutet das Ende der Hormonproduktion und das Ausbleiben der Menstruation. Sportlerinnen und Balettänzerinnen, die aus beruflichen Gründen zur drastischen Gewichtsreduktion gezwungen sind, kennen dieses Phänomen. Bei ihnen treten gehäuft Zyklusstörungen auf, sehr oft bleibt die Monatsblutung überhaupt aus. Die Begründung leitet sich aus dem beschriebenen Mechanismus ab: Der Eierstock merkt

Gewichtsabnahmen bringen den weiblichen Menstruationszyklus durcheinander

283

den dramatischen Fettabbau und beendet, in Ermangelung weiterer Energie, seine Aktivität.

Für die Kommunikation zwischen Fettgewebe und Geschlechtsfunktionen sorgt ein eigenes Hormon – das Leptin. Dieses wird in den Fettzellen gebildet. Es zirkuliert im Blut und durchwandert auf diesem Weg die unterschiedlichsten Organe. Darunter auch das Gehirn, wo Informationen über die vorhandenen Fettmengen ausgewertet werden. Ist ausreichend Fett vorhanden, steigt auch die Leptinmenge im Blut an – und das Gehirn erteilt dem Eierstock den Arbeitsbefehl. Sinkt aber das Leptin aufgrund schwindender Fettzellen ab, ist dies für die Hirnanhangdrüse das Signal für Energiemangel. Und der Eierstock drosselt sofort seine Leistung – er arbeitet langsamer, oder hört überhaupt auf.

Wird bei Frauen die Menstruation unregelmäßig, fragt der Arzt zuerst nach dem Gewicht: Gab es in jüngerer Zeit Schwankungen? Gab es Gewichtsabnahmen? Wieviele Kilogramm?

Gewichtsschwankungen sind Ausdruck von Menstruationsunregelmäßigkeiten.

Das Fettgewebe spendet Energie, aber nicht nur für die Fortpflanzung. Auch im Stress oder in Gefahrensituationen greift der Organismus auf diese Energiereserven zurück. Er spaltet Fettsäuren und verleiht dem Körper die Fähigkeit davonzulaufen, Fieber zu ertragen oder die erforderlichen Abwehrstoffe zu bilden. Das Adrenalin öffnet sofort die Fettzellen und ruft die darin enthaltenen Fettdepots zur Energieproduktion auf. Der Organismus kann in diesem Ambiente auch den größten Stress bewältigen – zumindest in den meisten Fällen. Ist der Organismus gestört, kann es schon passieren, daß der Mensch unter Stress zusammenbricht.

Wie sehr die Fettreserven des Menschen und extremer Stress in Zusammenhang stehen, kann ein kardiologischer Fall illustrieren. Ein männlicher Pa-

Das Hormon Leptin verbindet das Gehirn und das Fettgewebe

Männliche Hormone erlauben dem Adrenalin, die Fettsäuren zu spalten

tient mußte sich in einem Spital einer Koronarangiographie unterziehen. Das ist eine nicht ganz ungefährliche invasive Untersuchungsmethode, bei der ein Katheter in der Leistenbeuge eingeführt und über das Blutsystem bis ans Herz herangeführt wird. Der Patient wußte, daß diese Untersuchung der Herzkranzgefäße darüber entscheidet, ob an ihm eine Bypass-Operation durchgeführt werden muß oder nicht. Der Stress war so stark, daß dieser Patient innerhalb von 24 Stunden fünf Kilogramm Körpergewicht verlor.

Aber dieses Beispiel illustriert, daß Fett mehr ist als ein unangenehmer Speicher mit häßlichen Begleiterscheinungen. Fett ist auch Garant, daß der Organismus Stress bewältigen und mit Extremsituationen fertigwerden kann.

Streßsituationen können zu starkem Gewichtsverlust führen

Auch das Wachstum ist fettabhängig. Zwischen Körper und Fettreserven findet eine permanente Kommunikation statt – vor allem dann, wenn der Organismus weiter wachsen oder wenn er irgendwelche Reparaturen vornehmen will. Jene Hormone, die zwischen Wachstum und Fettgewebe unentwegt hin und her pendeln, sind die Insulin-ähnlichen Wachstumsfaktoren, die in der Leber gebildet werden und in den unterschiedlichen Organen die Regeneration sowie die Aufbauphase garantieren. Auch sie sind sensibel auf die Energiedepots. Sind diese ausgebeutet, leidet auch der Auf- und Umbau des Körpers.

Die Fettzellen sind mit zahlreichen Systemen unseres Körpers in Verbindung

Die großen Hormonsysteme kommunizieren also mit dem Fettgewebe:

• Leptin, das eine Achse zwischen dem Fettgewebe und der Fortpflanzung bildet;

• Adrenalin, das unter Gefahr Fettzellen zu Hilfe holt; und

• Insulin-ähnliche Wachstumsfaktoren, die nur dann Aufbauarbeit in Angriff nehmen, wenn sie von den Fettzellen dazu angeregt werden.

285

Das Fett ist also eigentlich ein sehr prominentes Organ, das von vielen anderen Körperteilen um Rat befragt wird. Fett entscheidet aber auch maßgeblich, was in den unterschiedlichsten Körperteilen – etwa den Eierstöcken – zu geschehen hat. Fett macht nicht nur dick, es dirigiert auch die verschiedensten Funktionen unseres Körpers. Diese ungemein wichtige Rolle darf nicht verwundern, hat doch stets der das Sagen, der über Ressourcen verfügt.

Der Eierstock benötigt ein gewisses Maß an Fettzellen

Fett ist Energie, es ist Treibstoff und Voraussetzung für das gesamte Leben.

Es gibt noch einen Aspekt, der mit dem Fett in enger Beziehung steht: die Sexualität. Vordergründig ist das Gesäß ein plakatives Sexsymbol – letztlich ist dieser Körperteil eine Ansammlung von Fettzellen.

Auch die Ernährung des neugeborenen Kindes hängt vom Fettreservoir des mütterlichen Organismus ab. Die Produktion von Muttermilch garantiert seit Jahrmillionen das Leben neugeborener Tiere und Menschen. Die Milchproduktion ist ein energiereicher Vorgang; sie hängt allerdings davon ab, ob die Mutter ausreichende Reserven besitzt. Diese Kraftquellen der Mutter sind die Fettzellen des Gesäßes. Dorthin wurden sie von der Natur plaziert, weil der Gesäßmuskel ein ideales Speichermedium ist.

Das Gesäßfett ist für das Stillen von großer Bedeutung

Das Fett des Gesäßes und auch des Oberschenkels stehen unter Hormoneinfluß. Diese Fettzellen werden vom Körper speziell geschützt und können auch in Hungersnöten nicht beliebig ausgebeutet werden. Benötigt beispielsweise der weibliche Organismus unter Stress zur Bewältigung körperlicher Anstrengungen oder zur Gewebserneuerung Energie, so darf er diese nicht aus den Fettzellen des Gesäßes gewinnen. Jede andere Fettzelle, etwa die des Bauches, wird vom Organismus zuerst abgebaut. Das Fett des Gesäßes dagegen wird bis zum Schluß besonders verteidigt. Dieses Fett steuert die

286

Milchproduktion, es dient somit der Ernährung des Nachwuchses und damit der Erhaltung der Art. Für die Evolution ist diese Aufgabe mit Abstand die höchste aller Prioritäten. Das Gesäßfett symbolisiert Fruchtbarkeit. Es garantiert ausreichend Energie, um den Nachwuchs auch noch Jahre nach der Geburt zu ernähren.

Der Blick des Mannes auf das weibliche Gesäß hat neben der erotischen auch noch eine evolutionäre Komponente: Der Mann taxiert mit unbewußtem Blick das vorhandene Energiereservoir.

Die Erhaltung der Art, aber auch der Gene hängt somit vom Gesäßfett ab.

Entsprechende Brücken des Unterbewußtseins werden heute von der Werbung oft bis hart an die Grenzen des guten Geschmacks ausgenützt; der Sexappeal dieses Körperteiles wird als kommerzielles Vermarktungspotential mobilisiert. Dieses sogenannte Glutealfett hat somit eine gleichermaßen vitale wie auch erotische Facette.

Die Geschlechtshormone – Östradiol und Progesteron – sind die Stimulatoren des Gesäßfettes. Diese Hormone sind die Voraussetzung für eine Schwangerschaft und werden auch während der Gravidität vom weiblichen Körper in großen Mengen produziert. Die Hormone vergrößern die Fettzellen um ein Vielfaches und erleichtern damit die Fetteinlagerung. Die Zellen des Gesäßes werden so lange als Depot benützt, bis das Fett zum Stillen gebraucht wird.

Leiden Frauen an Übergewicht, muß zunächst differentialdiagnostisch geklärt werden, welcher Teil des Körpers vom Übergewicht betroffen ist. Ist es Gesäßfett, muß ein Übermaß an weiblichen Sexualsteroiden als Ursache angenommen werden. Es ist zu prüfen, ob Östrogen oder Gelbkörperhormon in zu hohen Dosen vom Körper hergestellt wird, bzw. ob diese Hormone im Übermaß von außen zugeführt werden. Sehr oft zeigt sich dieses Problem bei Frauen, die die Pille nehmen oder sich

Oberschenkel und Gesäß haben um ihrer Rolle in der Fortpflanzung willen einen erotisierenden Effekt

Gewichtsprobleme an Oberschenkeln und Gesäß deuten auf zuviel Östrogen und Progesteron hin

287

nach den Wechseljahren einer Hormonsubstitution unterziehen. Eine Therapie gegen übermäßiges Gesäßfett ist einfach: Die Hormondosis muß reduziert werden, was einen stimulativen Abbaueffekt auf die Fettzellen des Gesäßes auslöst.

Allerdings können Hormonstörungen das Gesäßfett auch vermehren. Obwohl der Monatszyklus der Frau scheinbar ungestört abläuft und auch die Blutungen regelmäßig eintreten, kann es doch passieren, daß der Eisprung nicht stattfindet. Die Gelbkörperphase ist also nicht in der Lage, die Östrogenphase zu verdrängen – während des ganzen Monats wird der weibliche Organismus also von Östrogen durchflutet. Dieser Östrogenüberschuß kann auch eine Ursache für eine Gewichtszunahme sein. Es muß daher zuerst eine Hormonstörung behoben werden, um die Größenzunahme der Fettzellen im Gesäß zu verhindern.

Der Mangel an männlichen Hormonen läßt das Bauchfett wachsen

Medizinisch erklärt sich der Bauchspeck ganz anders. Der Fettansatz um den Nabel unterliegt anderen biochemischen, hormonellen und molekularbiologischen Gesetzen. Auch Adrenalin kann nämlich Fettsäuren mobilisieren, um daraus in Extremsituationen Energie zu erzeugen.

Um dem Adrenalin den Zugang zum Fett überhaupt erst zu ermöglichen, müssen die Zellen mit sogenannten Rezeptoren – eine Art biologische Schlüssel – geöffnet werden. Diese Rezeptoren unterstehen dem Einfluß der männlichen Hormone. Das Testosteron baut sie auf und erlaubt so die Freisetzung von Fett. Das Unterhautfettgewebe des Bauches benötigt demnach zur Mobilisierung des Fettes männliche Hormone.

Fehlen männliche Hormone, so können die Fettzellen des Bauches nicht mobilisiert werden

Das Testosteron war lange Zeit nur ein Stiefkind der Endokrinologen. Während sich das Östrogen in der Forschung höchster Beliebtheit erfreute, und diese Aufmerksamkeit sich danach auf das Progesteron erstreckte, wurde dem Testosteron nur wenig Bedeutung beigemessen. Zu Unrecht – dieses männliche Hormon wird vom weiblichen

Eierstock in viel größerer Menge freigesetzt als das Östrogen.

Auch nach dem Wechsel bildet das Ovar Androgene (männliche Hormone). Auch noch in der Postmenopause versorgen die Eierstöcke den weiblichen Organismus weiter mit hormonellen Botenstoffen. Werden die Eierstöcke entfernt, können auch keine männlichen Hormone mehr gebildet werden.

Mitunter legt die Pille die Androgenproduktion lahm. Schließlich ist es doch die Aufgabe einer hormonellen Empfängnisverhütung, die Schwangerschaft durch Unterdrückung der Eierstockaktivität zu verhindern. Zwei der drei Ovarhormone, nämlich Östrogen und Gelbkörperhormon, sind in der Pille enthalten. Das dritte Hormon – das Androgen – wurde vergessen und fehlt manchmal der Frau. Es kommt gelegentlich zu einem hormonellen Ungleichgewicht. In freilich eher seltenen Fällen führt das zum Nachlassen der sexuellen Freude und zur Ansammlung von Fettzellen am Bauch.

Die Zufuhr männlicher Hormone – die Androgenersatztherapie – muß sich in der Frauenheilkunde erst emanzipieren – in vielen Arztpraxen ist sie noch nicht bekannt bzw. nicht akzeptiert.

Immer wenn aber verstärkte Fettbildung am Oberbauch auftritt oder die Lust am Sex sinkt, sollte an Androgenersatz gedacht werden.

Es ist aber Vorsicht angebracht. Werden männliche Hormone falsch zugeführt, kann das Auswirkungen auf den Stoffwechsel haben. Diese Schäden werden am effizientesten dadurch umgangen, daß die Hormone als Salbe über die Haut zugeführt werden. Dadurch wird die Leber nicht belastet und eine Veränderung des Zuckerstoffwechsels verhindert.

Neben Bauch und Gesäß gibt es noch einen dritten Ort, wo sich Fettzellen aufblähen und zu enormen Gewichtsproblemen führen können – das Fett der Gedärme (auch Gekrösefett oder vis-

Gewichtsprobleme am Bauch, Libidoverlust und Größerwerden der Brüste sind verläßliche Hinweise für einen Androgenmangel

Männliche Hormone sollen zunächst über die Haut zugeführt werden

289

zerales Fett genannt). Man sieht es zwar von außen nicht, es bläht aber den Bauchraum auf, was Rückschlüsse auf das darin angehäufte Fettdepot zuläßt.

Übermäßiges Gedärmefett ist ganz besonders heimtückisch. Es bildet eorme Streßhormone, die in die Blutbahn abgegeben werden. Dieses Gedärmefett steht unter dem direkten Einfluß des Cortisols, des wichtigsten Streßhormons der Nebenniere. Stress und übermäßiges Essen potenzieren das innere Fettdepot – sie führen zu einer extrem unangenehmen Form des Übergewichtes.

Liegt eine derartige Störung vor, wird der Arzt vor den Wechseljahren eine Gelbkörperhormontherapie empfehlen. Nach der Menopause kann mit der Zufuhr von DHEA (Dehydroepiandrosteron) geholfen werden.

Die Körpersilhouette, die Body composition, wird vom Eierstock und von den Androgenen gesteuert

Grundsätzlich beeinflussen weibliche Geschlechtshormone die Body composition – die Muskelverteilung und die Menge des Fettgewebes. Alles das geschieht nicht zufällig, sondern unterliegt dem Überlebensplan der Natur. Das Fettgewebe ist also ein lebenswichtiges Organ, vergleichbar mit Herz oder Nieren.

Das Übergewicht ist evolutionsgeschichtlich ein vollkommen neuer Aspekt. Bis vor hundert Jahren war es sowohl bei den Säugetieren als auch beim Menschen unbekannt. Im vergangenen Jahrhundert wurde das Überlebens- zum Wohlstandsfett. Das 20. Jahrhundert führte zur Erkenntnis, daß zu wenig Fett ebenso schädlich ist wie zu viel.

Fettgewebe ist von einer enormen biologischen Wichtigkeit. Es ist ein wertvoller Energiespeicher, der verantwortungsvoll unter Balance gehalten werden muß. Die Korrektur des Körpergewichtes ist nur aus kosmetischen Gründen erforderlich, der gesamte menschliche Organismus ist auf optimale Fettausgeglichenheit aufgebaut. Denn nur unter diesem Aspekt können zahlreiche Systeme optimal funktionieren.

Heutzutage ist die größte Herausforderung die Verhinderung von Übergewicht. Es ist zu unterscheiden, ob Gewicht reduziert, oder ob es gehalten werden soll. Ein richtiges Gewicht beizubehalten, wird durch normale Eßgewohnheiten, Sport und allgemeine diätetische Verhaltensregeln garantiert. Gewichtsreduktion dagegen ist ohne Kalorieneinschränkung nicht möglich. Man wird eine Mahlzeit einsparen und dem Körper generell weniger Nahrung anbieten müssen. Die Gewichtsabnahme geschieht vor allem über den Kopf und ist nicht möglich, wenn die innere Willenseinstellung hiezu nicht gegeben ist.

Bei der Gewichtsreduktion hat sich ein Mittel besser bewährt als zahllose, oft sündteure Abmagerungskuren: der Verzicht auf die Abendmahlzeit. Dadurch kommt es zu einem leichten Absinken des nächtlichen Glukosespiegels im Blut und zu einem Anstieg des Melatonins (des Hormons der Nacht) sowie zu einer Neubildung von Wachstumshormonen. Wachstumshormone bauen Fettzellen ab. Es lohnt sich daher, diesen Effekt für gezieltes Abnehmen einzusetzen.

In den Wechseljahren stellt sich die Stoffwechselsituation der Frau um, weshalb es besonders in diesem Lebensabschnitt erforderlich ist, kalorienbewußt zu leben. Wird ab und zu das Abendessen weggelassen, kann das – übrigens für Frauen und Männer gilt dieses Dinner-Cancelling-Konzept in allen Lebensabschnitten – gesundheitliche Wunder bewirken. Dies muß nicht täglich geschehen, wer jedoch zwei- oder dreimal wöchentlich auf das Abendessen verzichtet, braucht sich vor Gewichtsproblemen nicht zu fürchten.

Ein besonderes Problem ist der Alkohol. In kleinen Mengen genossen, hat er sicher auch gesundheitsfördernde Effekte. Allerdings kann Alkohol auf direktem Wege auch in Fettsäuren verwandelt werden, womit die Fettgewebsareale des Körpers übermäßig aufgebläht werden. Alkohol, auch

Eine Hormonbehandlung kann das Abnehmen erleichtern, allerdings die Kalorienreduktion nicht ersetzen

Wenn man in den Wechseljahren mit einer Hormonbehandlung beginnt, empfiehlt es sich, in den ersten Wochen ab und zu auf das Abendessen zu verzichten

in kleinen Mengen, verhindert den Fettabbau. Er wandert sofort in die Fettzellen, um deren Volumen zu vergrößern.

Wer also Gewicht reduzieren will, muß apodiktisch auf Alkohol verzichten. Wein, Bier und auch harte Alkoholika haben einen fettfördernden Effekt.

Möchte man abnehmen, muß man absolutes Alkoholverbot einhalten

Im Alter verändert sich die Körpersilhouette. Trotz Diät und Sport nimmt das Fettgewebe zu, das Muskelgewebe ab. Auch die größte Diätdisziplin ändert wenig an der Neugestaltung der Body composition.

Die Medizin ist derzeit dabei, Altersstrategien gegen die Zunahme des Fettgewebes zu entwickeln. Die Forschung hat erkannt, daß im Alter zu wenig Wachstumshormon gebildet wird und an seine Stelle Fettgewebe tritt. Das Wachstumshormon verhindert, daß Eiweiß zur Verbrennung und zur Energiegewinnung herangezogen wird. Schließlich sind Eiweißstoffe lebenswichtige Organe, also zu kostbar. Im Notfall könnte der Körper auch aus diesen Geweben Energie gewinnen. Das Wachstumshormon verhindert jedoch diese absolut destruktive Art der Proteinverbrennung.

Auch das Wachstumshormon ist an der Fett-Muskelverteilung beteiligt

Das Wachstumshormon balanciert zwischen Muskel- und Fettgewebe. Fehlt dieses Hormon, neigt sich die Waage zugunsten des Fettes und zuungunsten der Muskel. Die Folge: Die Body composition wird „fettig". Vom Arzt kann in solchen Fällen Wachstumshormon zugeführt werden. Wegen der komplexen Folgen einer Wachstumshormonsubstitution muß diese Behandlung unter absoluter ärztlicher Aufsicht erfolgen.

Hormonelle Verhaltensregeln bei Gewichtszunahme vor allem an Oberschenkeln und Gesäß:

- Östrogen- und Gelbkörperhormonspiegel überprüfen. Durch eine Hormonuntersuchung kann festgestellt werden, ob die Östrogenproduktion zu stark läuft. Es ist ratsam, Gelbkörperhormon zuzuführen.

- Umstieg auf eine leichtere Pille. Die in der Pille enthaltenen Bestandteile können Fettzellen vergrößern. Durch Umstellung auf eine andere Pille kann das Problem umgangen werden.

- Richtige Hormoneinstellung bei einer Hormonersatztherapie im Wechsel. In den Wechseljahren kann ein Zuviel an Hormonen zu Gewichtsproblemen führen. Die weiblichen Hormone sollten auf das physiologische Maß reduziert werden.

Hormonelle Verhaltensregeln, wenn das Körperfett vorwiegend die Nabelgegend betrifft (schwimmreifenförmiger Fettansatz):

- Ersatz von männlichen Hormonen. Männliche Hormone können in den Wechseljahren defizitär werden. Ähnliche Defizite zeigen sich auch bei Frauen unter der Pille. Tritt gleichzeitig mit dem Gewichtsproblem im Nabelbereich ein Libidoverlust ein, sollte über eine Hormonuntersuchung der Mangel an männlichen Hormonen abgeklärt werden. Ist dies der Fall, kann eine androgenhältige Salbe problemlösend wirken.

Hormonelle Verhaltensregeln bei übermäßigem Fettgewebe im Darmbereich:

- Dieses innere Fett (nicht zu verwechseln mit dem Fett in der Nabelgegend) wird vom Streßhormon Cortisol reguliert. Dieses sollte reduziert werden. Es kann nämlich die Fettzellen im Körperinneren aufblähen. Gebremst wird es dabei vom Progesteron und von DHEA (Dehydroepiandrosteron). Da beide Hormone im Alter abnehmen, das Cortisol aber in seiner Konzentration gleichbleibt, ist es sinnvoll, nach einer Hormonstörung zu fahnden, die durch einen Mangel an Progesteron oder (nach der Menopause) durch ein Defizit an DHEA hervorgerufen wird. Beide Hormone können medikamentös ergänzt werden.

Allgemeine Regeln: Lifestyle-Änderungen

- Das Gewichtsproblem ist ein physikalisches, dem man nur durch Kalorienreduktion begegnen kann. Besonders effizient dabei: Das Dinner Cancelling (gelegentlicher Verzicht auf das Abendessen).
- Striktes Alkoholverbot. Alkohol fließt direkt in die Fettzellen und verhindert den Abbau der Triglyzeride. Wer abnehmen will, darf keinen Tropfen Alkohol zu sich nehmen.

Speiseplan: diätetische Maßnahmen

- Vertrauen in die Trennkost. Da die Fette im Feuer der Kohlenhydrate verbrennen, kann durch eine zeitlich begrenzte, einseitige Ernährung der Fettaufbau gestoppt und das Abnehmen gefördert werden.
- Wichtig: Chrom. In richtiger Dosierung mobilisiert Chrom das Fett. Es kann unterstützend zum Abnehmen eingesetzt werden.

13 Die Haut – Spiegel der Hormone

Der Fall Maria

Maria ist eine begeisterte Tennisspielerin. Sie liebt Luft, Licht und Sonne. Sie ist 50 und hat eine blendende Figur. Hautprobleme hatte Maria bisher noch nie. Doch neuerdings stellt sie verärgert fest, daß die Haut an den Oberarmen dünner wird und Gewebsteile in der Achselgegend schlaff durchhängen. Maria führt diese Hautprobleme aufs Tennisspiel zurück.

Maria unterzieht sich seit kurzem wegen leichter Wechselbeschwerden – Wallungen und Schlaflosigkeit – einer Hormonersatztherapie. Dadurch festigte sich das Gewebe zwar einigermaßen, stattdessen aber treten nun braune Flecken im Gesicht auf. Seit Maria die Hormonpräparate aber nur noch am Abend einnimmt, verschwinden auch die Gesichtsflecken wieder.

Durch die Östrogenbehandlung strafften sich zwar die Gesichtsfalten, und auch die Haut wurde wieder fester, die Falten rund um die Augen wollten aber nicht verschwinden. Erst seit der Arzt eine Progesteronsalbe verschrieb, besserte sich auch der Hautzustand rund um die Augen. Ganz langsam glätten sich die Falten.

Die längste Zeit wurde die Hauptaufgabe der Haut nur darin gesehen, den Körper nach außen abzugrenzen und ihn vor Eindringlingen oder sonstigen Feinden zu schützen. Erst jüngste Forschungen beweisen, daß die Haut weit mehr ist als ein Schutzorgan – die Haut, vor allem die weibliche Haut ist ein ganz wichtiger Kommunikator, der Botschaften verschicken und Wahrnehmungsreize ans Gehirn weiterleiten kann. Im Unterbewußtsein ist darüber hinaus fest verankert, daß die Haut etwas mit Schönheit, Erotik und Liebe zu tun

Hormonschwankungen spiegeln sich an der Haut wider

Die Haut ist in der Lage, Hormone zu bilden

295

haben muß – dieses Organ sendet auch optische Signale aus, die Teil der menschlichen Sexualität sind.

Die Haut ist also – mit den Augen vergleichbar – ein Wahrnehmungsorgan, das mehr ist als ein dünnes Gewebsstück, das unseren Organismus umkleidet. Auch die Haut entscheidet, wie unsere Kalorien verbrannt werden, ob – und wie – weiße Blutkörperchen auf Stress reagieren, und ob die Liebeswerbung der jeweiligen Spezies untereinander funktioniert.

Das größte Organ unseres Körpers ist die Haut

Erst unter dem Mikroskop werden die vielschichtigen Strukturen der Haut sichtbar. Die Architektur dieses Organs ist hochkomplex: Aus der Haut ragen unzählige kleine Härchen, unmittelbar daneben und dazwischen münden Millionen von Ausführungsgängen, die das Innere des Körpers mit der Oberfläche verbinden. Durch diese Gänge werden Schweiß-, Talg- und Duftstoffe über die Haut verteilt. Im Schweiß sind Salze enthalten, die Bakterien abtöten können; der Schweiß verfügt aber auch über ein ganzes Arsenal von Hormonähnlichen Proteinen, die im Körperinneren Eindringlinge – Bakterien, Viren – abtöten können. Einige dieser Stoffe werden auch von der Haut freigesetzt. Sie überziehen den menschlichen Körper wie ein feiner Film, sodaß Mikroben – die ärgsten Feinde des Menschen – schon an der Haut vernichtet werden können, noch ehe sie in den Körper eindringen.

Durch Schweiß- und Talgdrüsen werden Bakterien und Viren zerstört

Regelmäßiger Saunabesuch gilt als hervorragendes Präventivmittel gegen Erkältungen. Zurecht: Durch die Hitze wird die Schweißdrüsentätigkeit angeregt, und durch den Schweiß werden jede Menge Abfallstoffe aus dem Körper ausgeschwemmt. Mit dem Schweiß werden Bakterien- und Virus-tötende Stoffe an die Körperoberfläche gebracht, wodurch jedem potentiellen Feind ein großzügiges Arsenal biochemischer Waffen entgegengestellt werden kann.

Die Haut besitzt auch etwas Ähnliches wie eine Kosmetikabteilung, über die der Grad der Elastizität genau geregelt werden kann. Unter der Haut gibt es kleine Drüsen, deren Ausführungsgänge millionenfach an der Hautoberfläche münden. In diesen Gängen werden die Produkte der Talgdrüsen an die Oberfläche transportiert, mit denen Elastizität und Spannkraft der Haut geregelt werden kann. Der Schutz dieses Organs hängt schließlich davon ab, ob es ausreichend eingefettet wird. Die Evolution hat der Haut über die Talgdrüsen eine kleine chemische Fabrik zur Verfügung gestellt, über die Tag- und Nachtcremen hergestellt und direkt auf den Hauttyp angepaßt werden können.

Die aufregendsten Erkenntnisse lieferte aber die Forschung über die Duftdrüsen, die an gewissen Körperstellen an die Oberfläche münden und hochwertige Duftstoffe freisetzen. Die moderne Zeit überreizt unsere Sinne extrem durch Bilder und Töne. Das älteste Sinnesorgan des Menschen – das Riechorgan – geriet durch diese Reizüberschwemmung etwas ins Hintertreffen. Aber dennoch hat die Natur einen ganz außerordentlichen Mechanismus zur Versendung von Botschaften erfunden. Biochemische Substanzen werden über die Nase wahrgenommen, und diese Wahrnehmungen werden über Relaisstationen ans Gehirn weitergeleitet. Die Natur hat damit ein System etabliert, um die Umgebung wahrzunehmen und mit dieser zu kommunizieren.

Über die Duftdrüsen wird die Haut zum Kommunikationsorgan

Die Pheromone – Riechstoffe – spielen in der Tierwelt eine sehr wichtige Rolle. Sie sind Kommunikationsfaktoren, die auch auf die Paarung Einfluß nehmen. Die längste Zeit glaubte die Wissenschaft, die Riechsignale wären nur auf Tiere beschränkt. Frauen sondern unter ihrer Achsel Duftstoffe ab, die in die Regelmäßigkeit des Menstruationszyklus anderer Frauen eingreifen können – fast wie ein Hormon. Diese Riechstoffe können

Pheromone, die in der Haut gebildet werden, scheinen auch das Verhalten des Menschen zu beeinflussen

297

den normalen Zyklus verkürzen oder verlängern – und das Fulminante dieser erst kürzlich von einem der angesehensten Wissenschaftsmagazine der Welt präsentierten Entdeckung ist, daß zwei nebeneinander lebende Frauen durch ihre Duftstoffe wechselseitig in die Menstruationszyklen eingreifen können.

Die Düfte der Haut werden erst seit kurzem biochemisch erforscht. Immer mehr wird dabei transparent, wie genial eigentlich die Natur war, als sie das Kommunikationssystem Geruch schuf. Man weiß mittlerweile, daß jene Gene, die die unzähligen Duftnoten im Gehirn registrieren, am gleichen Chromosom hängen wie jene immunologischen Kennzeichen, die das Individuelle eines Menschen ausmachen. Jede Zelle trägt an ihrer Oberfläche eine für jeden Menschen spezifische Marke. Diese Markierung verhindert, daß Zellen oder Gewebe von einem Menschen auf den andern übertragen werden können. Dies ist nur dort möglich, wo die Kennmarken über weite Bereiche harmonisieren – zumal eine völlige Ähnlichkeit ja nur bei eineiigen Zwillingen besteht.

Aufgrund der Nähe zwischen den Genen für die Immunerkennung und den Genen für die Duftwahrnehmung vermutet die Forschung eine Systemverbindung. Spezielle Immunmarken haben die Fähigkeit, spezielle Düfte wahrzunehmen – unser inneres Immunsystem stimmt also mit dem Wahrnehmungsmuster der Nase überein.

Dies würde bedeuten, daß der Geruchssinn verhindert, daß sich immunologisch allzu ähnliche Menschen paaren. Das daraus entstehende Kind hätte nämlich den Nachteil, daß ihm jene Kombinationsfülle fehlte und jene Möglichkeiten entgingen, die bei zwei immunologisch unterschiedlichen Elternteilen garantiert sind. Eine Frau erkennt demnach über ihr Duftsystem, ob der ihr gegenüberstehende Mann immunologisch unterschiedlich und somit ein idealer Vater für die gemeinsamen

Ohne es zu merken, nimmt unser Gehirn die Riechhormone der Haut wahr

Sogar die immunologische Übereinstimmung von Mann und Frau scheint über die Haut stattzufinden

298

Kinder ist. Die Fortpflanzung und die Erhaltung der Art, aber auch die optimale Ausstattung des Kindes waren schon immer das Prinzip der Evolution.

Die Haut nützt die Nase, um dem Gehirn anderer Menschen Botschaften zukommen zu lassen. Die Haut kann aber auch – und das ist eigentlich sehr überraschend – sehen. Diesbezügliche Indizien hatte die Wissenschaft schon seit langem. So ist es erwiesen, daß auch blinde Menschen ortsspezifisch einen zirkadianen Rhythmus haben, der dem Sonnenstand entsprechend modifiziert wird. Da Blinde ja nichts sehen können, könnte ihr Körper auf den Tag-Nacht-Zyklus überhaupt nicht reagieren, da die Wahrnehmung übers Auge ja unterbunden ist. Tatsächlich haben aber Blinde tageszyklische Wahrnehmungen, wobei ihnen die Haut – eine Art drittes Auge – wichtige Informationen gibt. An manchen Körperstellen ist die Haut besonders dünn. An diesen Stellen kommen Blutgefäße so weit an die Körperoberfläche, daß Licht diese Gefäße durchdringen kann.

Die Haut ist unser drittes Auge

So geheimnisvoll es auch scheinen mag, so effizient ist dieses Wahrnehmungssystem: Übers Blut nimmt der Körper Lichteindrücke wahr und teilt diese dem Gehirn mit. Das Hämoglobin spielt dabei die entscheidende Rolle. Dieser Stoff ist ein geometrisch faszinierendes Molekül, das seine Struktur ändert, wenn ein Sauerstoffmolekül an das Eisenatom des Hämoglobins andockt. Das Hämoglobin nimmt aber auch unter Lichteinflüssen unterschiedliche Formen an, die sie sofort dem Gehirn weitermeldet. Die Folge: Auch Blinde können zwischen Tag und Nacht, hell oder dunkel unterscheiden. Die Haut macht sie sehend.

Bis vor kurzem war die Medizin der Meinung, die oberste Steuerungszentrale für die großen Körperdrüsen, für Eierstock, Schilddrüse und Nebenniere säße in der Hirnanhangdrüse. Mittlerweile weiß man aber, daß auch die Haut in der Lage ist, dem Nervensystem Botschaften zu übermitteln. Die

Die Haut ist imstande, dem Nervensystem Botschaften zu übermitteln

Haut hat damit eine ähnliche Funktion wie das Gehirn oder die Hirnanhangdrüse – sie ist in der Lage, den Körper auf Streßsituationen umzustellen. Die Hautzellen können unter Stress den gleichen Botenstoff – den sogenannten Cortisol-Releasing-Factor – herstellen, den auch das Gehirn freisetzt, wenn entschieden werden soll, wieviele Streßsubstanzen den Körper durchfluten.

Die Haut übernimmt also unter gewissen Umständen eine Hirn-ähnliche Funktion. Sie ist befähigt, modifizierte Hirnsubstanzen zu bilden und unter Berücksichtigung einer Augen- und Riechorgan-ähnlichen Funktion Aufgaben des Kopfes zu übernehmen. Die Haut nimmt Stress wahr und leitet diese Information als Signal weiter.

Innere Erregungen spiegeln sich oft auch an der Haut wider

In sehr beeindruckender Weise hat die molekularbiologische Forschung bestätigt, was im Volksmund fest verankert ist: Das „Nicht-riechen-Können" oder die „Gänsehaut" (bei Furcht, Angst und Stress).

Die Erkenntnis, daß in den Hautzellen ein zentraler Streßfaktor gebildet und an den Organismus abgegeben wird (der seinerseits die großen Drüsen anregt, Streßhormone zu bilden), ist neu und jedenfalls so erstaunlich, daß die Medizin auch noch nach weiteren Zusammenhängen forscht.

Seit kurzem ist bekannt, daß die Haut auch mit der Schilddrüse aufs engste kommuniziert. Dieses Organ setzt ein Hormon frei, das für die Wärmebildung, den Stoffwechsel und die Kalorienverwertung wichtig ist. Ein Teil dieses Schilddrüsenhormons wird in einer ruhenden, „schlafenden" Form produziert. Im Muskel oder in anderen Körperteilen, die viel Energie benötigen, wird das nicht aktive Hormon in aktives umgewandelt. Ein Organ, das sehr viel Leistungsarbeit erbringen muß, etwa ein Muskel, benötigt große Energiemengen, die vom (aktivierten) Schilddrüsenhormon aus verschiedenen Teilen des Körpers akquiriert werden.

Genauso wie ein Muskel hat aber auch die Haut die Qualifikation, das „schlafende" Schilddrüsenhormon zu wecken und Energie zu stimulieren. Der Hintergrund dieser doch sehr erstaunlichen Umwandlungspotenz erklärt sich wohl aus der Haut selbst: Sie benötigt zur Bewältigung der zahlreichen Aufgaben soviel Energie, daß diese auf direktem Weg von der Schilddrüse abgerufen und sichergestellt werden kann.

Schilddrüsenhormone werden in der Haut aktiviert

Wenn die Haut altert, altert der ganze Körper. Dieser Grundsatz wird dann verständlich, wenn die zahlreichen Aufgaben der Haut überdacht werden: Involviert in Fortpflanzung, Energiestoffwechsel, Immunabwehr und Streßbewältigung, hat dieses Organ tatsächlich ein breites Wirkungsspektrum. Verständlich, daß vor allem Frauen bemüht sind, die Haut gesund und schön zu erhalten. Es ist ebenfalls Teil der Natur, daß die angebliche weibliche Eitelkeit in Wirklichkeit eher zur biologischen Notwendigkeit geworden ist. Anders gesagt: In Wirklichkeit ist die weibliche Schönheitspflege auch Teil der Fortpflanzungsstrategie.

Solange eine Schwangerschaft möglich ist, halten die weiblichen Keimdrüsen auch die Haut fit. In den zwei bis drei Jahrzehnten, in denen die Frau fruchtbar ist, hat die Natur den weiblichen Organismus mit allen Privilegien ausgestattet, die dazu dienen, Schwangerschaft und Geburt zu ermöglichen. Der Eierstock sorgt also direkt für die Produktion der Eizellen, und indirekt konditioniert er auch den weiblichen Organismus, die Mühen der Fortpflanzung zu ertragen. Das ist eine aktive und passive Reproduktionsrolle, die der Frau zugemutet wird. Nach dem Wechsel fällt der Schutz, der sich aus dieser Aufgabenstellung ergibt, wieder weg.

Die Haut spiegelt den Zustand der inneren Organe wider

Medizinisch wurden die von der Natur genial konstruierten Zusammenhänge schon fast bis ins Detail erforscht. Dabei konnte erkannt werden, daß die Haut – ähnlich wie Herz, Skelettsystem

301

Das Östrogen
schützt nicht nur
das Skelettsystem,
sondern auch das
Kollagen der Haut

und Gehirn – unter dem Schutz jener Hormone steht, die an der direkten Entstehung des Embryos beteiligt sind. Die Haut ist ein Organ, das der Regeneration unterliegt. Ähnlich den Haaren leben die obersten Hautzellen ungefähr 100 Tage. Altert der Mensch, bzw. kommt die Frau in den Wechsel, verringert sich die Lebensdauer der Hautzellen auf 46 Tage. Östrogene verlängern die Lebensdauer der Haut und bewirken auch eine schnellere Regeneration. Also sind die Eierstockhormone Motor dieser Zellerneuerung. Interessanterweise bedient sich das Östrogen eines Hilfshormons (des sogenannten Insulin-ähnlichen Wachstumshormons), das die Muskeln vergrößert, die Knochen stärkt und die Haut verjüngt. Ist dieses Hilfshormon defizitär, entsteht – als typisches Problem der Wechseljahre – eine dünne, durchsichtige und leicht verletzliche Haut.

Hautanomalien wie diese sind ein frauenspezifisches Leiden – aber ein Leiden, das nicht unbedingt hingenommen werden muß.

Mit einer Hormonersatztherapie kann diese „dünne", bzw. die im Wechsel immer dünner werdende Haut einigermaßen unter Kontrolle gebracht werden. Dabei ist es nicht sinnvoll, die erforderlichen Östrogenpräparate in Tablettenform oder als Injektion anzuwenden – auf diesem Weg würde der gesamte Körper mit Hormonen überschwemmt – auch an Stellen, an denen überhaupt kein Bedarf besteht. Klagt die Patientin über keine anderen Wechselbeschwerden, können die Östrogene als Salbe direkt auf die Haut aufgetragen werden, und zwar dort, wo diese schlaff und dünn geworden ist. In den Apotheken sind bereits mehrere östrogenhaltige Salben verfügbar, die bereits in ganz Europa ausgereift und erprobt sind.

Durch die Wirkung
auf das Kollagen
ist das Östrogen
ein physiologisches
Kosmetikum
der Haut

Auf dem Sektor der kosmetischen Perspektive explodiert derzeit die Medizin. Der Markt mit neu entwickelten Hormonen boomt – die Präparate werden immer ausgetüftelter. Der aktuellste

Trend sind Pflanzenhormone, die – da den Hormonen des Menschen ähnlich – für kosmetische Zwecke sehr gut geeignet sind. Soja beispielsweise enthält einen östrogenähnlichen Stoff, das Genistein, der als Balsam direkt auf die Haut aufgetragen werden kann. Der Vorteil dieser Lotion: Sie besteht aus pflanzlichem Östrogen und enthält auch eine Fülle wichtiger Aminosäuren, die direkt durch die Haut aufgenommen werden können.

Genistein ist ein Östrogen-ähnliches, pflanzliches Kosmetikum

Die menschliche Haut verfügt über schuppenartige Zellen, die sogenannten Keratinozyten, die wie lebende Dachziegel das Organ schützen. Wie so viele andere, stehen auch diese Zellen unter dem Einfluß der Eierstöcke. Pralle Sonne färbt die Haut braun – ein Werk der Melanozyten, welche unter UV-Einstrahlung ihre Farbe wechseln. Dabei stellt diese Braunfärbung eigentlich einen Schutzmechanismus dar.

Intensive Sonnenbestrahlung setzt die Haut einem enorm starken Stress aus – die Haut selbst wird dabei geschädigt. Wie sehr, zeigt ein weißes Blatt Papier, das zwei Wochen lang dem Sonnenlicht ausgesetzt ist: Das Papier färbt sich braun bis dunkelbraun, es wirft Falten und wird brüchig. Haut, die sehr lange der Sonne ausgesetzt wird, kann also dramatisch geschädigt werden. Um sich nun gegen die zerstörenden UV-Strahlen zu wehren, bedient sich der Organismus der Melanozyten. Diese Zellen wirken wie Polizisten, die sich wie ein Schutzschild vor die UV-Einwirkung stellen und braun werden, wodurch sie weiteres Sonnenlicht absorbieren und den Strahlen den Zutritt zum Körper verwehren. Braungebrannte Haut mag ein Zeichen von besonderem Sex-Appeal sein – die Wahrheit aber ist weniger freundlich: Die Haut ist tatsächlich braun „gebrannt", sie unterliegt in diesem Zustand dem schlimmsten Stress und müßte eigentlich vor weiterer UV-Strahlung dringend geschützt werden.

Die braungebrannte Haut ist die „gestreßte Haut"

Wie ernst die Gefahr in dieser Situation ist, beweist ein weiterer Schutzmechanismus: Unter Stress setzt die Hirnanhangdrüse ein Hormon frei, das die Braunfärbung der Haut noch mehr unterstützt. Vereinfacht gesagt überzieht in dieser extremen Gefahr der Organismus den Körper mit einem dunklen Kleid, das die weiter eindringenden Strahlen zurückweisen soll.

Wie perfekt die Systemvernetzung ist, beweist die Einschaltung des Ovars. Denn der Schutz des Körpers vor schädlichen UV-Strahlen ist auch eine der Aufgaben des Eierstocks. Ähnlich wie die Hirnanhangdrüse gibt das Eierstock-Östrogen der Haut den Befehl zur Verdunkelung und zur UV-Abwehr. Frauen merken während der Pilleneinnahme unter Östrogeneinfluß – meist als lästig empfundene – Pigmentflecken. Die meist hell- bis dunkelbraun gefärbten Hautflächen unterschiedlichster Größe sind ebenfalls ein Schutzschild gegen zuviel Sonneneinstrahlung. Dieser segensreiche Mechanismus entsteht dann, wenn die Frau einen höheren Östrogenspiegel hat, wie das unter der Pille der Fall ist. In diesem Fall schießen die Schutzreaktionen der Haut über, und es entstehen pigmentierte Flecken, sogenannte Chloasmen. Derartige Phänomene können sich innerhalb kürzester Zeit einstellen – kaum geht eine Frau mit erhöhtem Östrogen in die pralle Sonne, stellen sich auch schon solche Flecken ein.

Pralle Sonne und Östrogeneinfluß lassen Pigmentflecken entstehen

Es ist daher ratsam, während der Schwangerschaft besser auf das Sonnenbad zu verzichten. Frauen, die die Pille nehmen oder Frauen, die in höherem Alter (in den Wechseljahren und danach) eine Hormonersatztherapie durchführen, sollten die Präparate am besten in den Abendstunden einnehmen, wenn die Sonnenbestrahlung fehlt. Dadurch wird die übermäßige Pigmentfleckenbildung möglichst gering gehalten.

Das Gelbkörperhormon Progesteron hemmt die Kollagenasen und arbeitet der Faltenbildung entgegen

Die Haut ist ein erstaunlich kompliziertes Organ. Es reagiert auf Sonne, Gerüche und Hormone, korrespondiert mit den Eierstöcken und dem Gehirn – und es bildet auch ein Abwehrsystem gegen Feinde.

In der Haut befinden sich nämlich Kriechzellen, die vom Ovar gesteuert werden. Diese kriechenden Zellen gleichen einem Polypen mit zahllosen Armen, die konsequent die verschiedenen Hautschichten durchwandern und dabei höchst wachsam sind. Sie orten eindringende Feinde – Bakterien oder Viren – und ziehen gegen diese in den Krieg. Wird ein solcher Eindringling ertappt, vergrößern die Kriechzellen ihre Fortsätze – dann umschlingen sie den Feind in tödlicher Umarmung. Das Opfer wird verspeist und verdaut. Und die Verdauungsreste werden an der Zelloberfläche abgelagert.

Ein gut ausgetüfteltes Warnsystem springt dadurch an: Durch die Ablagerung an der Oberfläche weisen die Kriechzellen die Immunzellen auf die Feindberührung hin. Daraufhin tasten die weißen Blutkörperchen die verdauten Reste des Eindringlings ab; sie spezifizieren den Feind und dessen Eigenheiten; und schon machen sich wieder Zellen auf den Weg, um gleichartige Eindringlinge aufzustöbern, zu vernichten, wieder zu verdauen, wieder oberflächlich abzulagern, und so fort.

In der Haut liegt ein großer „Verteidigungsring" unseres Körpers

Diese Kriechsoldaten werden Langerhans'sche Zellen genannt – und es handelt sich dabei um ein Abwehrsystem, das für die Immunisierung der Haut von größter Wichtigkeit ist. Es wundert nicht, daß auch diese Schutzzellen unter dem Einfluß des Ovars stehen – diesmal freilich ist es das Schwangerschaftshormon Progesteron, das die Immunkraft der Haut um ein Vielfaches erhöht. Das Progesteron vermehrt die Langerhans'schen Zellen und stattet damit die Haut mit dem Sensorium aus, angreifende Feinde schneller und exakter zu orten. Gleichzeitig werden Mechanismen in Gang gesetzt, die eine Vermehrung der Angreifer unterbinden.

Das Progesteron verstärkt die Abwehrmechanismen der Haut

305

In der Schwanger-
schaft wird
das Immunsystem
der Frau
zum Schutz des
Kindes verändert

Die Schwangerschaft ist eine Lebensphase, während der das Leben der Frau besonders geschützt werden muß. Dazu gehört vor allem die Abwehr von Eindringlingen und Bakterien. In dieser Zeit ist die allgemeine Immunabwehr des weiblichen Organismus herabgesetzt: Das heranreifende Kind ist ein Fremdkörper, der eigentlich abgestoßen werden sollte. Damit der Organismus den Embryo akzeptiert, muß die Immunabwehr neutralisiert werden. Um den Embryo nicht zu gefährden, steigt also während der Schwangerschaft die Toleranz der Mutter gegenüber Fremdgewebe. Die Gefahr dabei ist, daß sich im Schatten dieser Gewebstoleranz Bakterien und Viren explosionsartig vermehren. Die Natur setzt nun die Abwehr gleich an vorderster Stelle in Gang – sie unterbindet durch die Langerhans'schen Zellen den Eintritt der Keime in den weiblichen Organismus. Die Haut nimmt also – gesteuert vom Gelbkörperhormon – die Aufgabe einer Schutzpolizei wahr, die dem heranreifenden Kind ideale Überlebensmöglichkeiten bietet.

In den tieferen Hautschichten verleiht das Kollagen – eine Stützsubstanz – dem Körper Straffheit und jugendliches Aussehen. Bricht es ein, werden Körperstellen „schwabbelig", die Haut wirft Falten und sogar die Blutgefäße, die ebenfalls durch kollagenähnliche Bestandteile ummantelt sind, werden brüchig und starr.

Bereits die
Schalenbildung
von Insekten wird
durch östrogen-
ähnliche Hormone
gesteuert

Die Eierstockhormone kümmern sich in ganz besonderer Weise um dieses Kollagen, was bis in die Frühgeschichte des Lebens zurückverfolgt werden kann. Heuschrecken, Insekten und andere panzerbildende Kleintiere bilden ihre harte Schale unter dem Regime des Insektenhormons Ekdyson.

Vergleicht man nun die chemische Formel dieses uralten Häutungshormons mit jener der Eierstockhormone, ist eine frappante Ähnlichkeit augenscheinlich. Und nicht zufällig, denn schon vor hunderten Millionen Jahren waren östrogenähnli-

che Substanzen für die Kollagenbildung verantwortlich. Mit dem Auftreten der Wirbeltiere wurde
dieser Gleichklang zwischen Östrogen und Kollagen sogar noch verbessert. Das Östrogen über-
nahm nicht nur für das Hautkollagen, sondern
auch noch für das kollagenähnliche Stützgewebe
im Knochen die Verantwortung. Seit einigen Jahren
ist es gesicherte medizinische Erkenntnis, daß das
Skelettsystem der Frau vom Östrogen ganz besonders geschützt wird. Fehlt dieses weibliche Hormon, ist sehr oft die gefürchtete Osteoporose (Knochenerweichung) eine tragische Folge. Und so wie
das Östrogen diese Knochenkrankheit verhindert
und somit einen biologischen Schutz für das Skelettsystem aufbietet, ist dieses Hormon auch für das
Kollagen der Haut verantwortlich.

Östrogenzufuhr kann das Haut-kollagen vermehren

Das Hautkollagen wird mit speziellen Ultra-
schallgeräten gemessen und graphisch erfaßt.
Mit dieser neuen Untersuchungsmethode konnte
erstmals der Kollagenschwund in der Menopause
bewiesen werden.

Bei manchen Frauen bewirkt der Östrogenabfall
während der Menopause eine Erhöhung des Cho-
lesterins (Gefahr des Herzinfarkts und anderer
koronarer Herzkrankheiten), eine Erweichung der
Knochen und eine sehr starke Reduktion des Haut-
kollagens. Durch externe Hormonzufuhr – eine
Östrogenersatztherapie – kann das Defizit wieder
ausgeglichen werden. Womit übrigens der Zusammenhang zwischen dem Kollagen und den weiblichen Geschlechtshormonen auch klinisch bestätigt
wäre.

Es gibt aber noch engere Zusammenhänge. Erst
kürzlich wurde medizinisch bewiesen, daß
nicht nur das Östrogen, sondern auch das Gelbkörperhormon (Progesteron) den Kollagengehalt
der Haut entscheidend beeinflußt. Entdeckt wurde
diese Eigenschaft beim Beckenboden. Bekanntlich
wird dieser Stützteil des Unterleibs bei manchen
Frauen in den Wechseljahren schwächer, weil er

Das Gelbkörper-hormon verhindert den zu raschen Abbau der Kollagen-fasern

Kollagen einbüßt. Die Folgen: Gebärmuttersenkung, Harninkontinenz.

In diesem Stadium der Krankheit wurden viele Frauen mit Östrogen behandelt – was erstaunlicherweise dazu führte, daß es zu weiterem Harnverlust und zur Verschlechterung der Gebärmuttersenkung kam. Nach und nach wurden dann die Zusammenhänge klarer: Östrogen forciert zwar die Kollagenbildung im Beckenboden, durch diese Neubildung werden aber gleichzeitig jene biochemischen Scheren – Kollagenasen – mobilisiert, die das neue Gewebe sofort wieder zerlegen und abbauen.

Das Altern ist mit einer Veränderung des Kollagens unseres Körpers verbunden

Es dauerte geraume Zeit, bis die Erkenntnis reifte, daß es nicht auf die Kollagenneubildung (Synthese), sondern auf die Balance zwischen Auf- und Abbau ankommt. Und dabei greift das Gelbkörperhormon ins Geschehen ein. Es verhindert das Zerschneiden des Kollagens und fördert die Beständigkeit des durch die Östrogengabe bewirkten Neukollagens. Das Progesteron hemmt also die Kollagenasen an der Durchführung ihres Zerstörungswerkes.

Vordergründig erscheint es absolut unverständlich, wenn das Progesteron das Kollagen vor der Zerkleinerung schützt und umgekehrt das Kollagen zerschnitten wird, wenn das Progesteron ins Defizit abgleitet. Das ist, so scheint es, ein Widerspruch in sich selbst.

Der Schein trügt indessen. Was zunächst als absolut unverständlich erscheinen mag, entpuppt sich bei näherer Analyse als wahrhaft genialer Plan der Natur. Zunächst: Der Organismus muß mitunter altes Gewebe erneuern. Er muß auch überschüssige Zellen und Fasern zerstören, wenn sie alt und schadhaft geworden sind und daher nicht mehr gebraucht werden. Solche „Umstrukturierungen" spielen sich beispielsweise an der Gebärmutter nach der Geburt ab. Es wäre ja schließlich untragbar, daß eine auf die Größe eines Fußballes aufge-

Der Ab- und Anbau von Kollagen wird über Progesteron und Östrogen gesteuert

blähte Gebärmutter nach der Entbindung weiterhin in diesem Zustand verharrte. Tatsächlich macht es die Natur möglich, daß die Gebärmutter innerhalb von zwei Wochen wieder auf ihre ursprünglich vorhanden gewesene Größe schrumpft.

Technisch wird diese Volumsreduktion durch die biochemischen Scheren – die Kollagenasen – bewirkt. Eingeleitet wird der Verkleinerungsprozeß durch das Progesteron. Dieses Hormon hält die ganze Schwangerschaft über die Kollagenasen unter Schach, damit die nicht zum falschen – zum frühen – Zeitpunkt mit dem Gebärmutterabbau beginnen. Das Gelbkörperhormon bildet dabei eine hormonelle Schranke – es unterbindet die Zerstörung. Wäre das nicht der Fall, könnte die Gebärmutter mit dem Embryo nicht wachsen. Durch den Progesteroneingriff kann sich das Gewebe dehnen und damit dem werdenden Kind Platz bieten.

Die Veränderung der Gebärmutter während und nach einer Schwangerschaft wird vom Progesteron bewerkstelligt

Unmittelbar nach der Entbindung fällt der Progesteronspiegel rapid ab. Sofort werden die Kollagenasen entkoppelt. Sie beginnen hemmungslos auszuschwirren und das durch die Dehnung extrem in Mitleidenschaft gezogene Gewebe der Gebärmutter wegzuknabbern. Nach zwei Wochen ist das Zerkleinerungswerk beendet – und die Gebärmutter ist wieder ein Organ mit ganz normaler Größe.

Und ein Vorgang, der zunächst völlig widersprüchlich erscheint, bekommt plötzlich wieder Sinn. Der Zweck des Progesteronabfalles ist somit erklärbar – die Gebärmutter wird durch diesen Vorgang wieder zurechtgeformt.

Die Natur hat ein erstaunlich breites biochemisches Potential an der Hand, das beim gleichen Organismus zu verschiedenen Zeiten für völlig unterschiedliche Aufgaben und in stets variierender Kombination und Form eingesetzt wird. Primär haben Gebärmutter und Haut ja wirklich

Kollagenasen wirken auch in der Haut

nichts gemein – und doch sind beide Organe hormonell aufs engste miteinander verbunden.

Die gleichen biochemischen Scheren, die den Uterus nach der Geburt auf die normale Größe zurechtschneiden, wirken auch in der Haut. Dort bremst das Gelbkörperhormon den verstärkten Kollagenabbau. Genußgifte – allen voran Alkohol und Nikotin – und intensive Sonneneinstrahlung bewirken beträchtliche Hautschäden. Die bekannten Krähenfüße im Augenbereich identifizieren sofort jeden Raucher. Und genau diese kleinen Falten sind das durch den Nikotinkonsum ausgelöste Werk emsiger Kollagenasen. Sie zerstören das Stütz- und Bindegewebe der Gesichtshaut, Falten sind die Folge. Bei übermäßiger Sonnenbestrahlung werden freie Radikale – unkontrollierbare und zerstörerische Elektronenströme – freigesetzt, die prompt die Kollagenasen mobilisieren, die ihrerseits das Kollagen der Haut unterwandern und zerstören.

Freie Radikale können die biochemischen Scheren aktivieren

Die Hautalterung hängt demnach nicht allein vom Östrogenmangel ab. Dieses Hormon ist quasi ein „innerer Faktor", der für die „innere Hautalterung" verantwortlich ist. Daneben gibt es aber auch noch weitere – äußere – Faktoren, die der Hautqualität arg zusetzen können („äußere Hautalterung").

Durch eine Hormonbehandlung kann der Hautalterung von „innen" entgegengetreten werden

Zu diesen externen Faktoren zählen als wichtigste Einwirkungen die UV-Strahlung und das Zigarettenrauchen. Die äußere Alterung kann durch Hormone gebremst werden. Seit längerer Zeit werden ja in der Dermatologie Vitamin-A-Säure-Derivate gegen die vorzeitige Hautalterung eingesetzt. Sie haben die gleiche Wirkung wie das Gelbkörperhormon Progesteron – sie blockieren die Kollagenasen und verhindern den allzuraschen Abbau des Stützgewebes der Haut. Ob Vitamin-A-Säure oder Gelbkörperhormon – die Wirkung ist gleich. Viele Frauen wissen das aus eigenem Erleben: Ihre Haut war noch nie so schön wie während der

Schwangerschaft. Und das geschieht nicht zufällig, denn während der Gravidität durchflutet Progesteron den Körper in Höchstdosen. Es wird daher in immer stärkerem Maß als Kosmetikum eingesetzt.

In einigen europäischen Ländern gibt es bereits Präparate, die sowohl Östrogen als auch Progesteron enthalten. Diesen Kosmetika wird auch Vitamin C beigefügt, wobei alles zusammen zu einer Creme vermischt wird. Vitamin C ist wichtig für die Aktivierung von Kollagen. Wie wichtig es ist, zeigt die Skorbut-Krankheit. Der Skorbut – ein typisches Seefahrerleiden – entsteht durch Mangel an Vitamin C und führt zur Brüchigkeit des Kollagens. Das Hautbindegewebe wird dabei so spröde, daß sogar die Blutgefäße platzen und starke Hautblutungen entstehen.

Vitamin C schützt die Haut vor freien Radikalen

Die kosmetische Hauttherapie hat daher das Ziel, die Kollagensynthese (Neubildung des Hautbindegewebes) anzuregen. Dazu wird Östrogen als Salbe lokal aufgetragen. Um einen übermäßig starken Kollagenabbau zu bremsen, wird zusätzlich die Applikation von Progesteron empfohlen. Und um einzelne Kollagenbestandteile zu forcieren, sollte die Haut mit Vitamin C behandelt werden.

Progesteron kann genauso wie Östrogen als Salbe aufgetragen werden

Aber auch Zink und Selen sind wichtig für die Haut. Beide Spurenelemente sind Bestandteile von Enzymen, die den Organismus vor den berüchtigten freien Radikalen schützen. Freie Radikale sind im Körper herumirrende Elektronen, die verheerende Wirkungen haben können. Im Extremfall führen sie sogar zum Tod.

Übermäßige Sonnenbestrahlung fördert die Radikalbildung. Die Haut hat aber viele Enzyme, deren Aufgabe es ist, den Organismus vor Radikalen zuschützen. Selen und Zink lokal angewendet, stellt die radikalfangende Enzymaktivität sicher und schützt daher bis zu einem gewissen Maß den Organismus vor ärgeren Schäden. Erreicht aber die Radikalbildung ein Übermaß, wird also die Haut-

Auch Zink und Selen üben in der Haut Abwehrfunktionen aus

311

bräunung zur Hautverbrennung, kann der Schutz durch Enzyme nicht mehr garantiert werden – die Hautzellen geraten außer Kontrolle. Im Extremfall bildet sich das gefürchtete Melanom – der Hautkrebs.

Die unterste Hautschicht heißt Subkutis (daher der Ausdruck subkutan – unter der Haut). Sie ist durchsetzt von Blutgefäßen, Nerven und Fettzellen. Diese Fettzellen sind mit Kollagenfasern zu kleinen Paketen verschnürt. Beim Mann sind die Kollagenanteile engmaschig verstrickt – die Fettzellen sind dazwischen in kleinen und durch starke Kollagenverbände abgegrenzten Verbänden eingebettet. Die weibliche Hautarchitektur ist großzügiger. Die Fettzellen sind zu Säcken zusammengefaßt, die – zur Hautoberfläche senkrecht angeordnet – durch lose Kollagenfibrillen abgegrenzt sind. Wenn sich an der Hautoberfläche unter Druck die Fettkonturen abzeichnen, hat sich die gefürchtete Cellulite gebildet.

Cellulite ist eine Bindegewebsveränderung, die fast nur bei Frauen vorkommt. Beim Mann entsteht sie meist nur dann, wenn ihm die Hoden entfernt werden mußten. Medizinisch ist dieser Umstand deshalb von Bedeutung, weil dadurch nachgewiesen werden kann, daß es die männlichen Hormone sind, die die Fettarchitektur der untersten Hautschichten bestimmen. Die Cellulite ist also eine Hormonstörung. Sie tritt dann auf, wenn im Gewebe männliche Hormone fehlen und sich die Fettzellen als Folge müde gewordener Kollagenfibrillen in Form übergroßer Fettkammern anordnen.

Die lokale Anwendung von männlichen Hormonen schafft dann Abhilfe, wenn auf vier Punkte geachtet wird:

1. Die Cellulite entwickelt sich nicht von heute auf morgen, sondern benötigt zur vollen Entfaltung Jahre. Monat für Monat wird das Bindegewebe um Bruchteile von Millimetern schwächer.

2. Keine Behandlung der Welt hilft in kurzer Zeit, wenn sich Probleme ungebremst über Jahre hinweg entwickeln. Die Cellulite-Behandlung mit männlichen Hormonen benötigt daher ein hohes Maß an Geduld.

3. Wenn sich die ersten Anzeichen dieser Bindegewebsschwäche zeigen, sollte mit einer Therapie begonnen werden. Je früher die Behandlung einsetzt, umso erfolgreicher und schneller ist sie.

4. Die lokale Anwendung von männlichen Hormonen muß konsequent erfolgen. Die Behandlung mit einer Salbe muß täglich erfolgen, sie darf nicht unterbrochen werden und ist auch so lange fortzusetzen, bis sich eine deutliche Besserung einstellt.

Auch männliche Hormone können als Salbe angewandt werden

Östrogene schützen nicht nur das Skelettsystem, sondern auch das Kollagen der Haut.

Der Östrogenkristall verbessert das Hautkollagen in besonderer Weise. Die bisher vorliegenden Untersuchungen lassen den Schluß zu, daß der Östrogenkristall die Kollagenschicht der Haut vermehrt.

• Go topical

Mit diesem Slogan wird in den USA die lokale Anwendung von Hormonen – Cremen, Pasten oder Salben – propagiert. Bei kosmetischen Problemen, die mit Hormonen therapiert werden können, sind nur ganz selten Tabletten oder Injektionen erforderlich. Die alternde Haut kann, soferne nicht das Kollagen, sondern die oberste Hautschicht betroffen ist, auch durch eine Östrogensalbe behandelt werden.

• Pflanzenöstrogene

Vor allem Soja besitzt ein hohes Potential an natürlichen Östrogenen, die für die Haut genützt werden können. Ebenso hat Soja eine Fülle von wertvollen Aminosäuren gespeichert, die ebenfalls zum Aufbau der Haut beitragen.

• Wichtig: das Gelbkörperhormon (Progesteron)

Das Gelbkörperhormon ist – im Rahmen einer Hormonersatztherapie – nicht nur besonders wichtig für die Gebärmutterschleimhaut, es schützt auch mehrere andere Organe. In den USA wird Progesteron als Hormon gegen Falten verwendet.

• Wertvolle Hilfe durch Spurenelemente

Selen und Zink sind Teile jener Enzyme, die die Haut vor Radikalen schützen und sie fit halten.

Beide Spurenelemente können als Tablette oder als Salbe verwendet werden.

• Cellulite – eine Hormonstörung

Cellulite, ein typisches Frauenleiden, ist die Folge eines Mangels an männlichen Hormonen. Behandelt wird sie – ausschließlich vom Gynäkologen – mit männlichen Hormonen.

• Hautschutz

Die äußere Hautalterung ist ein selbstverschuldetes Leiden, das durch intensive Sonnenbestrahlung, Nikotin und Genußgifte entsteht. Die Haut ist ein vielseitiges Organ, das besonders geschützt und gepflegt werden sollte.

Das Haar-Problem

SCHÖNES HAAR IST DER WUNSCH JEDER FRAU

Der Fall Elisabeth

Ganz plötzlich gingen ihr die Haare aus, und Elisabeth glaubte, bereits im Wechsel zu sein. Sie war müde, litt an Schlaflosigkeit und kämpfte mit Gewichtsproblemen. Der Haarausfall machte das Maß ihrer Leiden voll. Ihr Gynäkologe führte daraufhin einen Hormontest durch. Das Ergebnis: Die Eierstockhormone waren noch in ausreichender Menge vorhanden. Es konnte sich also um keine Probleme des Klimakteriums handeln.

Da Elisabeth auch Augenbrauen und Schamhaare verlor, veranlaßte der Frauenarzt eine Schilddrüsenuntersuchung. Dabei wurde eine Unterfunktion nachgewiesen. Nach medikamentöser Therapie des Schilddrüsenproblems fühlte sich Elisabeth wieder gesund und auch das Haarproblem besserte sich zusehends.

Einige Jahre danach begann Elisabeth an leichten Hitzewallungen zu leiden, die allerdings nach wenigen Monaten wieder verschwanden. Eine Hormonersatztherapie war nicht notwendig. Doch plötzlich stellten sich weitere Probleme ein: Die Haut wurde unrein, an der Oberlippe und am Kinn begannen Haare zu sprießen, und im Bereich der Stirn bildeten sich die typischen Geheimratsecken aus. Außerdem verlor Elisabeth viele Haare am Kopf. Bei der Untersuchung stellte der Gynäkologe eine besondere Konstellation der Wechseljahre fest: Die Patientin litt nicht an Östrogenmangel, sondern unter einem Überschuß an männlichen Hormonen. Der Arzt schlug eine Behandlung mit einer besonderen Hormonkombination vor, in der sowohl ein leichtes Östrogen als auch ein gegen die männlichen Botenstoffe gerichtetes Hormon enthalten war. Schon nach kurzer Zeit wuchsen Elisabeths

Der Haarausfall stellt für viele Frauen einen hohen Leidensdruck dar

Die Eierstockhormone steuern das Wachstum der Haare

317

Haare wieder nach, das durch eine Hormonüber-
dosierung entstandene Haarproblem war beseitigt.

Haare dienen der
Vergrößerung der
Hautoberfläche

Haare sind für Frauen ein ganz besonderes
Organ. Die männerdominierte Frauenmedizin
wollte es lange Zeit nicht zur Kenntnis nehmen,
daß für manche Frauen der Haarausfall ein exi-
stentielles Problem ist. Viele Betroffene können an
diesem Leiden zerbrechen – es sind sogar Fälle von
Selbstmord bekannt.

Die Haare der Frau sind Teile ihrer Geschlechtlichkeit. Es ist bekannt, daß das Haarwachstum von
den gleichen Hormonen gesteuert wird wie die
Fortpflanzung – ein Beweis für die Abhängigkeit
verschiedener Organe von diesen Hormonen. Hormonstörungen spiegeln sich demnach in Haarproblemen wider, was einmal mehr die geschlechtliche Abhängigkeit des Haarausfalls vom Fortpflan-
zungshormon unterstreicht.

Haare sind spezielle Hautanhangsgebilde. Wie
die Haut empfangen auch Haare Signale des
Körpers. Östrogene erneuern nicht nur die Haut,
sie regen auch die Hautzellen an, sich schneller zu
regenerieren. Und genau das gleiche trifft auch auf
die Haare zu. Viele Frauen berichten, daß die Zeit
der Schwangerschaft an den Haaren wahre Wunder bewirkte. Die Haare wurden füllig, sie glänzten
und waren locker. Verständlich: Während der Gravidität erreichen Geschlechtshormone im weiblichen Körper ihre maximale Konzentration. Jedes
Haar ist mit Drüsen umgeben, die Schweiß-, Talg-
und Duftstoffe absondern. Und genauso wie die
Haut sind auch behaarte Körperstellen mit besonders vielen Drüsen ausgestattet.

Haare sind Sende-
stationen
unseres Körpers

Haare sind im weitesten Sinn eine Vergrößerung
der Hautoberfläche. Duftstoffe, die die Haare mit
einem dünnen Film überziehen, können durch
diese vergrößerte Oberfläche in größerer Menge in
die Umgebung entweichen – ein Kunstgriff der Natur, um die erotische Signalwirkung zu erhöhen.

Dazu ein einfacher Vergleich: Öffnet man einen schlanken Parfumflakon, so entweicht der Duft und verbreitet sich wohltuend im Raum. Bestreicht man dagegen ein großes Tuch mit diesem Parfum und läßt man es aufgebreitet im Raum liegen, entwickelt sich ein viel stärkerer Geruchseffekt, als dies bei einem geöffneten Duftfläschchen der Fall ist. Die Geruchsintensität ist demnach eine Funktion jener Fläche, auf der sich der Duftstoff ausbreiten kann. Haare – im übertragenen Sinne Ausstülpungen der Haut – sind diese vergrößerte Oberfläche. Sie sind vergleichbar mit Antennen, über die Botschaften in den Äther gesandt werden. In diesem Fall sind die Düfte die Botschaften, die über die „Haarantennen" an die Umgebung verschickt werden.

Achsel- und Schamhaare sind von zahlreichen Duftdrüsen umgeben. Sie erfüllen daher in besonderem Maße eine Kommunikationsaufgabe. Aber auch das Kopfhaar fungiert als Megasender für Botschaften aus dem Inneren des Organismus. Die Duftstoffe, die sich über die Körperbehaarung in die Umgebung entladen, werden zur Zeit sehr intensiv erforscht. Ihre chemische Analyse ergibt, daß sie kurzkettige Fettsäuren sind, die den chemischen Verbindungen der Geschlechtshormone sehr ähneln. Das erklärt die Wichtigkeit der Haare. Über diese Organe teilt die Frau der Welt ihre Geschlechtlichkeit mit. Haarausfall erzeugt daher verständlicherweise großen Leidensdruck.

Auch Achsel- und Schamhaare haben eine besondere Funktion: Sie geben Duftstoffe ab

Haare vergrößern nicht nur die Oberfläche des Körpers, sie verstärken auch die Sensibilität der Haut. Es ist bekannt, daß das sanfte Berühren und das Streicheln der Haut nach den Symbolen unserer Gestik Zuneigung ausdrückt. Es gibt manche Körperstellen, die durch Streicheleinheiten erotisch gereizt werden – man spricht von den erogenen Zonen der Haut. Berührt man nun die Haare, wird dieser sogenannte taktile Reiz wegen der vergrößerten Oberfläche um ein Vielfaches verstärkt. Die Haare leiten die Berührung an die Haut weiter,

Die Haare stehen im Dienste der Fortpflanzung

wo es zu einem Verstärkereffekt kommt. Das erklärt auch die hohe kommunikative Kraft, mit der das menschliche Haar ausgestattet ist.

So wie die Haut sind auch die Haare Indikatoren von Wohlbefinden. Haare unterliegen den Mechanismen von Stress und Immunabwehr ebenso wie sie ihre Befindlichkeit verbessern, wenn der Organismus in einem ausgeglichenen Zustand lebt. Dieser aus dem Tierreich bekannte biologische Effekt wurde lange Zeit beim Menschen überhaupt nicht wahrgenommen, ja geradezu übersehen. Dabei gibt es gerade in der Natur die schönsten Beispiele: Wenn sich Pferde wohlfühlen, wenn sie ausreichend ernährt, gut behandelt werden und in einer harmonischen Umgebung aufwachsen, beginnt – wie jeder Reiter weiß – ihr Fell zu leuchten.

Ähnlich sensibel auf Emotionen reagiert auch das Haar. Wenn einem die Haare zu Berge stehen, wie das in der Redewendung treffend heißt, kommt dieser Beobachtung auch ein wissenschaftlicher Hintergrund zu. Die Haarwurzeln sind mit kleinen Muskeln versehen, die neben Temperaturänderungen auch intuitiv auf seelische Grundstimmungen reagieren. Haarwurzeln besitzen Fettdrüsen, die das Organ ernähren und zusätzlich natürliches Haaröl freisetzen – ein natürliches Kosmetikum. Unter Stress und während einer Krankheit verringert sich diese aus den Talgdrüsen stammende biologische Nährlösung. Die gleichen Streßstoffe, die auf die Haut einwirken, sind auch in den Haaren präsent. Das Haar steht zu Berge, wie es heißt.

Haare sind somit ein Spiegelbild von Streßsituationen. Auch das Phänomen des spontanen Ergrauens menschlicher Haare ist wissenschaftlich erforscht: Nach derzeitigem Stand der Erkenntnisse werden durch extreme Streßsituationen in den weißen Blutkörperchen Streßbotenstoffe freigesetzt, deren Zweck primär zwar die Abwehr von

Das Wohlbefinden spiegelt sich selbst bei Tieren an den Haaren wider

Der Einfluß von Streßsituationen auf die Haarqualität ist bekannt

Feinden ist, deren Nebeneffekt aber gleichzeitig auch zum Ergrauen der Haare führt.

Die Geschlechtshormone des Eierstockes beeinflussen das Haarwachstum. Der enge Zusammenhang zwischen Reproduktion, Kommunikation und Sexualität weist bereits darauf hin. Und das erklärt auch, daß die Bindung der Haare an die Geschlechtsorgane bei der Frau stärker ausgeprägt ist als beim Mann.

Es sind vor allem die Östrogene, die – ähnlich wie bei der Haut – die Wachstumsrate der Haare verstärken. Das Östrogen als Haupthormon des Ovars ist demnach die wichtigste hormonelle Voraussetzung für die Pracht der Haare.

Östrogenmangel kann Haarausfall verursachen

Unter Östrogenmangel kommt es oft zu Haarproblemen. Sichtbar werden diese nach einer Schwangerschaft, in der Menopause und manchmal auch bei Frauen, die die Pille einnehmen. Umgekehrt erleben Frauen auch Zeiten ganz besonderer Haarpracht – vor allem während der Schwangerschaft, wenn besonders große Östrogenmengen freigesetzt werden.

Den Gegenbeweis bietet die Natur nach der Entbindung: Unmittelbar nach der Geburt kommt es zu einem abrupten und unweigerlichen Östrogenabfall, am Haarboden herrscht Östrogenmangel. Die vorher wunderschönen Haare werden plötzlich dünn und stumpf, außerdem fallen sie übermäßig aus.

Auch in der Menopause klagen Frauen über Haarprobleme. Haarausfall ist ein menopausales Symptom, das in der Vergangenheit viel zu wenig ernst genommen wurde. Die Ursache: Östrogenmangel.

Treten Haarprobleme in den Wechseljahren auf, so sind oft Hormonstörungen dafür verantwortlich

Ebenso ist unter der Pille Haarverlust möglich. Die Aufgabe der empfängnisverhütenden Pille besteht ja darin, den Eierstock zu unterdrücken, um eine Schwangerschaft zu verhindern. Gleichzeitig werden über die Pille Östrogene zugeführt, die das durch sie entstandene Defizit wieder ausgleichen

Ein Mangel an
Östrogenen führt
zu einem diffusen
Haarausfall
im Bereich des
gesamten Kopfes

sollen. Das gelingt aber nicht immer. So kommt es, daß an manchen Körperstellen – etwa im Haarwurzelbereich – Östrogenmangel herrscht. Darauf reagieren die Haare sensibel und fallen aus. Erstaunlicherweise gibt es aber Frauen, bei denen das künstliche Östrogen der Pille einen Haarwachstums-fördernden Effekt hat. In der Therapiewahl wird der Arzt jedenfalls pragmatisch vorgehen.

Östrogene sind ein natürliches Haarwuchsmittel. Sie können als Tablette oder als Haarlotion zugeführt werden. Für die Haarregeneration gibt es verschiedene Östrogene. Eine ganz spezielle Verbindung – das 17-Alpha-Östradiol – unterscheidet sich vom natürlichen Eierstocköstrogen nur durch eine winzige Veränderung am Molekül. Dieses künstliche Hormon regt das Haarwachstum an und unterdrückt bei der Frau die Wirkung der männlichen Hormone am Kopf, die wie der Östrogenmangel einen Haarausfall bewirken können. Im Unterschied zum Mann ist im weiblichen Organismus das Kopfhaar von der Balance zwischen Östrogenen und Androgenen abhängig. Ein Mangel an östrogenen Hormonen erzeugt ähnliche Probleme wie ein Überfluß an männlichen.

Die Wirkung der männlichen Hormone im weiblichen Organismus unterscheidet den Kopfhaarbereich vom restlichen Körper.

Männliche Hormone bewirken ein verstärktes Haarwachstum am Körper – Haare an der Oberlippe, am Kinn, an den Beinen oder Armen: Alles das kann durch ein Übermaß an männlichen Hormonen ausgelöst werden. Im Kopfbereich jedoch haben männliche Hormone einen gegenteiligen Effekt: Sie bewirken Haarausfall und Geheimratsecken. Gelegentlich sind sogar kreisrunde Haarausfallsflecken am Hinterkopf feststellbar.

Bei diesen Symptomen ist die Diagnose einfach – meist handelt es sich um eine sogenannte Hyperandrogenämie (ein Zuviel an männlichen Botenstoffen).

Eine Hormonuntersuchung im Blut erbringt den Nachweis, wobei das Maß des Übermaßes die Basis für die darauffolgende Therapie ist. Sie besteht naturgemäß in einer Reduktion der männlichen Hormone. Das kann entweder durch eine Ganzkörperbehandlung oder durch eine lokale Therapie geschehen.

Der Wirkstoff, der die Androgene reduziert, hat bereits eine lange und sehr wechselvolle Geschichte hinter sich. Seit Jahrzehnten wird er nämlich Triebverbrechern gegeben, um bei ihnen die männlichen Hormone zu senken und damit Triebhandlungen zu unterbinden. Diese Substanz ist auch in einer Pille enthalten, die gegen Akne und Haarausfall eingesetzt werden kann.

Kommen wir wieder auf die Pille zurück: Viele Frauen leiden unter Haarausfall, wenn sie die Pille nehmen. Der Pharmazie ist es gelungen, das antiandrogen wirkende Hormon zu isolieren und jenen Frauen in Tablettenform anzubieten, die zuviel männliche Hormone haben (unter denen sie leiden) und die andererseits die Antibabypille nicht nehmen möchten. In solchen Fällen muß freilich der Empfängnisschutz auf andere Weise sichergestellt sein, da während einer Schwangerschaft diese Präparate nicht verwendet werden dürfen.

> Das Mittel, das die männlichen Hormone reduziert, heißt Cyproteronacetat.
> Verfügbar ist es als Tablette und als Lotion.
> Auf die Haarwurzel aufgetragen, verhindert es das Andocken der Androgene, wodurch der Haarausfall unterbunden wird.

Medizinisch wird aber derzeit auch noch eine weitere Substanz getestet, die im Kampf gegen den Haarausfall eingesetzt werden kann. Es ist bekannt, daß männliche Hormone die Vorsteher-

Östrogene, Androgene und Schilddrüsenhormone sind wichtige Hormone für das Haar

Durch ein Absenken männlicher Hormone können Haarprobleme oft gelöst werden

drüse – die Prostata – vergrößern können. Die Pharmaindustrie sucht seit langem nach Stoffen, die diese Wirkung der Hormone an der Prostata einbremsen. Eine Substanz, die derzeit vorerst an Männern getestet wird, kann auch bei der durch Androgene verursachten Form des weiblichen Haarausfalls eingesetzt werden. Es ist damit zu rechnen, daß auch Frauen in der Menopause schon bald das Medikament (als Tablette oder als Lotion) verwenden können.

Auch die Immun-situation hat Einfluß auf die Haare

Eine Sonderform des Leidens ist der kreisrunde Haarausfall. Dabei fallen an bestimmten Hautstellen kreisrund – wie eine Münze – die Haare aus. Dieses Problem steht wahrscheinlich nicht mit dem Eierstockhormon in Zusammenhang, wohl aber mit Stress und Immunvorgängen. Kreisrunder Haarausfall läßt Schlüsse auf psychosomatische und immunologische Probleme zu.

WATCHLIST – HAARPROBLEME

• Verschiedene Formen des Haarausfalls

1. Östrogenmangel-bedingt: Davon betroffen sind die Haare des Kopfbereiches. Die Haare werden dünn und fallen im gesamten Kopfbereich aus. Das Problem tritt vor allem in den Wechseljahren, nach einer Geburt und unter der Pille auf.

2. Bedingt durch männliche Hormone: Geheimratsecken

3. Schilddrüsen-bedingt: Haarausfall an Augenbrauen und Schamhaaren. In diesen Fällen ist eine Schilddrüsenuntersuchung erforderlich.

4. Der kreisrunde Haarausfall: Dieses Leiden heißt Alopecia areata. Es hat meist immunologische oder streßbedingte Ursachen und verschwindet meist von selbst.

Die Behandlung des Haarausfalles ist in erster Linie Sache des Dermatologen. Da viele Ursachen des Haarausfalles hormonell bedingt sind, sollte auch der Frauenarzt zu Rate gezogen werden.

• Go topical

In der Medizin und speziell in der Gynäkologie gibt es die Forderung der organnahen Hormonbehandlung. Das bedeutet, daß hormonelle Defizite dort ausgeglichen werden sollen, wo sie bestehen. Es muß nicht jedes Problem unbedingt über Tabletten gelöst werden, mit denen es zu einer Hormonüberschwemmung im ganzen Körper kommen kann. Die organnahe Hormonbehandlung trifft auch auf den Haarausfall zu. Sowohl östrogene Substanzen als auch antiandrogene Wirkstoffe können direkt am Kopf aufgetragen werden. Es bedarf keiner Tablettenbehandlung, durch die der gesamte Körper belastet wird.

• Besonders wichtig: das Blutbild

Manchmal ist reduzierter Eisenmangel ein Grund für den Haarausfall. Nach Operationen, nach Bestrahlungen aber auch nach Geburten sollte an ein Eisendefizit gedacht werden.

• Haare und Lifestyle

Wie die Haut, sind auch die Haare sensible Organe, die sehr gepflegt werden sollen. Wer gegen die Haare sündigt, muß mit der Zeit mit schweren Schäden rechnen. Zu den Sünden gegen dieses Organ gehört das intensive Fönen, ein zu häufiges Waschen der Haare, die Verwendung von chemischen Mitteln im Übermaß, die sich aggressiv auf das Haar auswirken können. Die Vermeidung von Genußgiften, wie Rauchen, Alkohol, von Stress etc. sind wirksame Therapien und unterstützende Maßnahmen zum Schutz unseres Kopfhaares.

15 Das weibliche Immunsystem

DIE ABWEHRKRÄFTE DER FRAU SIND ANDERS

Der Fall Anita

Mit 23 Jahren erkrankte Anita an einer schweren Angina. Die Krankheit war begleitet von hohem Fieber. Im Spital wurde die Infektion mit Antibiotika behandelt. Einige Wochen später entdeckte Anita Schmerzen in ihren Finger- und Kniegelenken. Es kam zu Schwellungen, jede Bewegung führte zu Schmerzschüben. Der Arzt stellte rheumatoides Fieber fest. Das überraschte Anita wenig, hatte sie doch schon in jungen Jahren an einer Erkrankung des rheumatoiden Formenkreises gelitten.

Anita heiratete später, wurde einige Monate nach der Hochzeit schwanger und erlebte danach eine sehr angenehme Überraschung: Die geschwollenen Gelenke verschwanden, sie konnte Finger und Knie wieder so bewegen wie früher. Sie glaubte fest daran, nun endgültig von diesem lästigen Leiden geheilt zu sein. Anita wurde von einem gesunden Mädchen entbunden. Ihre Jugenderkrankung hatte sie längst vergessen, als von heute auf morgen der Rückschlag kam. Die Gelenke schwollen wieder an, das Rheuma schien wesentlich stärker wiederzukehren als es vor der Schwangerschaft war.

Anita wollte nicht wieder schwanger werden. Sie bat ihren Arzt, ob er nicht die Pille verschreiben könne. Der Gynäkologe war allerdings zurückhaltend, denn er befürchtete, daß durch die monatliche Hormoneinnahme die rheumatoide Erkrankung verstärkt werden könnte. Statt dessen spritzte er ihr ein Gelbkörperhormon – ein Hormon, das über längere Zeit mit der annähernd gleichen Konzentration im Körper blieb. Diese Spritze gilt als sicheres Mittel der Empfängnisverhütung. Ihr Nachteil freilich sind die unregelmäßigen Blutungen, die

Die Schwangerschaft setzt eine Veränderung des Immunsystems voraus

327

*auch Anita in den ersten Monaten zusetzten.
Zunächst trat die Blutung vierzehntägig auf, dann
wiederum blieb sie über Monate hinaus überhaupt
aus. Anita ertrug diese Unregelmäßigkeiten mit
großer Geduld – die Empfängnisverhütung war ihr
wichtiger als Unregelmäßigkeiten in der Monatsblutung. Im Laufe der Zeit stellte Anita noch ein
weiteres Phänomen fest. Durch diese Form der Hormonzufuhr hörten nach und nach auch die chronischen Gelenkschmerzen auf.*

Autoimmunerkrankungen, wie zum Beispiel die
rheumatoide Arthritis, aber auch der Lupus
erythematodes (eine entstellende Erkrankung, bei
der sich ebenfalls das Immunsystem gegen den eigenen Körper richtet), gehören zu den geschlechtsspezifischen Erkrankungen, die in besonderer Häufigkeit bei Frauen auftreten. Wer die Rheumastation
eines Krankenhauses besucht, glaubt im ersten Augenblick auf einer Gynäkologie zu sein – ein Großteil der dort aufgenommenen Patienten sind Frau-
en. Die erhöhte Anfälligkeit für derartige Immunerkrankungen ist seit längerer Zeit bekannt, doch findet die Wissenschaft erst jetzt die Ursachen.

Die Frage, warum Frauen – im Unterschied zu
Männern – vermehrt zu autoaggressiven (gegen die
eigenen Körpersysteme gerichteten) Erkrankungen
neigen, ist wohl auf die komplexe Bauart der weiblichen Systeme zurückzuführen. Der Organismus
der Frau ist komplizierter aufgebaut und er verfügt
auch über zahlreiche fein abgestimmte Mechanismen, die dem Manne fehlen. Je komplizierter ein
System, desto störanfälliger ist es und reagiert auch
sensibler auf negative Einflüsse. Der weibliche Organismus unterscheidet sich vom männlichen vor
allem dadurch, daß er die Möglichkeit besitzt, einen Embryo entstehen zu lassen und das werdende Leben zu schützen, zu behüten. Alle diese
biologischen Aktionen und Reaktionen fehlen dem
männlichen Körper – im Gegenzug bewirken sie
jedoch bei der Frau verstärkt Immunerkrankungen.

Autoimmun-
erkrankungen
kommen bei Frauen
sehr häufig vor

Das Immunsystem
der Frau versteht
nur der, der um ihre
Fortpflanzungsfähig-
keit Bescheid weiß

328

Das immunologische System der Frau steht von allem Anfang an unter dem Einfluß der Fortpflanzung. Die gleichen Mechanismen, die zur Feindes- und Bakterienabwehr eingesetzt werden, benützt die Frau zur Einnistung des jungen Embryos in die Gebärmutter. Dadurch wird der Eisprung und auch die Gelbkörperphase gesteuert. Die Natur hat somit verschiedene Konstruktionsbausteine aufgeschichtet, die unterschiedliche Wirkungen erzielen können. Einerseits sind es Reaktionen, die für die Zerstörung von Bakterien gedacht sind, andererseits sind es Aktionen, die dazu benützt werden, den Eisprung zu gewährleisten und für die Einnistung des jungen Embryos zu sorgen.

Das Immunsystem dient nicht nur der Abwehr von Feinden, sondern auch der Reproduktion

Um einen eingedrungenen Feind abzutöten, mobilisiert der menschliche Körper zahlreiche Moleküle. Sie sind so aggressiv, daß sie eine Bakterienwand vollkommen zerstören können oder ein eingedrungenes Virus zur Explosion bringen. Diese Abwehrstoffe sind kleine Moleküle, sogenannte freie Radikale, die mit all den Geweben, an welche sie anstreifen, über eine Kettenreaktion eine explosive Zerstörung auslösen. Es sind aber auch zusätzlich durchgestylte Substanzen vorhanden, deren Aufgabe es ist, die biologischen Membranen der Bakterien zu zerschneiden und so den Eindringling zu töten.

Genau diese aggressiven Mechanismen benötigt der weibliche Körper, wenn er ein Eibläschen aufschneiden möchte, um zum Zeitpunkt des Eisprungs die Eizelle in den Eileiter zu entlassen. Denn nur durch diesen Eisprung kann die Befruchtung stattfinden. Das Wort „Eisprung" hat in der Vergangenheit zu Mißverständnissen geführt, weil dahinter ein sprunghaftes Geschehen vermutet wurde. In Wirklichkeit ist dieser Vorgang nichts anderes als das Aufreißen einer kleinen biologischen Membran – nämlich jenes Eibläschens, in dessen Flüssigkeit die Eizelle schwimmt. Durch das

Eisprung und Menstruation werden durch immunologische Vorgänge ausgelöst

Zerreißen der Membran kann sich die Eizelle entleeren – sie ist ab diesem Zeitpunkt bereit für einen Befruchtungsvorgang. Das Aufreißen des Eibläschens wird von körpereigenen Substanzen und Mechanismen ausgelöst – paradoxerweise sind es die gleichen biologischen Reaktionen, die auch die Membranen zerstören und damit die Eindringlinge außer Gefecht setzen können. Alles das sind hochreaktive Moleküle, freie Radikale, aber auch biochemische Scheren, die üblicherweise nicht in Funktion sind, weil sie ja ansonsten das gesunde Gewebe des Körpers zerstören würden. Diese Kräfte liegen so lange brach, bis ein Signal ihnen erlaubt, aktiv zu werden. Dann beginnen sie, das geschützte Körpergewebe aufzuschneiden. Im Falle einer Infektion senden Viren und Bakterienwände Signale aus, die vom Organismus wahrgenommen werden. Die Eindringlinge werden unverzüglich unter Beschuß genommen.

Allerdings dürfen diese Geschütze auch unabhängig von einer Infektion im weiblichen Körper aktiv werden, dann nämlich, wenn es um der Fortpflanzung willen geboten erscheint, Gewebe zu verkleinern, zu zerstören oder aufzulösen. Dies findet beim Eisprung, bei der Menstruation und zu Beginn der Wehen statt. Die Bataillone der zerstörenden Truppen werden von den Eierstockhormonen kontrolliert. Östrogen und Progesteron verschließen jene Behältnisse, in denen die freien Radikale, die Kollagenasen und andere biochemische Scheren zunächst eingeschlossen sind.

Nur zweimal im Monat rufen die Geschlechtshormone ihre nicht ungefährlichen Partner aus dem Versteck – nämlich zur Zeit des Eisprunges und bei der Menstruation. In beiden Fällen muß Gewebe zerschnitten und abgestoßen werden. Den Befehl hiefür erteilen die Eierstockhormone – die Wirkstoffe der Fortpflanzung. Die „Befehlsausgabe" geschieht einfach, aber wirkungsvoll: Die Hormone ziehen sich kurzfristig aus dem Körper zurück, sie fallen also in ihrer Konzentration ab;

Im weiblichen Körper stehen die Immunzellen im Dienste der Fortpflanzung, weswegen die Frau auch verstärkt Immunerkrankungen ausgesetzt ist

Hormonschwankungen des weiblichen Körpers verändern die Immunsituation der Frau

330

damit enthemmen sie jene biochemischen Scheren, die üblicherweise durch Östrogen und Progesteron unterdrückt sind. Schwanken Östrogen und Progesteron in der Blutkonzentration, werden sie also defizitär, löst dies die Zerschneidung und die Zerstörungsmaschinerie im weiblichen Körper aus. Damit wird das Eibläschen zerstört, die Eizelle befreit und die Befruchtungsmöglichkeit eingeleitet.

Ähnlich komplex ist die Menstruation, beteiligt daran sind aber die gleichen Mechanismen. Bei der monatlichen Blutung wird ein Teil der Gebärmutterschleimheit selbständig vom Körper entfernt, ohne äußeres Zutun. In einem hochsynchronisierten Prozeß sind die gleichen biochemischen Scheren tätig, die schon beim Eisprung das Eibläschen verdauen. Auch hier wieder der gleiche Auslösungsmechanismus: Durch den Abfall des Gelbkörperhormons und des Östrogens entweichen die biochemischen Scheren aus ihrem Verlies, schwirren in die Gebärmutterschleimhaut, um dort die oberste Schleimhautschicht zu zerstören und abzustoßen. Dieses Phänomen findet unmittelbar vor der Regel statt – die Menstruation beginnt. Die Aktivität dieser Killerenzyme korrespondiert in umgekehrter Weise mit den Geschlechtshormonen. Sind diese niedrig, ist die Verdauungsmaschinerie hoch aktiv.

Dieser fein abgestimmte Mechanismus, der zum Eisprung und zur Menstruation führt, kann natürlich auch entgleisen, er kann irritiert sein und dadurch die gewebsauflösenden Geschütze zum falschen Zeitpunkt mobilisieren. Der Effekt ist, daß nicht nur die geplanten Organteile, also die Schleimhaut, gezielt entfernt werden, sondern daß sich diese aggressive Maschinerie auch gegen gesunde Körperteile richten kann. Davon betroffen sind Muskelzellen oder Knorpel- und Gelenkteile. Begleiterscheinungen einer Infektion sind ja sehr oft rheumatoide Arthritis oder andere Erkrankungen dieses Formenkreises.

Die Auflösung des Eibläschens, der Eisprung, wird von Immunvorgängen gesteuert

Selbst die weißen Blutzellen werden von den Hormonen beeinflußt

331

Das Eindringen von Viren und Bakterien mobilisiert die zerstörenden Moleküle mit dem klar definierten Ziel, eingedrungene Feinde zu zerstören. Findet diese Aktion zu intensiv statt, richtet sich die Gewalt der Kollagenasen nicht nur gegen die Eindringlinge, sondern auch gegen das körpereigene Gewebe. In der Medizin wird in diesem Fall von einer autoimmunologischen Erkrankung gesprochen.

Die monatliche Menstruation und der monatliche Eisprung unterliegen den gleichen biochemischen Mechanismen, die – wenn sie überschießen – in krankhafter Form die rheumatoide Arthritis bewirken. Das ist der Grund, warum Frauen in viel höherem Ausmaß zu Autoimmunerkrankungen neigen als Männer.

Schilddrüsenerkrankungen treten bei Frauen häufiger auf als bei Männern

Auch Schilddrüsenerkrankungen sind ein geschlechtsspezifisches Problem, das bei Frauen wesentlich häufiger vorkommt als bei Männern. Die körpereigene Zerstörung der Schilddrüse tritt zehn- bis fünfzehnmal häufiger bei Frauen auf als bei Männern. Die Mediziner haben sich daher entschlossen, diesem Phänomen in Zukunft mehr Aufmerksamkeit zu widmen. Soweit bisher bekannt, ist es über verschiedene Umwege doch wieder die Fortpflanzung, die mittelbarer Anlaß der Schilddrüsenzerstörung ist, und verständlicherweise tritt dieses Problem daher bei Frauen häufiger auf als bei Männern.

Die Auflösung des Gelbkörpers gleicht einer kurzzeitigen Autoimmunerkrankung

Neben dem Eisprung und der Menstruation gibt es noch eine Phase im Menstruationszyklus, die für die Einnistung des jungen Embryos von Wichtigkeit ist, nämlich die sogenannte Gelbkörperphase. Das sind genau jene zehn bis vierzehn Tage, die sich zwischen dem Eisprung und der darauf folgenden Menstruation erstrecken. Während dieser Gelbkörperphase wird die Gebärmutterschleimhaut so umgebaut, daß der eintreffende Embryo aufgenommen, versorgt und ausreichend ernährt werden könnte. Hiefür ist eine Fülle von biochemischen Umbauprozessen erforderlich. Auch der Eierstock wird dabei umstrukturiert. Er wird in dieser Phase viel stärker durchblutet und beginnt, in großen Mengen Gelbkörperhormon zu produzieren, ohne das die junge Schwangerschaft gar nicht aufrechterhalten werden könnte.

Kommt es nun zur Schwangerschaft, werden die Vorbereitungsarbeiten weitergeführt. Es wird, um das Geschehen beispielhaft zu illustrieren, für den jungen Embryo ein biochemisches Haus errichtet. Die molekularbiologischen Vorbereitungen für die Schwangerschaft sind so aufwendig, daß die Gebärmutterschleimhaut, aber auch der Eierstock nicht unbegrenzt zuwarten können, ob es tatsächlich zu einer Schwangerschaft kommt. Ist nach einer gewissen Zeit der Frühembryo noch nicht in der Gebärmutterhöhle eingelangt, müssen die Vorkehrungen für die Schwangerschaft abgebrochen werden, weil sonst dem weiblichen Organismus zu viel Energie abverlangt würde.

Auch dabei ist das gleiche Zellsystem tätig, das gegen Eindringlinge in den Körper aktiv ist. Es wird dabei ein sehr komplizierter Mechanismus in Kraft gesetzt, ein noch komplizierterer, als er bei Menstruation und Eisprung tätig ist. Etwas länger als eine Woche wartet die Gebärmutterhöhle, ob ein Embryo eintrifft oder nicht. Zu einem bestimmten Zeitpunkt wird ein sogenannter biochemischer Marker aktiv, der das Warten der Gebärmutterhöhle schlagartig beendet. Ab diesem Zeitpunkt zerstört der weibliche Organismus den Gelbkörper, um Energie zu schonen und die Schwangerschaftsbereitschaftsphase nicht unnötigerweise hinauszuzögern.

Dahinter steckt ein genialer Plan der Natur, in den der Eierstock involviert ist. Er ruft jene Körperzellen zu Hilfe, die üblicherweise den Organismus vor Eindringlingen schützen. Es sind dies die gleichen Zellen, die man auch in der Haut findet und die dort Viren oder Bakterien in ihre Einzelteile zerlegen und diese an ihrer Oberfläche ab-

Zur Einnistung des Embryos spielen Immun- und Hormonsystem zusammen

sondern. Die weißen Blutkörperchen werden dadurch alarmiert und versuchen, im Körper nach ähnlichen Feinden zu fahnden. Werden solche aufgestöbert, können sie sofort vernichtet werden. Auf diese Weise war es möglich, daß sich Säugetiere und Menschen gegen Mikroorganismen, Bakterien und Viren – die größten Feinde des Lebens – erfolgreich zur Wehr setzen konnten.

Der Eierstock ist vertraut mit diesem Mechanismus. Bei der Beendigung der Gelbkörperphase geht es nun darum, ein körpereigenes Organ, das nicht genutzt wurde, abzubauen. In einer interaktiven Kooperation, der es nicht an besonderer Raffinesse fehlt, bittet nun der Eierstock die sonst gegen Bakterien und Viren spezialisierten Körperpolizisten, für kurze Zeit ihre Aggressivität auf den Gelbkörper zu richten. Diese Immunzellen lassen sich tatsächlich dazu überreden – sie fressen die Zellen des Gelbkörpers auf, sie schmücken sich ebenfalls wieder an ihrer Oberfläche mit deren Bestandteilen und locken damit die weißen Blutkörperchen an, die auch diesmal wieder konditioniert werden, um kurz danach ähnliche Zellen im Gelbkörper aufzuspüren und zu vernichten. Diese Zellen werden sofort attackiert und zerstört – der nächste Menstruationszyklus kann somit wieder beginnen.

Es ist faszinierend, welche biologischen Kämpfe sich im weiblichen Organismus abspielen. Monat für Monat gibt es eine kurzzeitige autoaggressive Tendenz, deren biologischer Zweck es ist, den Menstruationszyklus dann aufrechtzuerhalten, wenn es zu keiner Schwangerschaft kommt. Hiezu ist die Zerstörung des unbenötigten Gelbkörpers die wichtigste Voraussetzung.

Ein ähnliches Phänomen ist von der Schilddrüse bekannt. Unter allerdings krankhaften Umständen beginnen Zellen des Körpers Teile der Schilddrüse zu verdauen. Sie rufen dabei die weißen Blutzellen zu Hilfe, die zu einer völligen Auflösung

334

der Schilddrüse führen. Der sogenannte Morbus Hashimoto ist die Folge. Frauen neigen häufiger als Männer zu dieser Schilddrüsenerkrankung. Die Erklärung hiefür ist, daß der weibliche Organismus durch derartige Immunvorgänge Monat für Monat strapaziert wird. Die Frau verfügt demnach über biochemische Reaktionsschemata, die sich nicht immer nur gegen den Gelbkörper richten, sondern auch andere Organe zerstören können. Die Schilddrüse ist Opfer dieser Entgleisung.

Es ist der Auftrag der Medizin, sich um frauenspezifische Probleme zu kümmern. Freilich ist der Weg von der Erkenntnis und vom Erfassen aller Zusammenhänge bis hin zur therapeutischen Ausnützung noch weit. Man weiß heute, daß das Signal zur Auflösung des Gelbkörpers von der Hirnanhangdrüse kommt. Das Follikel-stimulierende Hormon, das für den nächsten Zyklus bereits eine neue Eizelle reifen läßt, gibt gleichzeitig auch das Signal für das Ende des alten Gelbkörpers. Möglicherweise ist genau das gleiche Hormon der Hirnanhangdrüse auch an der Entstehung von Schilddrüsenerkrankungen beteiligt. Ob das tatsächlich so ist, muß von der Medizin allerdings noch abgeklärt werden.

Eine weitere immunologische Erkrankung, die ebenfalls geschlechtsspezifisch bei Frauen viel häufiger zu finden ist, ist der Lupus erythematodes. Auch sie steht mit dem Östrogen in Zusammenhang. Das im Eierstock gebildete Hormon wird vom Körper weiter verarbeitet. Dabei bildet es sogenannte Metabolite (Stoffwechselprodukte), die in der Vergangenheit irrtümlicherweise von der Medizin nur als Ausscheidungsprodukte interpretiert wurden. Heute weiß man aber, daß diese Abfallhormone eigenständige Aufgaben erfüllen, die relativ wichtig sind. Einer der Metaboliten aus dem Haupthormon des Eierstocks ist das 16-Hydroxy-Östron, das für die Bildung des Lupus erythematodes mitverantwortlich sein kann. Über die genauen

Die Medizin muß sich mehr um die Geschlechtsspezifität von Immunerkrankungen der Frau kümmern

Auch noch die Abbauprodukte des Östrogens können das Immunsystem modulieren

Hintergründe dieser Wechselwirkungen bedarf es noch weiterer Forschungen.

Noch eine geschlechtsspezifische Erkrankung ist bei Frauen häufiger anzutreffen – die Allergie. Allergien bei Frauen stehen offensichtlich im Zusammenhang mit Fortpflanzungsaufgaben. Kommen Frauen in die Menopause, nimmt die Allergietendenz ab. Neben anderen Faktoren ist hauptsächlich das Histamin verantwortlich – eine hochaktive kleine Substanz, die in Blutzellen gespeichert ist und die überall dort freigesetzt wird, wo gerade eine Entzündung stattfindet. Histamin erzeugt das Erröten der Haut, die Schwellung der Nase, aber auch die bessere Durchblutung dieser Körperareale.

Dahinter steht ein evolutionäres Konzept: Wenn irgendwo ein Feind in den Körper eingedrungen ist, muß sich die körpereigene Abwehr gewaltsam auf ihn stürzen, ihn eliminieren und zerstören. Voraussetzung dafür sind ausreichende Wegesysteme, auf denen körpereigene Zellen rasch zum eingedrungenen Feind rasen können, um ihn möglichst unverzüglich zu zerstören. Diese Straßen sind die Blutgefäße, über die auch die Wirkstoffe des Blutes an den Ort der Entzündung – das ist der Ort, an dem der Feind in den Organismus eingedrungen ist – gelangen. Das Histamin hat diese Aufgabe übernommen, es bereitet die vom Feind befallene Körperstelle auf die Invasion der Blutpolizisten vor und macht Wege und Straßen benützungsbereit. Dadurch entsteht auch jene Rötung, die man oft an entzündeten Stellen findet.

Bevor biologisch aktive Verbindungen die Gebärmutterschleimhaut ablösen, müssen auch dorthin verstärkt Blutgefäßbahnen gebaut werden, um die Blutversorgung für diese biochemisch aufwendige Reaktion zu garantieren. Auch in diesem Vorgang ist das Histamin involviert. Freigesetzt wird es zum richtigen Zeitpunkt im Eierstock. Richtig ist der Zeitpunkt dann, wenn die immunologisch aktiven Zellen herbeigerufen werden und der Zugang zu den Geweben optimiert werden soll. Gelegentlich sieht man am Hals von Frauen rote Flecken. Diese Erscheinung tritt dann auf, wenn ein mechanischer Reiz die Haut irritiert – in Streßsituationen und bei Belastung. Sehr oft sind diese roten Flecken, die bei Frauen ausgeprägter sind als bei Männern, aber auch ein Zeichen der Freisetzung von Histamin.

Die Medizin steht vor einem hochinteressanten Phänomen der Doppelstrategie unseres Körpers. Zunächst treffen zwei Konzepte aufeinander – das der Feindesabwehr und das der Fortpflanzung. Beide Systeme haben sich vereint, um gewisse Aufgaben gemeinsam zu erfüllen. Zu diesen Aufgaben gehört es, die geniale Strategie der Feindabwehr auch für die Fortpflanzung zu nutzen. Betrachtet man das Leben auf unserem Planeten in seiner Gesamtheit, dann ist aus biologischer Sicht nicht der Mensch die erfolgreichste Gattung, sondern jene Kleinstlebewesen – Bakterien und Viren –, aus denen sich später höheres Leben entwickelte, die aber für die höheren Lebewesen bis zum heutigen Tage die ernsthafteste Bedrohung darstellen. Unser gesamtes biologisches Leben ist dem Kampf gegen diese Mikroorganismen gewidmet. Mit Hygiene, besserer Ernährung und mit Antibiotika nahm der Mensch diesen Kampf auf.

Unsere größten Feinde sind Bakterien und Viren

Der Organismus höherer Tiere hat geniale Mechanismen entwickelt, um sich den feindlich gesinnten Kleinstlebewesen gegenüber behaupten zu können, um ihren Attacken zu widerstehen, nicht unterzugehen und das Feld des Lebens nicht erneut den Mikroben zu überlassen.

Ausdruck dieses Widerstandspotentials ist ein von der Natur sehr intelligent ausgetüfteltes Immunsystem, welches die höher entwickelten Tiere und auch der Mensch besitzt. Hauptaufgabe des menschlichen Körpers ist der Kampf gegen Mikroben. Die zweitwichtigste Aufgabe ist die Fortpflan-

Um sich gegen diese Kleinstlebewesen zu schützen, hat die Natur die Sexualität erfunden

337

zung und somit die Weitergabe des Lebens. Es ist also kein Zufall, daß das Immunsystem sich diesen zwei wichtigsten Zielen unseres Lebens untergeordnet hat. Es findet hier etwas Ähnliches wie ein Joint-venture statt, mit dem Aufgaben gemeinsam besser bewältigt werden können. Anders gesagt: Die an der Fortpflanzung und an der Weitergabe des Lebens beteiligten Organe haben das Immunsystem gebeten, die Mechanismen zu mobilisieren, mit denen die feindabwehrenden Organe unseres Körpers sich mehr und besser ihrer Aufgabe widmen können.

Die Zweigeschlechtlichkeit ist eine Folge des Bemühens der Natur, den sich schnell ändernden Bakterien zu entkommen

Dies erklärt das Phänomen, daß Frauen verstärkt mit Immunproblemen zu kämpfen haben. Im Gegensatz zu Männern sind Frauen an Schwangerschaft und Reproduktion intensiv beteiligt, sie haben aber auch ein komplexeres Immunsystem zu bewältigen, das sich – unabhängig von der Bakterienabwehr – auch noch um die Reproduktion zu kümmern hat. Viele biologische Reaktionen, die sich im weiblichen Organismus abspielen, können also nur dann verstanden werden, wenn sie im Zusammenhang mit der Reproduktion gesehen werden.

338

WATCHLIST – IMMUNKRANKHEITEN

- ## Die Autoimmunerkrankungen sind wissenschaftlich noch nicht voll erforscht

Mittlerweile ist bekannt, daß hormonelle Mechanismen eine Relation zu Autoimmunerkrankungen aufweisen. Der Frauenheilkunde ist es aber noch nicht gelungen, einen optimalen Weg von der Diagnose zur Therapie zu finden – Autoimmunerkrankungen können noch nicht vollständig geheilt werden.

- ## Das Schwangerschaftsphänomen

Wenn sich während einer Schwangerschaft Erkrankungen des rheumatoiden Formenkreises oder der Schilddrüse bessern, ist das ein Hinweis darauf, daß diese Krankheiten auch außerhalb der Gravidität durch eine Simulation von schwangerschaftsähnlichen Zuständen verbessert werden können. In welcher Form, kann nur im Einzelfall mit dem Gynäkologen abgesprochen werden, der darüber entscheiden muß, ob eine kontinuierliche Hormonzufuhr sinnvoll ist. Nach einer Entbindung ist höchste Vorsicht geraten, da in diesem Zustand Autoimmunerkrankungen stärker auftreten können als vorher.

- ## Beachtung des Prolaktinspiegels

Das Prolaktin und das Wachstumshormon sind wahrscheinlich an immunologischen Entgleisungen mitbeteiligt. Wissenschaftlich gibt es darüber zwar noch widersprüchliche Meinungen, dennoch ist es sinnvoll, bei derlei Erkrankungen den Prolaktinspiegel festzustellen. Eine Senkung des Prolaktins ist völlig ungefährlich und dann zu empfehlen, wenn dieses Hormon tatsächlich erhöhte Werte aufweist.

• Kinderwunsch
   und Autoimmunerkrankungen

Ein Hormon der Hypophyse, das sogenannte Follikel-stimulierende Hormon, das auch zur Stimulation des Eierstockes bei Kinderwunsch herangezogen wird, ist möglicherweise Auslöser einer verstärkten Autoimmunreaktion. Auf diesem Gebiet wird derzeit noch intensiv geforscht – im Zweifelsfall sollte zurückhaltend und vorsichtig agiert werden.

• Männliche Hormone

Die Involvierung von männlichen Hormonen in das Therapiekonzept von Autoimmunerkrankungen ist derzeit noch nicht ausreichend erforscht. Es gibt jedoch bedeutende Hinweise darauf, daß manche Formen der Autoimmunerkrankungen mit männlichen Hormonen positiv beeinflußt werden können. An weiteren Erkenntnissen wird derzeit noch intensiv wissenschaftlich geforscht.

16 Schmerzhafte Gelenke

Der Fall Eva

Eva kam wegen einer Totaloperation der Gebärmutter schon mit 40 Jahren in den Wechsel.
Über längere Zeit hinweg versäumte sie es, im Rahmen einer Ersatztherapie Hormone zu nehmen,
was zu einer Verringerung der Knochendichte
führte. Bei einer Routineuntersuchung wurde festgestellt, daß ihre Knochensubstanz zu gering ist. Ihr
wurde empfohlen Hormone einzunehmen, um das
weitere Fortschreiten der Osteoporose zu verhindern. Sie tat das einige Jahre lang und bei Kno-
chendichteuntersuchungen wurde festgestellt, daß
die Knochenmasse sich nicht mehr weiter redu-
zierte.

Eines Morgens aber spürte Eva einen furchtbaren
Schmerz an den Fingergelenken der linken Hand.
Zunächst wurde Rheuma vermutet – entsprechende
Untersuchungen konnten diese Diagnose jedoch
nicht bestätigen. Eva fürchtete, daß dieser Gelenkschmerz an den Fingern das Anzeichen einer doch
nun fortgeschrittenen Osteoporose sei. Zur Sicherheit ließ sie noch eine Knochendichteuntersuchung
vornehmen, deren Ergebnis wiederum einen gleich-
bleibenden Befund erbrachte: keine Verschlechterung der Knochendichte.

Eva besprach den Fall mit ihrem Gynäkologen,
der ihr erklärte, daß während einer Hormonbehandlung die zugeführte Östrogenmenge nicht immer gleichmäßig im Körper verteilt sein müsse und
es durchaus möglich sei, daß trotz der Hormonta-
bletten lokal ein Hormonmangel aufträte. Frau Eva
versuchte über Rat des Arztes daraufhin eine Östrogensalbe, die sie einige Tage lang auf die schmerzenden Gelenke der Finger auftrug. Zu ihrer
großen Überraschung stellte sie fest, daß die

341

Schmerzen nach und nach verschwanden und daß sie schon nach wenigen Tagen völlig beschwerdefrei war.

Das Beispiel von Eva ist typisch für eine klassische Krankengeschichte, wie sie in vielen gynäkologischen Ordinationen mehrmals wöchentlich aufgenommen werden kann: Eine Frau wacht am Morgen auf und stellt aus heiterem Himmel fest, daß das Abbiegen der Fingergelenke Schmerzen bereitet. Es ist ihr unmöglich, zum üblichen Tennisspiel zu gehen, die Finger sind dafür zu ungelenkig und auch zu schmerzhaft. Es dauert Stunden, meist bis mittags, ehe die Schmerzen vergehen und die Bewegungen erträglicher werden.

Schmerzen im Gelenk werden sehr oft spontan mit Rheuma gleichgesetzt. Tatsächlich ist es so, daß eine genaue Differentialdiagnose ohne Konsultation des Rheumatologen nicht durchgeführt werden kann. Andererseits muß jedoch festgestellt werden, daß nicht jeder Gelenkschmerz das Symptom einer rheumatoiden Erkrankung ist. Vor allem bei jenen Gelenkschmerzen, die in den Wechseljahren oder unter Östrogenmangelzuständen auftreten, soll zusätzlich zum Rheumatologen auch der Frauenarzt herangezogen werden.

In diesem Alter besteht der Verdacht, daß es sich um eine Arthropathia climacterica handelt. Das ist eine Erkrankung, die vor allem bei Frauen in den Wechseljahren festzustellen ist. Bedauerlicherweise werden schmerzende Fingergelenke von einigen Medizinern weniger ernst genommen als es der Fall sein müßte. Es stellt sich dabei immer wieder heraus, daß plötzlich auftretende Gelenkschmerzen bei der Patientin Unsicherheit, Unruhe und große Angst hervorrufen. Viele Frauen wissen, daß Gelenkschmerzen sehr oft Symptom und Ausdruck anderer Erkrankungen sein können. Mit Recht sind sie daher beunruhigt.

Wenn eine Patientin mit einer Arthropathie (Gelenkschmerz) besorgt den Arzt aufsucht, hat sie das

Östrogene
schützen nicht nur
den Knochen,
sondern auch
die Gelenke

Treten Gelenk-
schmerzen in den
Wechseljahren auf,
sollte man an einen
Hormonmangel
als Ursache des
Problems denken

Recht ernst genommen zu werden. Die Medizin hat mittlerweile erkannt, daß Gelenkschmerzen sehr oft nur das schmerzende Symptom eines Hormonmangels sind. Eine rechtzeitige Behandlung bewahrt die Patientin in vielen Fällen vor weitaus größeren Schäden. Obligat ist die Untersuchung der Rheumafaktoren, um rheumatoide Erkrankungen auszuschließen.

Findet der Arzt keinen krankhaften Rheumabefund und quälen die Gelenkschmerzen auch weiterhin, muß ein Hormonmangel angenommen werden. In vielen Fällen wird auch dann, wenn die Untersuchungsresultate kein Rheuma anzeigen, der Versuch einer Antirheumatikabehandlung gemacht. Wenn auch Kuraufenthalte, Bäder und physikalische Therapien nicht den gewünschten Erfolg bringen, dann ist die Frau keine lästige Patientin, wohl aber eine Patientin mit einem Hormondefizit.

Ein Östrogenmangel kann rheumatoide Beschwerden vortäuschen

Die Forschung ist in den vergangenen Jahren weiter gekommen. Der Östrogenabfall führt, das ist mittlerweile erwiesen, zu verschiedenen Veränderungen in der Gelenkkapsel, die Schmerzzustände auslösen können. Eine der Reaktionen, die bei einem Östrogenmangel auftreten kann, ist eine Verarmung an Gelenkflüssigkeit. Diese Flüssigkeit befindet sich normalerweise in jeder Gelenkkapsel und sorgt für einen reibungs- und schmerzlosen Bewegungsablauf. Erstaunlicherweise ist das Östrogen – über komplizierte biochemische Mechanismen – an der Bildung von Gewebsflüssigkeit beteiligt. Die Gelenkflüssigkeit steht also unter Kuratel des Östrogens. Wenn das flüssige Ambiente in den Gelenken fehlt, schmerzt verständlicherweise jede Bewegung, weil die Gelenksflächen so aneinander reiben, daß Schmerzzustände entstehen können.

Östrogene wirken in den Gelenken entzündungshemmend

Daß Frauen vermehrt an solchen Problemen laborieren, hat auch noch andere Hintergründe. Zum einen ist es die Ähnlichkeit zwischen Gelenkkapsel und Eibläschen. Es wurde bereits darauf hingewiesen, daß es beim Eisprung zu einem kurzfristigen Zerschneiden des Eibläschens kommt, wodurch die Eizelle in den Eileiter freigesetzt werden kann. Immunologische Zellen, die mit Schneidewerkzeugen ausgestattet sind, die sie freilich normalerweise nur gegen Viren und Bakterien einsetzen, können dieses Aufschneiden des Eibläschens vornehmen.

Das Signal hiefür kommt vom Eierstock. Wenn unmittelbar vor dem Eisprung das Östrogen kurzzeitig abfällt, werden in der Eibläschenwand diese biochemischen Scheren aktiv, die das Bläschen öffnen. Interessanterweise scheinen auch die Gelenkhäutchen für derartige Reaktionen empfänglich zu sein. Wenn nämlich für längere Zeit und auch stärker als dies während des Eisprungs der Fall ist, das Östrogen abfällt, kommt es in der Gelenkkapsel zu einer vermehrten Bildung der gleichen biochemischen „Schneidezähne", die in diesem Fall das Häutchen um die Gelenke herum beschädigen. Dies führt zu einer Schwellung, Rötung und Schmerzhaftigkeit der Gelenke.

Östrogenmangel kann eine Gelenkentzündung auslösen

Die Therapie ist in diesen Fällen einfach. Das Östrogen, das die Flüssigkeit in der Gelenkkapsel vermehrt und außerdem die Schneidegeräte des Körpers von ihrer Tätigkeit abhält, kann entweder als Tablette eingenommen oder als Salbe topisch – also an der schmerzenden Stelle – aufgetragen werden. Die Salbentherapie ist eine besonders elegante Form der Schmerzbehandlung, die dann angebracht ist, wenn die Patientin ansonsten keine Wechselbeschwerden hat. Die Östrogenbehandlung über eine Salbe soll vorgenommen werden, wenn die Patientin keine Anzeichen einer Knochenerweichung und auch keinen hohen Cholesterinspiegel hat.

Auch auf das Gelenk können Östrogene als Salbe aufgetragen werden

Von einigen Medizinern wird die lokale Hormonanwendung sehr oft bezweifelt und als Placeboeffekt eingestuft. Diese Behauptung erfordert freilich Widerspruch, zumal die Beweisführung für die Wirksamkeit lokal applizierter Hormone recht

344

einfach ist: Spätestens seit der Anwendung des Pflasters, über das lokal Hormone zugeführt werden können, ist der Wissenschaft bekannt, daß die Geschlechtshormone auch durch die Haut resorbiert werden. Die Östrogene sind derart kleine Moleküle, daß es tatsächlich gelingt, sie dem Gewebe durch die Haut zukommen zu lassen, wenn man sie nur entsprechend verpackt.

Lokal verwendetes Östrogen dringt bis in die Gelenkkapsel vor

Salben sind ein ideales Verpackungs- und Transportmittel. Über eine Östrogensalbe können jene Gelenke am Ort des Schmerzes behandelt werden, die von den Zustände betroffen sind. Aufgetragen wird die Östrogensalbe zweimal täglich, nämlich morgens und abends. Erfolge stellen sich meist schon nach kurzer Zeit ein. Manchmal gibt es auch Weichteilbeschwerden und Muskelschmerzen, ebenfalls typische Krankheiten der Wechseljahre, die mit einer lokalen Hormonbehandlung beseitigt werden können.

Lokale Hormontherapien werden „organspezifische" Behandlungsmethoden genannt. Sie sind eine Neuentwicklung auf dem Gebiet der Hormonforschung. Ihr Wesen ist es, das fehlende Hormon nur dort aufzutragen, wo tatsächlich ein Mangel besteht. Wenn die Gelenke schmerzen, macht es wenig Sinn, über eine Injektion oder über Tabletten auch der Niere Hormone zuzuführen. Es ist nicht angebracht, bei Lokaldefiziten den gesamten Körper mit Östrogenen zu überfluten. Eine Salbentherapie hat sich als sehr effiziente Behandlungsmethode herausgestellt.

Die Östrogensalbe ist einen Versuch wert

Natürlich werden dem Körper auch durch lokal angewandte Hormone Botenstoffe zugeführt, die früher oder später in den gesamten Körper eindringen und damit eine besondere Überwachung erfordern. Ob der Östrogenspiegel im Blut durch die Hormone derart ansteigt, daß deshalb an der Gebärmutterschleimhaut auch schon ein Gelbkörperhormon angewandt werden muß, hängt sowohl vom Östrogenserumspiegel als auch von der Reak-

345

tion der Gebärmutterschleimhaut ab. Beides kann leicht diagnostiziert werden: das eine über eine simple Blutuntersuchung, das andere durch eine unblutige Diagnosemethode. Die Höhe der Gebärmutterschleimhaut ist sehr leicht im Ultraschall festzustellen.

WATCHLIST – GELENKSCHMERZEN

- ## Bei Gelenkschmerzen sollte auch der Gynäkologe beigezogen werden

Gelenkschmerzen müssen generell professionell abgeklärt werden, da immer der rheumatoide Formenkreis die Ursache der Krankheit sein kann, aber auch ein Hormonmangel in Frage kommt. Vor allem dann, wenn die Rheumabefunde unauffällig sind, sollte an eine Hormonstörung gedacht werden, denn viele Gelenkschmerzen sind durch Hormondefizite verursacht. Gelenkschmerzen sind Teil des menopausalen Syndroms. Für einen Zusammenhang zwischen Hormonen und Alter der Frau spricht die Lebensgeschichte: Vor allem dann, wenn die Gelenkschmerzen unter Östrogenmangel beginnen, sollte ein hormoneller Verdacht verifiziert werden. Dies ist vor allem mit Einsetzen des Wechsels der Fall.

- ## Östrogensalbe

Lokal angewandtes Östrogen, zweimal täglich an die schmerzhaften Gelenke aufgetragen, schafft in vielen Fällen Abhilfe. Auf Dauer der Behandlung ist die Konsultation des Gynäkologen erforderlich.

Auch die Hormonzufuhr durch eine Creme, die auf die Haut aufgetragen wird, kann in der Gebärmutter die Schleimhaut zum Wachsen bringen. Das würde die gleichzeitige Verwendung eines Gelbkörperhormons erfordern. Eine Ultraschalluntersuchung muß in diesen Fällen empfohlen werden.

Auch Weichteilschmerzen haben hormonelle Ursachen. Gelegentlich können auch Muskelschmerzen durch ähnliche Mechanismen ausgelöst werden wie Gelenkschmerzen. Sollte eine intensive internistische Betreuung keinen eindeutigen Befund ergeben, wäre eine lokale Östrogenbehandlung in Betracht zu ziehen.

Die Depression – ein Frauenleiden?

KEINE FRAU MUSS SICH MIT DIESEM ZUSTAND ABFINDEN

Der Fall Birgit

Birgit litt die längste Zeit ihres Lebens an unregelmäßigen Zyklen. Aus persönlichen Gründen – Birgit ist Hormonen gegenüber skeptisch eingestellt – hat sie eine vom Frauenarzt vorgeschlagene Hormontherapie bis jetzt abgelehnt. Seit einigen Monaten kommt zum Problem der Zwischenblutungen ein neues Symptom hinzu, das Birgit stark beunruhigt: Sie stellt eine Wesensveränderung an sich selbst fest. Sie leidet unter Weinkrämpfen, vermeidet es, unter Menschen zu gehen und ist ständig depressiv.

Um wenigstens den Menstruationszyklus zu normalisieren, folgt sie neuerdings dem ärztlichen Rat. Sie verwendet ein Gelbkörperhormon zehn Tage pro Monat. Erstaunlicherweise stellt Birgit nun fest, daß die Depressionen verschwinden. Sie hat ihre frühere Freundlichkeit wieder erlangt und bemerkt einen weiteren positiven Effekt. Die Schwellungen an den Fingern sowie die Ödembildungen am ganzen Körper, die sie in den vergangenen Monaten immer wieder feststellen mußte, sind plötzlich verschwunden. Mit Verwendung des Gelbkörperhormons haben sich die aufgeschwemmten Körperteile geglättet. Birgit hat seither den Eindruck, nicht nur ein Beruhigungs-, sondern auch ein harntreibendes Mittel zu verwenden.

Über die Krankenkassen erreichen die Medizin zahllose statistische Daten, unter anderem, wieviele Medikamente und Medikamentengruppen pro Jahr verschrieben werden. Als die erste vollständige Statistik dieser Art vorlag, gab es eine Überraschung: Bei Frauen zwischen dem 45. und 55. Lebensjahr schnellte die Verschreibungsrate von Psychopharmaka – verglichen mit den Jahren davor

In den Wechseljahren steigt der Bedarf an Psychopharmaka bei der Frau sprunghaft an

349

und den Verschreibungsraten der männlichen Altersgenossen – gleich um 600% in die Höhe.

Diese Zahl sollte zu denken geben. Eine Zeitlang wurde dieser signifikante Anstieg mit dem sogenannten Leeres-Nest-Syndrom erklärt – die Kinder sind aus dem Haus, und die Frau wird deshalb depressiv. Andere Erklärungsmuster betreffen den Ehemann, der in der Mitte des Lebens auch nicht mehr das zu halten verspricht, was früher einmal war.

Dies alles können zusätzliche Gründe sein, warum Frauen in einem bestimmten Lebensabschnitt vermehrt Beruhigungsmittel und Psychopharmaka benötigen. Der signifikante Anstieg um mehrere hundert Prozent wird damit freilich auch nicht restlos geklärt.

Progesteronmangel kann Nervosität und Depressionen auslösen

Die Ursachen hierfür findet die Medizin nicht nur in der Psychosomatik, sondern auch in der Anatomie bzw. in der hormonellen Steuerung des weiblichen Gehirns. In unserem Nervensystem stehen jene Nervenzellen, die unseren Körper antreiben, und jene, die beruhigend einwirken, üblicherweise in einem sehr ausgewogenen Verhältnis zueinander. Die Balance dieser beiden Nervenanteile wird als Psychoäquilibrium bezeichnet. Der weibliche Organismus verfügt ab der Pubertät über ein Hormon, das diese Balance zugunsten der beruhigenden Nervenanteile verschiebt. Es ist so, als ob die Natur Vorsorge treffen wollte für die vielen Belastungen und Widrigkeiten, die der Frau im kommenden Lebensabschnitt bevorstehen: Fortpflanzung, Schwangerschaft, Geburt, Aufziehen der Kinder.

Das Gelbkörperhormon ist das natürliche Beruhigungsmittel des weiblichen Körpers

Dieser philosophische Ansatz wird durch die Tatsache erhärtet, daß es das Schwangerschaftshormon Progesteron ist, das im weiblichen Gehirn Ausgleich und Nervenstärke bewirken soll; dies ist naturwissenschaftlich nachgewiesen. Das Progesteron agiert dabei wie einer der Neurotransmitter unseres Gehirns: Es dockt an Nervenzellen an und wirkt an diesen wie Valium® (Diazepam). Valium® ist ein Beruhigungs- und Schlafmittel, hergestellt von der Pharmazie – also künstlich. Die Natur hat ein gleich wirksames Mittel parat, das den gleichen Effekt wie Valium® erzielt, allerdings ohne die Gefahr, darauf süchtig zu werden. Dieses sogenannte „grüne" Psychopharmakon ist das Progesteron.

Eine interessante Beobachtung beweist einen erstaunlichen Zusammenhang zwischen dem Gelbkörperhormon und den Nerven: Wenn bei einer Schwangeren ein Kaiserschnitt erforderlich ist und eine Narkose durchgeführt wird, wird sie teilweise noch mit dem Schlafmittel Barbiturat begonnen. Jeder junge Anästhesist lernt, daß Schwangere zur Narkoseeinleitung um die Hälfte weniger Schlafmittel benötigen als gleichaltrige nicht schwangere Frauen. Die Erklärung dafür ist das natürliche Beruhigungsmittel Progesteron, das in der Schwangerschaft besonders hoch konzentriert ist, das aber auch außerhalb der Schwangerschaft in der zweiten Zyklushälfte jedes Monat dem weiblichen Körper in besonders großer Menge zur Verfügung gestellt wird.

Das Progesteron ist ein „grünes" Beruhigungsmittel

Freilich ist es nicht direkt das Gelbkörperhormon Progesteron, das die Nerven beruhigt. Vielmehr sind es Umbauprodukte (Metabolite), die diese Wirkung erzielen. Das Progesteron muß in das sogenannte Allo-Pregnenolon verwandelt werden, um im zentralen Nervensystem beruhigend zu wirken. Dazu benötigt der weibliche Körper sowohl das Gelbkörperhormon als auch seine Umwandlung in das Allo-Pregnenolon. Dieser Mechanismus scheint für den Körper der Frau so wichtig zu sein, daß sich das Gehirn nicht darauf verläßt, ob es vom Eierstock überhaupt genügend Gelbkörperhormone erhält.

Um beruhigend zu wirken, muß das Progesteron umgebaut werden

Vor kurzem wurde ein faszinierendes Detail wissenschaftlich erforscht: Es gibt im Gehirn Zellen, die in der Lage sind, genauso wie die Eierstockzellen das Gelbkörperhormon zu synthetisieren. Das weibliche Gehirn hat somit die gleiche Potenz wie der weibliche Eierstock. Dies läßt den Schluß zu, daß das Gelbkörperhormon für die weibliche Psyche von größter Bedeutung ist. Möglicherweise wird das Progesteron auch für den Mann von noch größerer Wichtigkeit: Kürzlich wurde entdeckt, daß die Regeneration der Nervenzellen, ein biologischer Prozeß den man vor kurzem noch für unmöglich hielt, ebenfalls vom Gelbkörperhormon stimuliert wird.

In den Wechseljahren, wenn die Zeit der großen psychischen Belastungen durch Schwangerschaft und Geburt vorbei ist, entzieht der Organismus – wahrscheinlich aus Energiespargründen – der Frau das Gelbkörperhormon. Psychisch hat das mitunter furchtbare Folgen: Es kann zu Depressionen, Ängstlichkeit, Abgeschlagenheit und permanenten Weinkrämpfen kommen. Alle diese Probleme dürfen nicht bagatellisiert und erst recht nicht ironisiert werden. Es wäre auch grundfalsch, solche Symptome – wie in der Vergangenheit üblich – ausschließlich der hysterischen Frau zuzuschreiben. Man tut ihr unrecht, denn alle diese Zustände sind die Folge hormoneller Entgleisungen, wie sie bei manchen Frauen in den Wechseljahren auftreten können.

Mitunter werden diese Probleme schon früher beobachtet, wenn – auch bei jüngeren Frauen – entweder nicht ausreichend Progesteron erzeugt wird oder wenn andererseits das Progesteron nicht in die Zellen eindringen kann, oder – und das ist auch ein weiterer Aspekt – wenn es nicht so weiter metabolisiert wird, daß es letztlich seine Wirkung voll entfalten kann. Fehlen die Umwandlungsschritte, die das Progesteron zum Allo-Pregnenolon machen, kann das auch bei einer 20jährigen Frau zu prämenstruellen Stimmungsschwankungen der schlimmsten Art führen.

In der Vergangenheit wurde die Wirkung des Gelbkörperhormons lange unterschätzt. Man ver-

Progesteronmangel kann Depressionen auslösen

Auch das Gehirn ist in der Lage – ähnlich wie der Eierstock – Progesteron und progesteronähnliche Substanzen zu bilden

352

trat die Meinung, daß dieses Hormon ausschließlich für die Gebärmutterschleimhaut wichtig wäre, um das Überwuchern der Gebärmutterzellen während einer Östrogenbehandlung zu verhindern. Diese Sicht des Progesterons stammt aus einer Zeit, als sich die Frauenheilkunde auf das Genitale als Ort des wissenschaftlichen Interesses konzentrierte. Mittlerweile hat auch in der Gynäkologie eine ganzheitlichere Sicht Platz gegriffen. Der Gynäkologe ist zum Arzt für die Frau geworden und nicht nur zum Arzt für deren Genitale.

Mit diesem grundsätzlichen Umdenken erwacht auch das Interesse an den Wirkungen der Geschlechtshormone, die abseits von den Geschlechtsorganen liegen. Dazu gehört zweifellos auch die Wirkung, die das Gelbkörperhormon auf andere Organe im weiblichen Organismus – vor allem auf das Gehirn und die Psyche – hat.

Genau dieser Aspekt muß bei der Gelbkörperzufuhr beachtet werden. Der Gedanke drängt sich auf, daß die erwähnten Beschwerden ziemlich leicht durch eine Gelkörperhormonzufuhr unter Kontrolle gebracht werden können. Der Frauenarzt weiß freilich, daß mit den Gelbkörperhormonpräparaten nicht immer der gewünschte Erfolg zu erzielen ist.

Künstliche Gelbkörperhormone wurden deshalb entwickelt, damit sie im Verdauungstrakt nicht aufgelöst werden können, in das Blut gelangen und dort hauptsächlich die Gebärmutterschleimhaut normalisieren. Sie müssen verhindern, daß ein zu langer Impuls durch östrogene Hormone ein Anwachsen der Schleimhaut hervorrufen würde.

Künstliche Gelbkörperhormone haben allerdings auf andere Organe des weiblichen Körpers nicht die gleiche Wirkung wie das von der Natur gebildete Progesteron. Lediglich an der Gebärmutterschleimhaut simuliert es die Wirkung dieses Hormons. Um nun die Verdauung zu umgehen, bietet sich eine alternative Anwendungsform an:

Gestagene haben nicht immer die gleiche Wirkung auf das Gehirn wie das Progesteron

353

Um den beruhigen-
den Effekt des
Gelbkörperhormons
zu nutzen, kann
dieses dem Körper
auch durch
die Scheide
zugeführt werden

das Gelbkörperhormon als Scheidenzäpfchen. Dadurch umgeht man einerseits die Möglichkeit, daß
das Progesteron von der Magensäure sofort angegriffen, verdaut und außer Kraft gesetzt wird, andererseits verhindert man damit, daß das Hormon
durch die Leber egalisiert wird. Hormone, die
durch den Magen in den Körper gelangen, werden
nämlich in der Leber modifiziert, wodurch Abbauprodukte entstehen, die dem menschlichen Organismus nicht bekannt sind. Üblicherweise gelangt
das Gelbkörperhormon des Eierstockes ja auch
nicht in die Leber, um dort metabolisiert zu werden, denn vom Ovar, wo es gebildet wird, gelangt
es sofort in die Blutbahn.

Das Gelbkörperhormon als Scheidenzäpfchen
macht alle diese Probleme uninteressant, da
die Chemiefabrik Leber umgangen wird und ein
unnatürlicher Abbau bzw. eine nicht geplante Umwandlung verhindert werden kann.

Manche Frauen finden es allerdings als störend,
an der Scheide manipulieren zu müssen, um ein
Zäpfchen einzuführen. Wenn die Patientin allerdings erkennt, daß diese Applikationsform auch
beträchtliche Vorteile hat, wird sie das Hantieren an
der Scheide akzeptieren.

Das Gelbkörperhormon wirkt sich also äußerst
positiv auf die Psyche aus, es ist ein natürlicher
Tranquilizer. Die Forschung kann jedoch mittlerweile nachweisen, daß dieses Hormon auch noch
mehrere andere Teile des weiblichen Körpers beeinflußt. So etwa ist bekannt, daß das Gelbkörperhormon ein Entwässerungsmittel – ein Diuretikum
– ist, das verhindert, daß sich Wasser im Gewebe
ansammelt. Viele Frauen leiden unter diesem
wäßrigen Gewebe. Es ist aber erst jetzt bekannt geworden, daß das Gelbkörperhormon auch mit den
Wassereinlagerungen zu tun hat.

Die Zusammenhänge wurden über Beobachtungen hergestellt, die Frauen in der Menopause sehr
oft gemacht haben. Die Hormonersatztherapie tue

ihnen grundsätzlich sehr gut, berichten diese Patientinnen, sie bemängeln jedoch unangenehme Nebenwirkungen: In der Früh haben sie geschwollene Finger, in den Beinen zeigen sich Wasseransammlungen. Drückt man mit den Fingern auf die Unterschenkel, so bleiben oft hell gefleckte Dellen zurück – das typische Zeichen für eine Wasseransammlung.

Dies kann die Ursache von Nieren- oder Herz-Kreislauferkrankungen sein, ebenso häufig sind dies aber Symptome eines Gelbkörpermangels. Das Progesteron veranlaßt die Nieren, vermehrt Wasser auszuscheiden. Internisten haben diese Beobachtung bereits vor Jahrzehnten gemacht und ein eigenes Medikament hergestellt – das Aldactone®. Dieses Präparat ist ein biochemischer Abkömmling des Progesterons, das von der internen Medizin benützt wird, um die Wasserausscheidung zu forcieren. Fehlt dem weiblichen Körper Progesteron in ausreichender Menge, kann es zu nicht ungefährlichen Wasseransammlungen kommen, die man durch reines Gelbkörperhormon beseitigen kann. Um der Umwandlung in der Leber zu entgehen, muß Progesteron in diesen Fällen ebenfalls als Scheidenzäpfchen zugeführt werden.

Progesteronmangel bewirkt nicht nur depressive Verstimmungen, sondern auch Ödeme

Ein weiteres, typisch frauenspezifisches Problem sind Venenbeschwerden. Auch sie stehen in einem Zusammenhang mit dem Progesteron. Venenschmerzen äußern sich in vielfältigen Symptomen – vom einfachen Schmerz über das Hervorquellen der Venen, den Krampfadern, bis zu den kleinen Venektasien, den sogenannten Besenreisern. Alle diese Erscheinungen kommen vor allem bei Frauen vor, sind also geschlechtsspezifisch.

Bei Venenproblemen spielt das Progesteron eine entscheidende Rolle. Warum ausgerechnet die Frau und nicht der Mann unter diesen Beschwerden in besonderem Ausmaß leidet, hat mehrere Gründe. Ein wichtiger Teil der vielen Aufgaben des Östradiols ist der Schutz der Blutgefäße. Es verbes-

Venenschmerzen sind mitunter auch Symptom eines Gelbkörperhormonmangels

sert die Durchblutung und stellt damit die Blutversorgung vieler Organe sicher.

Dieser Vorgang dient vor allem der Ernährung des Embryos über das Blutsystem der Mutter. Das Östradiol bewirkt darüber hinaus die Freisetzung von Stickstoffmonoxid in den Blutgefäßen. Es ist dies das gleiche Gas, das auch bei der Einnahme von Nitropräparaten entsteht und bei herzkranken Menschen die Blutgefäße erweitern soll.

Dieser Effekt des Östrogens konzentriert sich freilich nicht nur auf die Herzkranzgefäße und die Arterien, es hat auch den gleichen Effekt auf die Venen. Bei diesen bewirkt es ein Weiterstellen und dadurch ein Hervortreten aus dem Gewebe der Beine. Dies deckt sich mit der Beobachtung, daß bei einer Hormonersatztherapie, aber auch nach Einnahme der Pille besonders häufig hervortretende Venen feststellbar sind. Das Progesteron ist nun in der Lage, dieses Hervortreten der Venen zu verhindern, indem es die übermäßige Erweiterung der Venenwand verhindert und somit dem Östrogen entgegenwirkt.

Bei Venenschmerzen wirkt die Progesteronsalbe hervorragend

Wahrscheinlich nach dem gleichen Mechanismus entsteht die schmerzende Brust. Es ist noch nicht lange her, da dachte man, die Brust schmerze deshalb, weil sich die Brustzellen schneller teilen. Die Mastalgie (Brustspannen) ist ein Phänomen, an dem viele Frauen leiden; mit den vermuteten Zellteilungen hat es freilich nichts zu tun. Dieses Leiden wird durch eine Erweiterung der Blut- und Lymphgefäße hervorgerufen und ist besonders dann festzustellen, wenn in der zweiten Zyklushälfte das Gelbkörperhormon nicht in der Lage ist, die gefäßerweiternde Östrogenwirkung zu kompensieren.

Auch gegen das Brustspannen ist seit längerer Zeit das Gelbkörperhormon im Einsatz. Es kann als Gelee auf die Brust aufgetragen werden, wodurch in den meisten Fällen die Schmerzen verschwinden. Bis vor kurzem dachte die Medizin, daß die

Beim Brustspannen wird das Gelbkörperhormon schon lange als Gelee verwendet

356

Kühlung des Gelees einen Linderungseffekt bewirke. Nach neusten wissenschaftlichen Erkenntnissen ist der Wirkungsmechanismus ein anderer. Das Hormon bewirkt eine Normalisierung von Blut- und Lymphgefäßen und somit ein Nachlassen der Brustschmerzen. Im übrigen kann man das Progesterongelee auch auf die Venen auftragen und den gleichen positiven Effekt beobachten wie an der Brust. Auch die oft durch eine Östrogenbehandlung ausgelösten Venenschmerzen verschwinden durch das Progesterongelee.

Bei Venenproblemen und Besenreisern kann das Gelbkörperhormon Linderung bringen

Das Progesteron hat aber noch einen weiteren Effekt auf die Venen. Es ist mittlerweile bekannt, daß die Blutgefäße von Kollagenschichten, also von Bindegewebsgeflechten umgeben sind, mit denen sie in der Umgebung verankert werden. Diese Kollagenfasern sind einem ständigen Umbau unterworfen, sie ähneln also dem Kollagen des Beckenbodens oder dem der Haut. Mitunter überwiegt der Kollagenabbau, was bei der Haut zu Falten, im Beckenboden zur Bindegewebsschwäche und zum Gebärmuttervorfall und an den Venen zu Krampfadern führt. Das Kollagen ist geschwächt, die Krampfadern treten aus ihrer Verankerung, welche zuvor durch biochemische Scheren abgebaut wurde. Das Kollagen nimmt ab und dadurch entstehen die Venenprobleme. Das Gelbkörperhormon unterdrückt diese biochemischen Scheren, es kann daher die Auflösung jener Strukturen verhindern, in die die Venen eingebettet sind.

Das Progesteron stärkt die Kollagenstützung der Venen

Es vergeht kaum ein Tag, an dem durch die biochemische und molekularbiologische Forschung nicht komplett neue Zusammenhänge bekannt würden – Zusammenhänge nämlich, die bis vor kurzem nicht vermutet wurden. So wird die Kenntnis der zerstörenden biochemischen Scheren mittlerweile dazu genutzt, eine Reihe von Krankheiten neu einzuordnen. Das Entstehen von Krampfadern, die Inkontinenz, der Gebärmuttervorfall, die Hautfalten, aber auch das Entstehen von Aneurysmen

(Gefäßausbuchtungen) haben ein und dieselbe Ursache: Bindegewebsschwäche.

Dem Gelbkörperhormon wird künftig eine noch größere Bedeutung zugemessen werden, als dies ohnehin schon der Fall ist. Dieses Hormon kann mehr als bisher vermutet. Es schützt die Venen, ist harntreibendes Medikament und wirkt im Gehirn als Psychopharmakon. Es beruhigt also und – was die Wissenschaftler besonders fasziniert – es kann auch die Migräne lindern. Dieser Effekt wurde durch die Umstände der Schwangerschaft bekannt. Es gibt Frauen, die sehr intensiv an dieser spezifischen Erkrankung leiden, die aber erstaunlicherweise während der Schwangerschaft frei von Migräne sind. Da die Migräne überhaupt bei Frauen wesentlich häufiger vorkommt als bei Männern, ging die Wissenschaft davon aus, daß das Progesteron damit in Zusammenhang steht.

Die Tatsache, daß bei Frauen, denen Progesteron verabreicht wurde, der Kopfschmerz schwindet, beweist, daß Progesteron auch ein wirksames Mittel gegen dieses unangenehme Leiden ist, ja mehr noch: Es gibt sogar Hinweise, daß manche Formen der Epilepsie – die unilaterale fokale Epilepsie – besonders bei Frauen mit einem chronischen Progesteronmangel zu beobachten sind. Dieses unangenehme Phänomen, auch darüber gibt es bereits Erfahrungen, ist mit einer Gelbkörpergabe zu verbessern. Dies beweist einmal mehr, welche Wichtigkeit das Progesteron in der frauenspezifischen Medizin hat.

Auch bei manchen Formen der Migräne scheint das Gelbkörperhormon Linderung zu schaffen

Das Gelbkörperhormon erfüllt zahlreiche Aufgaben im Körper der Frau

358

WATCHLIST – DEPRESSIONEN UND PROGESTERONMANGELSYMPTOME

• Durch Gelbkörperhormone können Psychopharmaka eingespart werden

Treten depressive Verstimmungen, weinerliche Zustände, aber auch Aggressionen im Zusammenhang mit dem Wechsel auf, ist der Gelbkörperhormonmangel eine der möglichen Ursachen. Sehr viele Psychopharmaka werden durch Anwendung des Progesterons obsolet. Treten Migräneanfälle auf, die aber während der Schwangerschaft wieder vergehen, kann ebenfalls Mangel an Progesteron die Ursache sein. Vorsicht: Migräne kann auch viele andere Ursachen haben – Progesteronmangel ist eine davon.

• Wasserstau

Auch die Ödembildung und der Wasserstau können Folge einer Hormonstörung sein. Das Gelbkörperhormon wirkt harntreibend und verhindert Wasseransammlungen im Gewebe.

Frauen, die vor der Regel und unter einer Östrogenbehandlung an Wassereinlagerungen in den Fingern oder in den Unterschenkeln leiden, sollten daran denken, daß Progesteronmangel eine der Ursachen sein kann.

• Das wichtigste Symptom des Gelbkörperhormonmangels

Die häufigsten Symptome für Gelbkörperhormonmangel sind unregelmäßige Zyklen und Zwischenblutungen. Treten zusätzlich noch weitere Symptome auf, etwa Wasserstau, depressive Verstimmung und Venalgien, sind dies weitere Hinweise auf ein Gelbkörperhormondefizit.

359

• Was haben schmerzhafte Venen und die schmerzhafte Brust gemeinsam?

In beiden Fällen kommt es zu einer Erweiterung von Blutgefäßen, die die Venenwand irritieren und zu Schmerzen führen. Vor allem vor der Monatsblutung kann das zu sehr starken Brustschmerzen führen. Mit einer lokal aufgetragenen Progesteronsalbe läßt sich das Leiden meist sehr schnell lindern.

18 Trockene Organe

Der Fall Marlene

Marlene war verzweifelt: das Auge schwer gerötet, der Augapfel merkwürdig trocken und das
Lid kaum beweglich. Alles zusammen schmerzhaft
– sehr schmerzhaft. Marlene ging zum Gynäkologen, der ihr vorschlug, das „trockene Auge" mit hor-
monhältigen Augentropfen zu behandeln. Zunächst war Marlene skeptisch, weil sie sich beim besten Willen nicht vorstellen konnte, wie diese extrem
unangenehme Trockenheit nur mit Tropfen behandelt werden könne. Aber schließlich ließ sie sich
doch vom Arzt überzeugen, diese Therapie einmal
zu versuchen. Die Behandlung sei einfach, ungefährlich und problemlos; es werde keinerlei Nebenwirkungen geben, versicherte der Arzt.

Östrogene verhindern das Austrocknen zahlreicher Organe

Marlene versuchte es also – sie träufelte ein paar
Tropfen in beide Augen und wartete. Zu ihrer
großen Verblüffung war nach wenigen Tagen die
Rötung beseitigt und der lästige Augenschmerz weg.
Sie verwendete die Tropfen noch einige Wochen
lang, bis sich auch die normale Augenfeuchtigkeit
wieder voll einstellte.

Marlene suchte zusätzlich den Augenarzt auf,
der nach einer Untersuchung den Behandlungserfolg bestätigte: Die Conjunctivitis sicca – das
„Trockene-Auge-Syndrom" – war weitgehend verschwunden. Diese Diagnose genügte dem Augenarzt aber nicht, und er nahm noch routinemäßig
eine Messung des Augendrucks vor. Die Diagnose:
ein leicht erhöhter Augendruck, der – sollte er länger anhalten – medikamentös behandelt werden
sollte. Der Augenarzt bat Marlene nach einigen
Wochen noch einmal in die ärztliche Praxis – die
Nachuntersuchung bestätigte den erhöhten Augendruck.

Das trockene Auge ist ein häufiges Symptom der Menopause

361

Manche Frauen
klagen auch über
einen trockenen
Mund und trockene
Nasenschleimhäute

Nach fachübergreifender Beratung kamen der Augen- und der Frauenarzt zum Schluß, daß Marlene einer grundsätzlichen Östrogenbehandlung unterzogen werden sollte. Marlene war einverstanden – zumal sie ohnehin auch unter Wechselbeschwerden zu leiden begann.

Schon nach wenigen Wochen zeigte das Östrogen seine Wirkung: Marlenes Wechselbeschwerden waren verschwunden – und der erhöhte Augendruck, das Glaukom, hatte sich ebenfalls normalisiert. Die Hitzewallungen und der erhöhte Augendruck wurden mit einer einzigen Therapie beseitigt.

Die Patientin Marlene wurde aufgrund des Östrogeneffekts geheilt. Dieses Eierstockhormon setzt das Gas NO (Stickstoffmonoxid) frei, das die Blutgefäße weitet. Es wirkt aber auch gefäßerweiternd im sogenannten Schlemm'schen Kanal, jenes Teils des Auges, der das Kammerwasser abführt und damit den Augendruck entlastet.

Trockenheitsphänomen (Sicca-Phänomen): Dieses stark verbreitete, schwer unterschätzte und sehr oft vernachlässigte Leiden zählt zu jenen zahlreichen Beschwerden, die als typisch frauenspezifisch eingestuft werden. Gemeint sind das trockene Auge, die trockene Scheide, der trockene Mund, der trockene Rachen und der trockene Darm. Frauen leiden an diesen Problemen viel häufiger als Männer (was nicht bedeutet, daß in der ärztlichen Praxis nicht gelegentlich, freilich sehr selten, auch ein männlicher Sicca-Patient erscheint).

Selbst der Augendruck scheint von den Geschlechtshormonen abhängig zu sein

Warum dieses Leiden frauenspezifisch ist, läßt sich wissenschaftlich noch nicht voll erklären. Wahrscheinlich ist, daß das weibliche Hormon Östrogen für diese Krankheit verantwortlich ist. Konkret ist es wohl ein Östrogenmangel, der diese Trockenheit hervorruft. Östrogene bewirken, daß in zahlreichen Zellen Zucker eingelagert wird, der als Energiereservoir für Stoffwechselvorgänge dient und die Leistung der Zellen erheblich verbessert. Das Zuckermolekül zieht Wasser an. Wassermoleküle paaren sich und plazieren sich rund um die Glukose. Bei ausgeglichenem Östrogenstatus wird die Wassereinlagerung in den Zellen verbessert – die ausreichende Feuchtigkeit ist garantiert.

Wird dagegen das Östrogen (etwa im Wechsel) defizitär, fällt dieser Befeuchtungsmechanismus weg und es kommt in manchen Geweben zur Trockenheit – zur Austrocknung. Von allen Organen am meisten davon betroffen ist die Scheide.

V iele Frauen verschweigen sogar ihrem Arzt, wie extrem trocken ihre Scheide ist – dieses Leiden zählt zu den Tabuthemen unserer Gesellschaft. Bevor sie darüber sprechen, nehmen sie eher erhebliche Schmerzen beim Geschlechtsverkehr in Kauf. Weil die Anfeuchtung fehlt, kommt es zur Trockenheit der Scheidenschleimhaut. Dies wiederum führt zu einem derart signifikanten Schmerz, daß ihm die Medizin sogar einen eigenen Namen – Dyspareunie – gegeben hat.

Das Trockenheitsgefühl konzentriert sich aber nicht nur auf die Scheide, sondern kann auch die umliegenden Organe miterfassen. In erster Linie ist es die Blase, die dann mit einem vermehrten Entleerungsdrang reagiert. Der häufig imperative Zwang zur Toilette ist ein typisches Symptom der Reizblase – sehr oft ist es die Folge einer trockenen Blasenschleimhaut.

D ie Sicca-Phänomene können schnell und nachhaltig therapiert werden. Die Behandlungserfolge stellen sich zumeist erstaunlich effizient ein. Wird Östrogen lokal in die Scheide eingeführt, ist meist innerhalb von wenigen Tagen das Trockenheitsphänomen verschwunden; die Reizblase hat sich normalisiert; der Geschlechtsverkehr kann ohne Schmerz vollzogen werden.

F ür viele Frauen aber weitaus beunruhigender sind „trockene Augen". Patientinnen schildern dabei die immer gleichen Symptome: Sie hätten das Gefühl, es sei Sand ins Auge gelangt, der sich nicht beseitigen ließe. Jeder Lidschlag schmerzt in

Am häufigsten klagen Frauen in der Menopause über eine trockene Scheide

Bei Trockenheitsgefühlen können lokale Östrogene mit großem Erfolg angewandt werden

363

besonders auffälliger Weise. Die Augen sind gerötet und manchmal läßt auch die Sehleistung nach. Ganz wesentlich ist, daß die Patientin fast immer ein extremes Angstgefühl verspürt, weil sie eine gravierende Krankheit dahinter vermutet, ja sogar den Verlust der Sehkraft fürchtet.

Die Augenheilkunde bot lange Zeit auch keine große Hilfe, weil der Einfluß des Östrogens aufs Auge unbekannt und der Zusammenhang zwischen Hormon und Feuchtigkeitsdepots noch nicht erforscht war. Die Augenmedizin war also nicht in der Lage, eine effiziente Behandlung anzubieten.

Die Gynäkologie schaffte aber schließlich doch auch bei diesem Leiden den Durchbruch. Behandelt wird durch Zufuhr von Östrogen, das als Augensalbe oder als Augentropfen an die Bindehaut herangebracht wird. Der Erfolg ist unglaublich: Innerhalb weniger Tage sind die Augen normal und der furchtbare Schmerz verschwunden.

Einige Patientinnen, die zur Empfängnisverhütung die Pille nehmen, klagen manchmal ebenfalls über das Sicca-Problem. Die Pille kann nämlich – freilich nur in eher seltenen Fällen – zu Östrogenmangelsymptomen führen. Betroffen sind dabei vor allem Kontaktlinsenträgerinnen, die als Folge der Pilleneinnahme mitunter unter trockenen Augen leiden. Kontaktlinsen unter dem Sicca-Phänomen zu tragen, ist ganz besonders schmerzvoll. Aber derartige Leiden sind absolut nicht notwendig: Ein östrogenhaltiges Augenpräparat als Salbe oder in Tropfenform lindert fast schlagartig diese Schmerzen und beseitigt die Probleme.

Bei manchen Frauen schlägt sich das Trockenheitsgefühl auf den Mund, auf die Nase und auf den Rachen – was besonders unangenehm ist für Sängerinnen, deren Stimmbänder davon am meisten betroffen sind. In diesen Körperregionen führt das Sicca-Phänomen zu Nebenwirkungen: Es sinkt die Geschmacks- und Geruchsleistung und die Patientin ist meist nicht mehr in der Lage, Duft und Geschmack von Speisen und Getränken wahrzunehmen. Für Köchinnen ist dieses Leiden verständlicherweise fatal. Sinnesminderungen dieser Art sind eine Folge der trockenen Schleimhaut, weil die Geschmacksknospen des Mundes nicht mehr voll funktionsfähig sind.

Konzentriert sich das Trockenheitssymptom auf Mund und Rachen, bietet sich eine lokale Therapie an: Es gibt Östrogentabletten, die man langsam unter der Zunge zergehen läßt. Zweimal täglich eine Tablette – morgens und abends – heilt das Leiden rasch und effizient.

Besonders unangenehm ist ein trockener Darm – ein Problem, mit dem sich die Gastroenterologen beschäftigen müssen. Die Medizin geht vorerst noch davon aus, daß diese Krankheit durch einen Östrogenmangel hervorgerufen wird. Sicher ist diese Meinung freilich noch nicht, weil die Forschung erst ganz am Anfang steht. Die einschlägigen Analysen lassen jedoch hoffen, daß durch eine Hormontherapie auch dieses Leiden gelindert werden kann.

Das Auge ausgenommen (dessen Leistung auch bei Frauen geschmälert sein kann), hat das weibliche Geschlecht normalerweise schärfere Sinne. Frauen hören, riechen und schmecken besser (weil die weiblichen Geschmacksknospen besser entwickelt sind als die der Männer). Diese Privilegien stehen ausschließlich im Dienste der Fortpflanzung, weil die Natur aus Sorge um das Neugeborene die weiblichen Sinne besonders geschärft hat. Daß auch die Hörleistung in Abhängigkeit zu den Eierstockhormonen steht, verwundert eigentlich nicht mehr. Wissenschaftlich läßt sich diese Verbindung zum Ovar schlüssig nachweisen. Auch hier ist das Stickstoffmonoxid beteiligt, jenes Kleinstgas, das vom Östrogen mitgesteuert wird. Es erweitert nicht nur die Blutgefäße, verbessert nicht nur die Körperabwehr – dieses Gas spielt darüber

Der trockene Mund verschlechtert die Geschmacksempfindung

Trocknet der Darm aus, so ist die Nahrungsaufnahme gefährdet

hinaus eine ganz wichtige Rolle bei der Erregungs-übertragung unseres Nervensystems.

Der Hörreiz wird vom Ohr aufgenommen. Er erreicht das Gehirn über Impulse, die sich des Gases NO als Übertragungsmedium bedienen. In den Wechseljahren kommt es zum Östrogenabfall und damit zur NO-Störung – und genau dieser Defekt führt zur Beeinträchtigung der Hörleistung.

Ganz neue Untersuchungen weisen darauf hin, daß auch der Tinnitus – dieses besonders unangenehme Dauerohrgeräusch – in Abhängigkeit zur Hormonsituation steht. Beweisbar ist dieser Zusammenhang unter anderem dadurch, daß Frauen, bei denen in den Wechseljahren der Tinnitus auftrat, gegen dieses Leiden erfolgreich mit Östrogen behandelt werden konnten.

Es wird derzeit weltweit intensiv über die Zusammenhänge zwischen den Eierstockhormonen und den Sinnesorganen geforscht. Ohne Prophet sein zu wollen, darf wohl gefahrlos vermutet werden, daß es auf diesem medizinischen Fachgebiet noch allerlei Überraschungen geben wird.

Nach neuesten Hinweisen scheint auch der Tinnitus mit den Hormonen des Eierstocks in einem Zusammenhang zu stehen

WATCHLIST – TROCKENHEIT

• Das Trockenheitssyndrom in verschiedenen Organen

Daß die Scheide durch eine Hormonstörung austrocknen kann, ist seit langem bekannt. Aber auch Auge, Mund, Rachen und Darm können unter Trockenheit leiden. Die Krankheit heißt – alle Organe betreffend – Sicca-Syndrom.

• Augenarzt und Östrogen

Lokal auf das Auge aufgetragenes Östrogen kann in vielen Fällen das trockene Auge heilen. Es ist ungefährlich und hat keine Nebenwirkungen. Die Patientin sollte auch ihren Augenarzt auf einen hormonellen Zusammenhang ihres Sicca-Leidens aufmerksam machen.

• Erhöhter Augendruck

Steigt in den Wechseljahren der Augendruck, sollte der Augenarzt an die Möglichkeit einer Hormonbehandlung erinnert werden.

19

Diagnose: Osteoporose

Der Fall Cornelia

Cornelia war 45, als sich bei ihr vorzeitig die Wechseljahre ankündigten. Neben den üblichen Beschwerden – Wallungen, verstärkte Venenleiden, Libidoverlust – merkte Cornelia plötzlich, daß bei ihr ein Zahn ohne Vorankündigung zu wackeln begann. Da für sie der regelmäßige Zahnarztbesuch von Jugend an eine Selbstverständlichkeit war, konnte sie sich diesen Zahnschaden nicht erklären.

Veränderungen im Unterkieferskelett, erklärte ihr der Zahnarzt die wenig erfreuliche Ursache des Schadens. Mit großem zahnmedizinischem Aufwand konnte der Zahn gerettet werden.

Wenige Wochen später unternahm Cornelia mit ihrer Familie eine Bergwanderung. Ein herrlicher Herbsttag, mildes Wetter und gute Stimmung machten den Ausflug zum Vergnügen. Bis das Unglück passierte: Cornelia stolperte über eine Baumwurzel und verkantete so unglücklich, daß sie zu Boden fiel. Die Folgen waren dramatisch: offener Schienbeinbruch, Bruch der linken Handwurzel und Bruch des Unterarmes.

Erfreulicherweise hatte die Familie ein Handy mit. Die Rettung konnte also telefonisch verständigt werden. Wegen des blutenden Schienbeins wurde ein Rettungshubschrauber angefordert, der Cornelia ins Unfallspital brachte. „Üblicherweise gehen solche Unfälle glimpflich aus", erklärte der Unfallarzt. „Die Patientin leidet aber unter einer schweren Osteoporose. Und da können sogar harmlose Unfälle dramatisch enden".

Die Knochenerweichung – Osteoporose – gehört ebenfalls zu den frauenspezifischen Erkrankungen. Sie kommt bei Männern ausgespro-

Die Knochenerweichung ist die bekannteste Folge eines Hormonmangels

Die Stabilität des Knochens wird von den Eierstöcken gewährleistet

369

chen selten vor – und wenn, dann erst im höheren Alter.

Die Stabilität des Knochens wird vom Eierstock überwacht. Das Östrogen verhindert den Kalziumverlust und bietet den wirksamsten Schutz gegen die gefürchtete Osteoporose. Wenn im weiblichen Organismus das Östrogen ausfällt, wird das Knochensystem zur Schwachstelle der Frau.

Östrogene verhindern die Osteoporose und wirken vorbeugend

Auch das ist ein Schutz unter dem Blickwinkel der Fortpflanzung: Einerseits erfordert das Aufziehen der Kinder und zuvor schon die Schwangerschaft ein stabiles Knochensystem; andererseits sind die Schwangerschaftshormone auch in den Aufbaumechanismus des kindlichen Skelettsystems involviert. Um die Knochen des Embryos aufzubauen, benötigt der weibliche Organismus zahlreiche Nährstoffe. Diese Nährstoffe sind nicht immer in ausreichender Menge vorhanden.

Mehr als der männliche neigt der weibliche Organismus dazu, Kalzium und andere Wirkstoffe zu spenden – ein verständlicher Vorgang, soll dem Kind doch ein gesundes Skelettsystem ermöglicht werden. Wie flexibil der weibliche Knochen ist, sieht man daran, daß dem Knochen der Mutter Substanzen entzogen werden, die dem Aufbau des embryonalen Skelettsystems dienen.

In der Schwangerschaft muß besonders auf die Zahnhygiene der Frau geachtet werden

Dabei kann es bei der Mutter auch zu einer Entkalkung der Zähne kommen. Früher galt der Grundsatz, daß jede Schwangerschaft einen Zahn kostet. Mittlerweile machte erfreulicherweise die intensive Zahnvorsorge dieses Faktum obsolet. Allerdings zeigt dieses Austausch-Phänomen den Altruismus der Mutter und den naturbedingten Egoismus des heranwachsenden Kindes. Für sein Wohl opfert die Mutter eigene Knochenbestandteile. Das kostet Substanz im Skelettsystem und in den Zähnen.

Dieser Aspekt erklärt den Zusammenhang zwischen den Geschlechtshormonen und dem Skelettsystem. Sicher ist daher, daß nach der Menopause, wenn der Eierstock nicht mehr voll arbeitet und das Östrogen defizitär wird, der weibliche Knochen in besonderem Maße gefährdet ist. Er verliert mitunter derart viel Kalzium, daß es zur Osteoporose kommt. Die Folgen sind gefährlich: Es kommt selbst bei normalerweise harmlosen Unfällen – etwa Stolpern oder Verkanten – zu Stürzen mit Bruchfolgen. In extremen Fällen kann es sogar zum gefürchteten Schenkelhalsbruch kommen und darüber hinaus noch zu einer Veränderung im Kieferskelett, die zu Zahnausfall führen kann – was besonders unangenehm ist, wenn ein Leben lang wunderbar gepflegte Zähne plötzlich ihren Halt verlieren.

Densiometrische Untersuchungen können das Osteoporoserisiko abschätzen helfen

Die Osteoporose trifft vor allem jene Frauen, die vorzeitig in den Wechsel gekommen, oder solche, bei denen vor dem 50. Lebensjahr die Eierstöcke operativ entfernt worden sind. Diese Patientinnen müssen sich um ihre Knochen ganz besonders sorgen, weil der Ovar-Verlust vor dem 50. Lebensjahr extrem ungünstige Auswirkungen auf die Knochensubstanz hat.

• Knochendichtemessungen

Frauen in den Wechseljahren und danach muß eine Knochendichtemessung angeraten werden. Durch externe Hormonzufuhr kann einer Knochenaufweichung vorgebeugt werden.

• Rauchen

Zigarettenkonsum verringert den Östrogenspiegel im Skelettsystem. Frauen ab dem Wechsel sollte dringlichst angeraten werden, auf das Rauchen zu verzichten. Zumal auch die Herzkranzgefäße ab diesem Zeitpunkt extrem gefährdet sind. Frauen in jüngeren Jahren sollten am besten mit dem Rauchen erst gar nicht beginnen – Nikotinabfallstoffe schädigen den gesamten Organismus.

• Männliche Hormone

Bei Osteoporoseverdacht sollten auch die männlichen Hormone untersucht werden. Eine bereits erkrankte Patientin kann durch rechtzeitige Verabreichung von männlichen Hormonen geheilt werden.

• Lifestyle-Änderungen

Auch Änderungen der Lebensgewohnheiten können den Knochen beeinflussen. Regelmäßiger Sport, Vermeidung von Nikotin, kalziumreiche Diät und maßvolles Verweilen in guter Luft (ohne freilich sich extrem der UV-Strahlung auszusetzen) wirken substanzverstärkend. Dazu sollte mit Östrogen vorgesorgt und im Bedarfsfall mit männlichen Hormonen therapiert werden.

20

Wenn das Gehirn nachläßt ...

Der Fall Petra

Petra besaß ein phänomenales Gedächtnis. Sie merkte sich Telefonnummern, Adressen, Lieder und Gedichte durchs bloße Hinschauen. Hatte sie einmal etwas gelesen, konnte sie es auch noch Wochen danach rezitieren – eine verblüffende Eigenschaft, um die sie alle beneideten.

Aber dann kam der Wechsel und mit ihm der Einbruch. Mit Entsetzen stellte Petra den Verlust ihrer Merkfähigkeit fest. Von einem Tag auf den andern. Zunächst dachte sie, es müsse sich wohl bei diesem schweren Fall von Gedächtnisverlust um einen Gehirntumor handeln und haderte mit ihrem Schicksal. Gleichzeitig stellten sich Hitzewallungen ein; sie konnte nicht schlafen, wurde leicht depressiv.

Der Frauenarzt verschrieb ihr ein östrogenes Hormon, und die Hitzewallungen verschwanden tatsächlich. Und noch etwas passierte: Schlagartig war das Gedächtnis wieder voll da – die Merkfähigkeit wieder am Stand von vorher.

Das Östrogen stammt vom Eierstock und der steuert nicht nur die Fortpflanzung, sondern auch Gehirnfunktionen. Die längste Zeit war nur bekannt, daß das Knochensystem und das Herz durch weibliche Hormone deutlich privilegiert werden. Beide stehen unter dem Schutz des Eierstocks. Jüngste Forschungen beweisen aber, daß Frauen mehr Gehirnleistungen erbringen als Männer. Es konnte wissenschaftlich belegt werden, daß das Gehirn – das edelste Organ des Menschen – ebenfalls vom Ovar konditioniert wird. Verfügt eine Frau über ausreichend Hormone, entfaltet sie auch höhere Geistesaktivitäten.

Östrogenmangel macht sich auch als plötzlicher Gedächtnisschwund bemerkbar

373

Verantwortlich hiefür ist das Azetylcholin, ein wichtiger Transmitter für zahlreiche Nerven, das Voraussetzung für die Gedächtnisleistung ist. Es ist bekannt, daß die Gehirnöstrogene diese Transmitter vermehren.

Umgekehrt ergibt sich aber dann auch ein geschlechtsspezifisches Manko: Östrogenmangel bewirkt eine verminderte Gedächtnisleistung in den Wechseljahren. Jedem Gynäkologen sind die Symptome wohlbekannt: Kaum werden die Östrogene defizitär, haben die Patientinnen auch schon Merkschwierigkeiten. Sie können in schwereren Fällen so weit gehen, daß die eigene Telefonnummer, das Geburtsdatum oder die Hausnummer zur eigenen Wohnadresse kurzfristig dem Gedächtnis entschwinden.

Therapiert wird mit großem Erfolg – durch Beseitigung des Hormondefizits.

Die Proteinscheiden der Nervenzellen werden vom Progesteron regeneriert

Bekannt ist mittlerweile auch, daß das Gelbkörperhormon einen enormen Schutzeffekt auf die Gehirnzellen hat. Die Nerven sind von Proteinscheiden umgeben, die sie fit halten. Diese für die Nervenzellen wichtige Muttersubstanz wird vom Progesteron regeneriert – eine Tatsache, die auf die Frau, nicht aber auf den Mann zutrifft. Freilich wird derzeit gerade untersucht, ob auch das männliche Gehirn das Schwangerschaftshormon Progesteron bilden und daraus Nutzen ziehen kann.

Derzeit wird erprobt, ob der Morbus Alzheimer mit Östrogenen behandelt werden kann

In den USA sorgte in der Medizinwelt die Meldung für Aufregung, daß in jenen amerikanischen Pensionistenheimen, in denen die älteren Frauen großzügig Östrogene erhielten, der Morbus Alzheimer viel seltener auftrat als bei Frauen, die keine Hormone zu sich nahmen. In der Folge stellte die Forschung fest, daß dort, wo bei der Alzheimer-Krankheit im Gehirn Schäden entstehen, sich auch die Östrogen-Andockstellen befinden. Dies ist der Beweis, daß dieses Hormon offensichtlich in der Lage ist, krankhafte Gehirnveränderungen zu verhindern, zumindest aber zu verlangsamen.

374

Die besondere Reproduktionsrolle der Frau wird signifikant durch die Tatsache unterstrichen, daß die weibliche Hirnleistung in den Jahren der Fruchtbarkeit effizienter zu sein scheint als die des Mannes. Jedenfalls hat sie ein hormonelles Instrumentarium zur Verfügung, welches das Gehirn zu Höchstleistungen animiert. Diese hormonelle Infrastruktur fehlt dem Mann.

Ist diese hormonelle Basis extrem vermindert, wird der weibliche Organismus naturgemäß vor gewaltige Probleme gestellt. Es kann in diesem Stadium des hormonellen Defizits zu Gedächtnisverlust und an manchen Stellen des Gehirns auch zu degenerativen Erkrankungen kommen.

Der Zusammenhang zwischen Frausein und weiblichem Gehirn wurde von der Wissenschaft lange Zeit nicht ausreichend hinterfragt. Mittlerweile liegen Daten vor, über die auch die Neurologen verblüfft sind. So konnte etwa nachgewiesen werden, daß Migräne und manche Formen der Epilepsie typisch geschlechtsspezifische Erkrankungen sind, die bei Frauen signifikant häufiger anzutreffen sind als bei Männern.

Es ist nachgewiesen, daß die sogenannte unilaterale fokale Epilepsie häufig bei Frauen vorzufinden ist, denen das Gelbkörperhormon fehlt. Und die Tatsache, daß während der Schwangerschaft die Migräne oft vollständig geheilt wird, weist ebenfalls auf einen hormonellen Zusammenhang hin. Jedenfalls wirken Mechanismen, die typisch für das weibliche Stoffwechselsystem sind und die die Frau vom Mann unterscheiden.

Die unilaterale fokale Epilepsie kann mit Progesteron geheilt werden

• Migräne und Schwangerschaft

Migräne ist bei manchen Frauen hormonell bedingt. Wichtig ist das Migräneverhalten während der Schwangerschaft. War sie besser oder verschwand sie, kann mit einem Gelbkörperhormon auch außerhalb der Schwangerschaft eine Migränetherapie versucht werden.

• Östrogen und Vergeßlichkeit

Östrogene verbessern die Merkfähigkeit. Das Nachlassen der Gedächtniskraft gehört zu den menopausalen Beschwerden, die bei manchen Frauen in den Wechseljahren auftreten.

• Epilepsie und Eierstock

Die unilaterale fokale Epilepsie tritt häufig bei Patientinnen mit PCO (Polyzystischem Ovarialsyndrom) auf. Da es sich um eine besondere Form der Epilepsie handelt, sollte vom Gynäkologen ein Ultraschall der Eierstöcke durchgeführt werden. Über die Therapiemöglichkeiten werden von der Wissenschaft derzeit noch verschiedene Überlegungen angestellt. Eine Diagnosestellung ist jedenfalls sinnvoll.

• Regeneratives Progesteron

Das Progesteron kann ein wirksames Mittel gegen Depressionen sein, wenn diese aus einem Gelbkörpermangel resultieren. Das Hormon regeneriert.

Epilog

WOZU ÜBERHAUPT MÄNNER? EINE NACHBETRACHTUNG

Der – wohl heilige, aber unbekannte – Verfasser des Alten Testaments irrte, als er berichtete, Eva sei aus der Rippe Adams geschaffen worden. Die Bibel ist ein zutiefst männerorientiertes, passagenweise auch frauenfeindliches Werk, das beim besten Willen nicht zulassen kann, daß der Urmann erst nach der Urfrau das Licht der Welt erblickte.

Am Anfang war nicht Adam, sondern Eva

Dennoch ist es so denkbar: Am Anfang der Menschheitsgeschichte gab es nur ein weibliches Geschlecht. Dann kam lange nichts. Erst danach wurde der Mann gezüchtet. Und der war nicht etwa der Mittelpunkt des Lebens, sondern über Jahrmillionen hinweg der Sklave der Frau. Der Mann ist nichts anderes als ein ganz banales Produkt einer sich neu entfaltenden arbeitsteiligen Gesellschaft: Eva hatte Wichtigeres zu tun, als sich um den Alltagskram – Nahrungssuche, Höhle wohnbar machen, Feinde abwehren – auch noch zu kümmern; sie reproduzierte sich selbst, zog Kinder auf und trug so zum Fortbestand der Menschheit bei: Ur-Adam dagegen hatte sich um den ganz unspektakulären Rest zu sorgen. Eva war die große Ur-Mutter, Adam der nur zu diesem Zweck gezüchtete Sklave.

Ein ganz frühes Outsourcing: Die Frau behielt sich das Hirn, der Mann wurde mit Muskelpaketen abgespeist.

Warum schuf Mutter Natur eigentlich den Mann?

Klingt wenig wahrscheinlich? Unglaubwürdig? Keineswegs – die weibliche Vorreiterrolle im evolutionären Menschheitsgeschehen ist auch heute noch nachweisbar. Die erfolgreichsten und ältesten Gattungen unseres Planeten sind Bakterien, Viren und Mikroben. Und eben diese überzeugenden Beweise des Lebens verfügen über keine Zweige-

377

schlechtlichkeit. Sie sind ausschließlich weiblich – männliche Ausgaben sind nicht vorhanden. Diese Lebewesen vermehren sich effizient (aber freudlos) – nämlich ungeschlechtlich. Die Mutter verdoppelt ihr Erbgut und stellt es der Tochter zur Verfügung. Die wiederum bringt auf gleiche Weise Enkelkinder zur Welt – und so weiter. Dieses System benötigt keine Männer – die Frauen kommen bei der Fortpflanzung auch ohne sie aus.

Die meisten Gattungen unserer Erde leben und vermehren sich bis zum heutigen Tag asexuell ohne Mann. Viren und Bakterien verdoppeln ganz einfach ihr Chromosomengut – und schon haben sie sich vermehrt. Höher entwickelte Lebewesen – vor allem Pflanzen – sondern ganz spezielle Zellen ab, aus denen dann neue Individuen emporsprießen. Kartoffel beispielsweise verfügen über ein Zellpotential, aus dem ohne Zutun einer männlichen Pflanze eine neue Kartoffel wächst.

Diese männerlose Gesellschaft reicht weit in die Evolution hinauf. Etwa bis zu den Schnecken, die sich sowohl sexuell als auch asexuell fortpflanzen können. Wenn einer Schnecke die männliche Schnecke lästig wird, wird sie ganz einfach verstoßen. Und die weiblichen Tiere vermehren sich unter ihresgleichen weiter, als hätte es nie ein Männchen gegeben.

Hat die Natur
die Zweigeschlecht-
lichkeit nur wegen
der sexuellen Freude
erfunden?

Die Frau hätte also sehr wohl ohne Mann weiter existieren können. Warum aber – eine berechtigte Frage – erschuf die Natur dann doch den Mann? Wollte die Natur ihren Lebewesen sexuelle Freuden gönnen? Ist es die Erotik, die sich aus dem Mann-Frau-Verhältnis ergibt? Ist es die Liebe, die mit Erotik und Geschlechtsakt korrespondiert? Ist es das spannende gruppendynamische Paar-Verhältnis, das schließlich zur soziologischen Etablierung von Mann und Frau führte? Bis hin zu Ehe und Familie?

Warum braucht die Natur ein männliches Pendant zum weiblichen Original?

Nach heutigem Kenntnisstand der Forschung waren weder Sex noch familiäres Zusammenspiel zur Schaffung des Adam aus der Rippe der Eva verantwortlich. Die Zweigeschlechtlichkeit hat vielmehr einen entsetzlich banalen Background – der Mann wurde geschaffen, um die Frau zu verteidigen und ihr als Sklave zu dienen.

Der Mann ist quasi die Infrastruktur der Frau; Mittel zum Zweck – mehr nicht. Im evolutionären Schöpfungsgefüge kommt ihm die Rolle des nützlichen Idioten zu – mehr oder weniger.

Der Mann wurde zum Schutz der Frau geschaffen

Um die geniale Strategie der Natur überhaupt zu verstehen, müssen die Schöpfungsvorgänge analysiert werden.

Lebewesen entwickeln sich. Zuerst waren sie primitiv, dann legten sie zu, danach stiegen sie in die höheren Gattungen auf. Dieser Prozeß der Fortentwicklung führte dazu, daß immer mehr Organe ausgebildet werden mußten, was das Größerwerden der Art bewirkte. Je größer aber die Lebewesen wurden, desto leichter fielen sie Bakterien und Viren zum Opfer. Diese Killerwinzlinge waren die wahren Beherrscher unseres Planeten – sie mordeten hemmungslos jedes Wesen dahin, das dieser Brutalität nichts entgegenzusetzen hatte. Erst als Paul Flemming das Penicillin entdeckte, konnte auch den Killern der Garaus gemacht werden.

Das Geheimnis dieser brutalen Kleinstlebewesen erklärt sich aus ihrer Konsistenz. Sie haben eine sehr kurze Lebenszeit – was sie unglaublich quirlig und mobil macht. Außerdem können sie ihre genetischen Eigenschaften extrem rasch variieren, was ihnen Heimtücke und Unberechenbarkeit beschert. Ausgestattet mit diesen gefährlichen Waffen können sie sich auf Lebewesen stürzen, die aufgrund ihrer Größe und Behäbigkeit nicht mit der gleichen Mobilität und genetischen Flexibilität auf solche Killerattacken reagieren können. Die Angreifer zerstören Zellen und fressen sie auf.

Die Sexualität ist im Kampf gegen die Kleinstlebewesen entstanden

379

Der Krieg findet bis heute statt: Jede Infektion ist ein Kampf zwischen Kleinstlebewesen und Menschen. Es ist aber ein Kampf mit ungleichen Mitteln: Die größeren Lebewesen – Pflanzen, Tiere, Menschen – können ihre genetischen Charaktereigenschaften nicht so schnell verändern wie Bakterien und Viren. Sie werden dadurch zwangsläufig wehrlose Opfer dieser Feinde. Die Mikroben haben nur ein einziges strategisches Angriffsziel: Sie wollen alle Abwehrsysteme ihrer Opfer ausschalten, den Zustand der Wehrlosigkeit ausnutzen und dann den entscheidenden Todesstoß versetzen.

Der größte und erbittertste Kampf, der sich je in der gesamten Schöpfungsgeschichte abgespielt hat, ist der von Viren und Bakterien gegen Pflanzen, Tiere und Menschen. Die höheren Lebewesen stellten sich dieser Herausforderung. Sie erfanden immer wieder neue Abwehrmechanismen und Gegenstrategien, aber dennoch waren sie fundamental im Nachteil: Sie konnten nicht die erforderliche genetische Flexibilität aufbieten. Bakterien und Viren änderten unentwegt ihre Angriffspläne und -methoden, womit sie in allen Phasen dieser Angriffsschlacht den Opfern überlegen waren.

Ganz anders reagierten die frühen Pflanzen, also die niedrigen Wesen. Sie wehrten sich gegen die Bakterien, indem sie ihr Genom – die Summe der genetischen Eigenschaften – änderten. Sie nahmen dadurch ein anderes Gesicht und andere Eigenschaften an – und überlebten. Dieser primitiven Schläue waren die angreifenden Bakterien ganz einfach nicht gewachsen.

Die Natur hatte nie die Absicht, die Welt unter Kuratel von Killerbakterien zu stellen. Schließlich konnte es ja wohl nicht das Endziel des Schöpfungsaktes sein, daß jegliches Leben Opfer von hochmobilen Viren wird. Die Natur suchte vielmehr Mittel und Wege, Pflanzen und Tiere mit einer höheren Anpassungsfähigkeit auszustatten, um auf neue Aggressionskünste der Bakterien blitz-

Die Zweigeschlechtlichkeit erlaubt auch bei höheren Lebewesen eine rasche Umordnung der Gene

Durch die geschlechtliche Fortpflanzung können Pflanzen und Tiere besser den Bakterien widerstehen

schnell reagieren zu können. Auf eine heimtückische Attacke sollte die gefinkelte Verteidigungsstrategie folgen. Überraschend, aber hocheffizient.

Um dieses Konzept zu realisieren, schuf die Natur den Mann. Der Mann als Variante der Frau mit ähnlichen, aber doch nicht gleichen Chromosomen. Der Mann ist gewissermaßen eine Frau sui generis, dessen Chromosomen bei der Entstehung eines neuen Individuums durcheinandergerüttelt wurden, um sich so der Umwelt mit einem flexiblen Verteidigungspotential stellen zu können.

Die Idee, die hinter diesem „Mann"-Konzept steht, ist ebenso simpel wie genial. Gesetzt den Fall, eine Mutter würde genetisch völlig idente Kinder in die Welt setzen – der Planet wäre bald ausgestorben. Diese identen Nachkommen hätten keine Chance, sich vor Bakterien und Viren zu schützen. Die Feinde würden bald erkannt haben, wie schnell und leicht Tier- und Pflanzenzellen zerstörbar sind. Die Aggressoren könnten das genetische Strickmuster ihrer Opfer schon bald entwirren, und da alle Individuen gleich gestrickt sind, hätten die Killerbrigaden leichtes Spiel mit reichlicher Beute. Stoßen dagegen bei der Schöpfung neuen Lebens die Genome zweier Individuen aufeinander, also jenes der Mutter und eines neu erfundenen Vaters, vermischen sich die genetischen Informationen bei jedem Zeugungsakt. Es kommt Bewegung ins Genom. Und die Feinde stehen bei jeder Angriffswelle vor einer komplett neuen Situation.

Der Mann wurde also zu nichts anderem benötigt, die attackierenden Kleinstlebewesen zu täuschen. Der Mann diente somit nur der Verteidigung der Frau und damit der Überlebensstrategie der Arten.

Abstrahiert man alle Überlegungen, die sich um das männliche Geschlecht ranken, ist der wahre Grund der Mann-Werdung letztlich ein völlig unromantischer. Daß sich daraus ganz andere Aspekte

Bei jeder Zeugung werden die Gene neu gemischt

Der Mann entstand eigentlich nur, um die Frau gegen Bakterien und Viren zu verteidigen

381

entwickelten, ist die logische Folge des ersten Schrittes: Die Frau machte sich den Mann untertan, woraus sich Erotik und Sexualität entwickelten.

Frühgeschichtliche Darstellungen zeigen Eva als dominante Figur der Menscheitsgeschichte. Adam dagegen wurde immer nur als Verteidiger geoutet.

Nicht der Mann, sondern die Frau spielt in der Natur die erste Geige

Auch wenn fast alle Männer heute behaupten, sie würden die Welt beherrschen, ist das nichts anderes als machodominiertes Wunschdenken. In der Reproduktion – dem wichtigsten Akt der Schöpfungsgeschichte – spielt nur die Frau die erste Geige. Im Bedarfsfall wäre die Natur flexibel genug, den Mann zu verstoßen und der Frau wieder die Fähigkeit der asexuellen Vermehrung zu verleihen.

Das Leben ginge weiter – freudloser.

Die Fortpflanzung – die Weltidee

Der gesamte Schöpfungsplan steht im Zeichen der Fortpflanzung – der Reproduktion. Wie sehr die Frau in dieses Geschehen involviert ist, beweisen evolutionäre Relikte, die aus der Urzeit in die Gegenwart gerettet werden konnten. Der qualitative Unterschied ist die geschlechtliche Fortpflanzung, die sich im Kampf gegen Kleinstlebewesen als effizienter Schutzmechanismus etabliert hatte.

Unser gesamtes Leben dreht sich um die Fortpflanzung

Es gibt in Afrika Seen, in denen sich auch heute noch gewisse Schneckenarten prinzipiell asexuell – also ohne Partner – vermehren. Verirren sich aber in diese Seen Bakterien, werden sofort männliche Schnecken aktiviert. In Anwesenheit von Feinden werden diese Schneckenarten ausschließlich geschlechtlich reproduziert. Denn nur der zweigeschlechtliche Zeugungsakt durchmischt das Chromosomenpotential und läßt neue Eigenschaften entstehen, denen die Feinde ohne Schlagkraft gegenüberstehen.

Diese Schnecken illustrieren in bester Weise ein Weltenprinzip – den Willen zum Überleben mit ausgetüftelten Überlebensstrategien.

Abgesehen von vereinzelten Reservaten ist die Welt gegenüber den meisten Lebewesen durchwegs feindlich eingestellt. Überall lauern Mikroben darauf, höher entwickelte Lebewesen heimtückisch anzufallen, zu töten und zu verspeisen. Dabei ist der Überraschungseffekt durchaus eingeplant: Die Feinde schlagen spontan zu – der blauäugigen Tolpatschigkeit ihrer Opfer geben sie keine Chance.

Bei den höheren Lebewesen ist heute die sexuelle Fortpflanzung die Regel. Da sich Pflanzen und Tiere ja permanent gegen Mikroben zur Wehr setzen müssen, gehört die sexuelle Vermehrung durch Kopulation zum Standard. Das führte dazu, daß die geschlechtliche Fortpflanzung ins Zentrum des Daseins gerückt wurde. Die Sexualität ist die Achse, um die sich das ganz persönliche Leben, aber auch die Weltgeschichte drehen. Um diese Achse drehte sich auch die Evolution: Um gefährlichen Pilzen und Mikroben zu entgehen, wurde die sexuelle Vermehrung schließlich zur einzig möglichen Überlebensstrategie. Die Sexualität ist ein humanimmanentes Postulat, die jedes irdische Leben überlagert. Es gilt für Künstler ebenso wie für Wissenschaftler oder Soldaten, für Staatsoberhäupter gleichermaßen wie für Kardinäle oder Ayatollas.

Die Weltgeschichte ist voll von Beispielen, die beweisen, daß historische Entscheidungen nur dadurch verständlich werden, wenn sie im Lichte der Fortpflanzung betrachtet werden.

Pflanzen, Tiere und der Homo sapiens überlebten wegen ihrer Sexualität. Der gesamte Kosmos wird von ihr dominiert, die Geschichte durch sie geschrieben. Die Schaffenskraft eines Franz Werfel, Thomas Mann oder Arthur Schnitzler wurde hormonell mitgeprägt – die größten Werke der Kultur haben einen an der Fortpflanzung orientierten Background. Direkt oder indirekt.

Sexualität und Reproduktion stehen im Zentrum unseres Lebens

Auch die Weltgeschichte wird von Fortpflanzung und Sex beherrscht und gesteuert

Eine tragisch-komische Komponente brachte ein später berühmt gewordener Nobelpreisträger in die Weltgeschichte ein, der in seiner embryonalen Phase die längste Zeit als Myom diagnostiziert worden war und den diese Fehldiagnose um ein Haar das Leben gekostet hätte.

Konrad Lorenz – ein Myom?

Der Arzt Adolf Lorenz gilt als Erfinder des Gipsbettes und der unblutigen Einrenkung angeborener Hüftverrenkungen. Er stammte aus bescheidensten Verhältnissen und wurde durch die Heirat auch nicht reicher. Der Ehe entsproß der Sohn Albert, der – wie der Vater – ebenfalls Orthopäde wurde. Als der Sohn gerade sein freiwilliges Militärjahr abdiente, stand die Mutter – damals über 40 Jahre alt – beim berühmten Gynäkologen Chrobak wegen eines Myoms in Behandlung. Professor Chrobak untersuchte seine Patientin in regelmäßigen Abständen und stellte eine permanente Wachstumszunahme des Myoms fest. Chrobak drängte die Frau immer eindringlicher zur Operation, zumal er aufgrund der Größenzunahme einen bösartigen Krebs nicht ausschließen wollte.

Intuitiv verzögerte die Patientin Lorenz den Operationstermin. Bis sie eines Tages verspürte, wie das Myom gegen die Bauchwand trommelte – das Gebilde entpuppte sich als Fetus. Das vermeintliche Myom bekam später den Namen Konrad. Er wurde Verhaltensforscher. Konrad Lorenz ist das einzige Myom der Weltgeschichte, dem der Nobelpreis verliehen wurde.

Tolstois Kreuzer-Sonate – ein Aufruf zur Enthaltsamkeit

Auch die „Kreuzer-Sonate" von Leo Tolstoi hat mit der Fortpflanzung zu tun. Sonja, die Frau des großen russischen Dichters, gebar 1878 ihr elftes und noch im selben Jahr ihr zwölftes Kind. Für den Ehemann war das kein Grund zur Freude, wohl aber Anlaß, sich im Nebenhaus ein paar ruhige Zimmer einzurichten. Auch Gattin Sonja empfand die immer neuen Schwangerschaften als Demütigung. Sie beschwerte sich im Freundeskreis darüber, als Zuchtstute ihr Leben fristen zu müssen.

In ihren eigenen Aufzeichnungen verglich sie sich mit einem Gefäß, das nur dazu da war, den Samen des Herrn aufzunehmen.

Nach dem zwölften Kind beschloß Sonja, sich ihrem Gatten auf ewig zu verweigern. Es kam zu Feindseligkeiten. Tolstoi beschimpfte seine Frau aufs heftigste und eine Scheidung schien immer wahrscheinlicher. Mitten im wildesten Krach hatten die beiden plötzlich ein wunderbares Erlebnis: Ganz zufällig hörten sie gemeinsam Beethovens Kreuzer-Sonate. Die Musik rührte die beiden – und sie kamen wieder zusammen. Die Folge: Sonja wurde neuerlich schwanger. Am 13. März 1888 kam Ivan, das dreizehnte Kind, zur Welt. Es war das letzte.

Tolstoi beschloß, einen Roman gegen die Sinneslust zu schreiben. Er gab ihm den Titel „Kreuzer-Sonate".

Fleischeslust, Sexualhormone und Weltgeschichte – die Historie ist voll von einschlägigen Beispielen. Primär wurde der tägliche Hormonschub zur sexuellen Vermehrung um der genetischen Variabilität willen konzipiert – und nicht selten wurde er auch politstrategisch zweckentfremdet.

Fürst Metternich, der große Dirigent des Wiener Kongresses, spielte meisterhaft auf dem Klavier der politischen Intrige. Gemeinsam mit dem Fürsten Esterhazy richtete er vor Kongreßbeginn im heutigen Groß Höflein ein Badehaus ein, das er mit den hübschesten Mädels aus dem Burgenland betreiben ließ. Die jungen Frauen ließ er in Sprache, Gang, Benehmen und Erotik von französischen Mätressen ausbilden.

Auch Metternich bediente sich der Hormone

Das Badehaus – heute würde es wohl Club-Sauna genannt werden – war in Wirklichkeit ein als Bordell getarntes Spionagezentrum, in dem den dort eifrig verkehrenden Kongreßdiplomaten Geheimnisse und Verhandlungsstrategien entlockt wurden.

Das Badehaus des Wiener Kongresses

Das biologische Gesetz der Zweigeschlechtlichkeit provozierte illustre Beispiele von der Antike bis zur Neuzeit.

Die postkoitalen Audienzen des Kaisers Sueton

Über Kaiser Vespasian berichtet Sueton, daß er zwei Audienztermine täglich gewährte – einen am Vormittag, den anderen am Nachmittag. Vor der Nachmittagsaudienz nahm er ein ausgiebiges Mahl zu sich und schlief mit einer seiner Lieblingsfrauen. Danach, berichtet der Chronist, habe er sich den Wünschen seiner Untertanen besonders offen gezeigt. Wichtige Petitionen wurden daher dem Kaiser nur am Nachmittag überreicht – die postkoitale Ausgeglichenheit wurde geschickt in die Politik integriert. Einmal mehr ist das ein Beispiel der Interaktion von Reproduktion und Staatsgeschäften.

Ludwig XVI. litt an einer Vorhautverengung – einer Phimose. Joseph II., der spätere Kaiser, ist eigens nach Paris gereist, um Ludwig zur Phimosenoperation zu raten. Am 9. Juni 1777 schickte Joseph einen Lagebricht nach Wien: „Er (Ludwig) hat eine ausgezeichnete Erektion, führt sein Glied ein, verharrt dort regungslos vielleicht zwei Minuten lang, und ohne sich zu ergießen zieht er sein immer noch aufrecht stehendes Glied zurück und wünscht seiner Frau eine gute Nacht. Das Ganze ist unbegreiflich, da er manchmal feuchte Träume hat. Er ist völlig zufrieden und gibt offen zu, daß er den Akt nur als Pflichtübung betrachte und keinerlei Vergnügen daran findet. Ach, wenn ich nur einmal hätte dabei sein können, ich hätte es ihm schon beigebracht! Man sollte ihn auspeitschen wie einen Esel, damit er ejakuliert. Was meine Schwester betrifft, so ist sie auch nicht gerade sinnlich veranlagt und beide sind ein Paar von ausgemachten Stümpern".

Eine weltgeschichtliche Phimose

Stefan Zweig hat diese Situation nachformuliert. Und heute kann die Menschheit darüber nachdenken, welchen Verlauf die Geschichte genommen hätte, wenn Ludwig XVI. seine Phimose nicht hätte operieren lassen, wenn er kinderlos geblieben wäre und wenn er einem liberalen Mitglied seiner Familie am Königsthron Platz gemacht hätte.

Wäre es dann überhaupt zur französischen Revolution gekommen?

Elisabeth I., die große Königin von England, war zwar Frau, aber außerstande, den Geschlechtsverkehr auszuüben. Ihre Scheide war durch eine Membran verschlossen – eine Mißbildung, die heute als Mayer-von-Rokitansky-Küster-Syndrom bekannt ist. Hauptmerkmal dieses Syndroms ist, daß die Eierstöcke zwar normal arbeiten und damit auch die Geschlechtsmerkmale einer Frau vorhanden sind, daß aber Gebärmutter und Scheide nicht angelegt sind und fehlen. Äußerlich ist die Mißbildung nicht zu bemerken. Es kommt aber zu keiner Menstruation und auch ein normaler Vaginalverkehr ist unmöglich. Selbstverständlich kann die betroffene Frau auch keine Kinder bekommen. Ansonst war Elisabeth I. eine ganz normale Frau mit blonden Haaren und einem normalen weiblichen Körper.

Eine englische Königin mit mißgebildeter Scheide

Natürlich hatte die damalige Medizin für diese Anomalie noch nicht die richtige Beschreibung, aber es gibt mehrere Indizien, wonach die Königin tatsächlich vom Mayer-von-Rokitansky-Küster-Syndrom betroffen war, daß sie aber auf sexuelle Handlungen dennoch nicht verzichten wollte. Sir Walter Raleigh berichtete über seine Erlebnisse mit der Monarchin, er wäre zu unnatürlichen sexuellen Praktiken angehalten worden. Deutlicher beschrieb Robert Graf Devereux, Earl of Essex, seine Erfahrungen. Elisabeths sexuelle Praktiken wären genau so krumm wie ihre Geschlechtsteile. Der Mann ihres Herzens war Lord Robert Dudley, der Earl of Leicester. Kurz vor ihrem Tod gestand Elisabeth ihre Liebe zu ihm ein. Ein Chronist: „Sie waren oft intim, den Geschlechtsakt endgültig vollzogen hatten sie jedoch nie."

Das Mayer-von-Rokitansky-Küster-Syndrom Elisabeth I.

Die endgültige Diagnose über Elisabeths Anomalie verdanken wir aber Ben Johnson, dem –

neben Shakespeare – bedeutendsten Satiriker der englischen Literatur. Er schrieb: „Elisabeth had a membran on her, which made her incapable for men, though for her delight she tried many."

Mit dieser Fehlbildung starb das Haus Tudor aus.

Zu den erfolgreichsten Militärführern der Weltgeschichte gehörte Johanna von Orleans (Jeanne d'Arc), die mit ihren kriegerischen Aktionen die Krönung Karl VII. zum französischen König folgenreich unterstützte. Aber Karl war kein leichtgläubiger Mensch. Er mißtraute Jeanne d'Arc zunächst und ließ ihre Visionen vom Klerus prüfen. Sie selbst mußte sich einer gynäkologischen Untersuchung unterziehen, möglicherweise zur Dokumentation ihrer Unschuld. Außerdem sollte diese Untersuchung die Behauptung ihrer Neider widerlegen, sie besäße Stigmata einer sexuellen Verbindung mit dem Satan. Die gynäkologische Prüfung führte Jolanta von Aragon durch, die Titularkönigin von Sizilien. Ihre Befunde wurden später in die Inquisitionsdokumente übernommen. Jeanne d'Arc hatte demnach weder eine Scham – noch eine Achselbehaarung, sie verfügte nur über eine ganz kleine Brust, über lange Extremitäten; und sie war vor allem „amenorrhoeisch" – was bedeutet, daß ihr die Monatsblutung fehlte.

Besonders der Behaarungseffekt spricht für eine spezifische Veränderung der Sexualorgane, nämlich die sogenannte „testikuläre Feminisierung". Die davon betroffenen Frauen besitzen versteckte Hoden; auch ihr chromosomales Geschlecht ist männlich, der Körper hat aber nie die Fähigkeit erlangt, auf diese männlichen Hormone zu reagieren. Hormonell führungslos baut er daher weibliche Geschlechtsorgane auf – allerdings nur äußerlich; innerlich bleiben die Hoden bestehen. An den Händen und Füßen und am Skelett schlägt jedoch das männliche Geschlecht durch.

Es war demnach nur verständlich, daß Johanna, die spätere Heilige, eine erfolgreiche Heerführerin

Die Inquisition nahm an Jeanne d´Arc eine gynäkologische Untersuchung vor

Litt Johanna von Orleans an einem Chromosomenschaden?

wurde. Ihr Chromosomensatz wies sie als Mann aus.

Die Zweigeschlechtlichkeit hat die Weltpolitik entscheidend beeinflußt. Die Liste der amerikanischen Präsidenten, die in ihrer Amtsausübung von der Physiologie der Mann-Frau-Beziehungen auch politisch beeinflußt wurden, ist lang. Sie beginnt bei Abraham Lincoln und endet – durch den sogenannten „Starr-Report" auch für die Öffentlichkeit dokumentiert – vorerst bei Bill Clinton.

Die Hormone und John F. Kennedy

Besonders tragisch das Schicksal von John F. Kennedy, der an einer Hormonstörung litt, die seine sexuellen Gewohnheiten entscheidend beeinflußte. Wahrscheinlich wurde er gerade deshalb mit Mafiakreisen in Zusammenhang gebracht, was ihn möglicherweise auch das Leben gekostet hat.

Der Hedonismus und die Satyriasis führten dazu, daß sich Kennedy mit Mafiabossen die gleiche Frau teilte. Bei Kennedy lag eine hormonelle Störung vor, die schon 1957 während eines Staatsbesuches in London diagnostiziert wurde. Der damals beigezogene Arzt erkannte an den Pigmentflecken am Oberkörper Kennedys, daß die Nebennierenfunktion eingeschränkt war. Ein Morbus Addison war entdeckt worden, der eine tägliche Kortisonzufuhr notwendig machte. Eine Langzeit-Kortisontherapie hat – vor allem beim Morbus Addison – mitunter ungewünschte Nebenwirkungen. Es kommt zu einer Aufweichung der Knochen (Osteoporose), die offenbar auch bei Kennedy eintrat und die große Beschwerden verursachte. Wegen eines verletzten Lendenwirbels unterzog sich Kennedy einer orthopädischen Operation (die übrigens im renommierten amerikanischen New England Journal of Medicine unter den Patienteninitialen JFK als Fallbeispiel publiziert wurde). Kennedy mußte lange Jahre seines Lebens ein Korsett tragen.

Hormonstörungen können die Weltgeschichte beeinflussen

Die Kortisontherapie kann die Nebennierenunterfunktion völlig beheben, aber sie belastet den Knochen und kann auch mentale Veränderungen hervorrufen. Dazu gehören Überschwenglichkeit, Freundlichkeit, unrealistischer Optimismus, kritiklose Unbekümmertheit und – das vor allem – eine erhöhte und oft nicht zu bremsende Libido. Gerade dieses stark ausgeprägte Libidobewußtsein haben Kennedys Leben und die amerikanische Geschichte entscheidend beeinflußt. Sein Freund und Ghostwriter Dad Soerensen (von ihm stammt der berühmte Ausspruch: „Ich bin einer Berliner") hat rückblickend und fast resignierend festgestellt, daß die Kennedy-Administration den gleichen Aufwand für Sex betrieben habe wie die Eisenhower-Beamten für das Golfspiel.

Fortpflanzung und sexuelle Reproduktion sind die zentralen Maximen der Natur

Nachdem sich nun die Natur aus den bekannten Gründen im Laufe der Evolution entschieden hatte, der Frau auch einen Mann beizugeben, veränderte sich die Biologie der Lebewesen entscheidend. Der Mann – das zweite Geschlecht – war konzeptiv zur verbesserten Abwehrstrategie konstruiert; aber nach und nach wurden viele Funktionen des Körpers der Zweigeschlechtlichkeit untergeordnet. Die sexuelle Fortpflanzung beeinflußt seither das persönliche Leben ebenso wie Ereignisse der Weltgeschichte. Biologisch ist sie zutiefst in die Funktionsfähigkeit des Körpers involviert.

Sie steuert Herz und Leber, verändert Sinneseindrücke und Hautverhalten.

Auch die Weltgeschichte beugt sich der Kraft der Hormone

Fortpflanzung und sexuelle Reproduktion sind zentrale Maximen der Natur – um sie dreht sich das gesamte biologische Leben. Dieser sexuellen Vermehrung ordnet der weibliche Körper sein Immunsystem unter. Während der Schwangerschaft ändern die immunkompetenten Zellen ihre Funktion – sie entschließen sich zur heiklen Gratwanderung. Um das werdende Kind nicht zu verlieren und als Fremdkörper abzustoßen, reduziert der weibliche Organismus seine Immunkraft. Dadurch toleriert er das immunologisch ungleiche Gewebe des Kindes. Andererseits trifft in dieser Zeit der weibliche Körper auch Vorkehrungen, die verhindern, daß er durch die Immunsenkung nicht selber Opfer von Entzündungen und Infektionen wird. Das Immunsystem der Frau steht im Zeichen der sexuellen Vermehrung. Die weißen Blutzellen dienen nicht nur der Immunabwehr, sondern haben viele andere Nebenfunktionen übernommen, um Fortpflanzung und Sexualität zu garantieren.

S eit der Zweigeschlechtlichkeit hat sich auch das Herz-Kreislaufsystem, haben sich die Blutgefäß- und Herzfunktionen der sexuellen Fortpflanzung untergeordnet. Um die Gebärmutter während der Schwangerschaft ausreichend mit Blut zu versorgen, regulieren die Geschlechtshormone des Eierstocks auch Arterien- und Venenfunktionen. Die sexuelle Reproduktion modifiziert somit den Blutfluß. Und sogar der Cholesterinspiegel steht unter Kuratel der Sexualität. Um in der Frühschwangerschaft die Zellen mit dem Baustein Cholesterin zu versorgen, öffnet das östrogene Hormon die Zelltore für das Cholesterin – womit der schädliche Cholesterinspiegel im Blut abgesenkt wird. Aber auch zahlreiche Gehirnfunktionen unterliegen der Sexualität – Reproduktion, Fortpflanzung und sexuelle Vermehrung haben die Gehirnentwicklung unverkennbar beeinflußt.

Überall dort, wo im Tierreich die Aufzucht der Nachkommen von beiden Geschlechtern gemeinsam vorgenommen werden muß, stellt das Gehirn ein Monogamie-Hormon her, das – um der Jungtiere wegen – Weibchen und Männchen zusammenbindet. Dieses Hormon wird auch beim Geschlechtsverkehr im Gehirn freigesetzt. Es forciert Assoziationen und hält beide Elternteile – zumindest temporär – zum Wohle der Nachkommenschaft zusammen.

A uch Sinneswahrnehmungen werden durch die Sexualhormone verbessert. Gleiches gilt für die Vigilanz – die erhöhte Wachsamkeit – und das Gedächtnis. Durch die reproduktiven Hormone kön-

Staatspräsidenten, Künstler und Kardinäle sind ebenfalls dem Hormonsystem unterworfen

Zur Endokrinologie der Monogamie

391

nen die Sinnesleistungen im Sinne der Reproduktion optimiert werden.

Um der Fortpflanzung willen ist der Homo sapiens behaart. Haare sind Antennen für Riechhormone, das Kommunikationssystem der Säugetiere. Über die Haare können Duftstoffe leichter abgegeben werden. Haare steigern die Attraktivität von Säugetieren und die sexuelle Fortpflanzung. Frauen, die unter Haarproblemen leiden, empfinden dies als Einschränkung ihrer Sexualität.

Auch der Stoffwechsel wird von der sexuellen Reproduktion moduliert. Die Pubertät tritt erst dann ein, wenn das heranreifende Kind über ausreichend Fettzellen – und damit über die für die Reproduktionsvorgänge erforderliche und ausreichende Energie – verfügt. Die Form des weiblichen Körpers – seit Jahrtausenden beliebtes Motiv der darstellenden Kunst – ist schließlich auch ein Ausdruck der Fähigkeit zur sexuellen Reproduktion.

Alle diese Beispiele beweisen, wie sehr die weiblichen Systeme der Sexualität, der Zweigeschlechtlichkeit und der Fortpflanzung unterstellt sind. In einer Zeit, in der immer wieder der Sinn des Lebens hinterfragt wird, gibt jedenfalls die Evolution eine biologisch determinierte Antwort: Hundert Millionen Jahre sind der autoritäre Beweis dafür, daß eines der wesentlichsten Ziele des Lebens die sexuelle Reproduktion ist.

Der weibliche Körper als wahre Erkenntnis

Die Theologie und Philosophie im dritten Jahrtausend werden wahrscheinlich auch die Gynäkologie in die allgemeinen Problemstellungen einbeziehen müssen. Viele Indizien deuten darauf hin, daß ultimative Antworten auf die großen Fragen der Menschheit möglicherweise nur von der Frau kommen können. Ein Hauptstück der abendländischen Philosophie ist wohl die Frage, ob die Wirklichkeit tatsächlich so ist, wie wir sie erkennen, oder ob sie nicht vielleicht doch nur ein Einbildungsmuster sein könnte. Erkenntnistheoretische Fragen prallen hart an die realen Gegebenheiten: Der Mensch wird brutal ins Leben geworfen und hat danach ein unstillbares Verlangen nach Geborgenheit und Wärme. Über Jahrhunderte hinweg wurde daher philosophisch über Subjekt und Objekt diskutiert, ohne daß schlüssige Antworten auf sinnbezogene Fragen gefunden wurden.

Die philosophische Erschütterung der Neuzeit begann mit einer Kalenderreform

Oder kommt vielleicht doch demnächst die Antwort aller Antworten aus dem immer tiefer werdenden Wissen über den Körper der Frau?

Möglicherweise endet die geistige Bewegung der abendländischen Philosophiegeschichte im ewig Weiblichen. Alle großen Fragen der Menschheit, die im Europa der Aufklärung neu gestellt wurden, tendieren immer mehr hin zur Frau.

Das philosophische Dilemma, daß Fragen gestellt, aber keine Antworten gegeben werden können, ist Jahrhunderte alt. Dabei begann es recht trivial: mit einer verbesserten Zeitrechnung. Im Europa der Renaissance benötigte die katholische Kirche dringend einen besseren Kalender, um die Feiertage – vor allem Ostern – richtig berechnen zu können. Der Papst bat daher seinen Kanonikus Kopernikus um eine Neuberechnung des Laufes der Sterne. Damit sollte eine exaktere Festlegung der Feiertage ermöglicht werden.

Kopernikus sichtete antike Bücher und kam zum Schluß, daß sich die Sonne wohl nicht um die Erde bewege. Die damalige Sicht der Realität ging davon aus, daß die Erde der Mittelpunkt des Universums sein müsse. Mit dem Beweis des Gegenteiles entlarvte Kopernikus den menschlichen Geist des Selbstbetruges. Nicht die Sonne rotiert um die Erde, auch wenn die Kirche das damals so glauben wollte. Kopernikus wies nach, daß die Wirklichkeit nicht so ist, wie wir sie erkennen und interpretieren. Die Relativierung der menschlichen Erkenntnisfähigkeit war damit initiiert.

Kopernikus brachte den Stein ins Rollen

393

Damit waren aber plötzlich auch die Dämme ge-
brochen – Fragenströme ergossen sich über die
philosophische Welt. Die wichtigste: Wenn von
den Sinnen ausgehende Beobachtungen die
Menschheit Jahrtausende lang in die Irre geleitet
haben – wieviel an Glauben und Wissen unterliegt
sonst noch dem furchtbaren Schicksal der Unrich-
tigkeit? Wenn sich eine so fundamentale Behauptung, die Sonne bewege sich um die Erde, als völlig falsch erweist, wie richtig können dann die sonstigen vom Menschen ausgehenden Erkenntnisse
sein?

Kopernikus hatte das heliozentrische System fal-
sifiziert. Er gab damit den Startschuß zu einer erkenntnistheoretischen Entwicklung, die über den
Skeptizismus zum Nihilismus bis hin zur Postmoderne führte. Kopernikus hat die Erde als Zentrum
des Kosmos entthront.

Charles Darwin brachte die bis dahin geltende
Lehre zu Fall, der Mensch sei die Krone der
Schöpfung. Darwin sprach die ernüchternde Wahr-
heit aus: Die Evolution ist auch Zufall und der
Mensch nur ein Glückstreffer – ein Nebenprodukt.
Auch die Erde ist im kalten Nichts zwischen den
Galaxien nur ein Gebilde von zahllosen anderen.

Charles Darwin
entthronte
den Menschen

Sigmund Freud schließlich holte zum letzten
Schlag aus. Der menschliche Geist ist keineswegs die hehre Kraft, die den Menschen über die
anderen Geschöpfe erhebt. Die Psychoanalyse
kam zum Schluß, daß der menschliche Geist und
das „Ich" nur eine relativ junge und höchst gefährdete Ausformung des ursprünglichen „Es" wären.
Daß also der Geist des Menschen keineswegs die
anbetungswürdige Krone der Schöpfung sei. Und
wie Kopernikus, gelangte auch Freud zur fundamentalen Erkenntnis, daß die scheinbare Wirklichkeit der objektiven Welt unbewußt von der Ver-
faßtheit des Subjekts geleitet würde. Der Mensch
sieht das, was er sehen will; und er hört das, was er
hören will.

Sigmund Freud
relativierte die
Erkenntnisse unseres
Bewußtseins

Der menschliche Geist wurde durch Sigmund Freud nachhaltig gekränkt. Er wäre kaum mehr als das Ergebnis einer proteinchemischen Reaktion, die irgendwo im Weltall zufällig ablief und sich ein eigenes Weltbild zurechtzimmerte. Limitiert sei dieses Zufallsprodukt lediglich durch biochemische Reaktionen, denen es unterliege.

So kommt es, daß für die Afrikaner Gott ein Schwarzer, für die Chinesen ein Gelber und für die Europäer ein Weißer sein müsse. Die Wirklichkeit sei ein Phantasieprojekt und nur das Produkt jener Biochemie, die sich in unserem Gehirn abspielt.

Die Wirklichkeit ist in Wirklichkeit ganz anders als wird sie uns vorstellen.

Kopernikus, Darwin und Freud symbolisieren die größten Kränkungen des menschlichen Geistes, die der abendländische Mensch nie ganz akzeptieren wollte. Die Folge dieser Nichtbewältigung einer Erkenntnis waren Hedonismus, Skeptizismus und eine völlige Desorientierung. Ihr begegnet man heute noch auf Schritt und Tritt.

Kopernikus stellte als erster die tiefgehende Frage, ob sich denn das Denken und Forschen überhaupt lohne, wenn sich die Wirklichkeit doch letztlich als eine völlig andere entpuppe. Letztlich käme ein höher entwickelter Mensch doch stets zu völlig anderen Einsichten. Schließlich, so die skeptizistische Behauptung, wären alle Redereien um Gott und Religion ja doch nur Nebenprodukte biochemischer Vorgänge in unserem Gehirn.

Langsam setzt die Naturwissenschaft zum Gegenbeweis an. Fast zögerlich werden jetzt Sinnfragen relativiert und Erkenntnisse objektiviert. Und einmal mehr kommt auch von den größten Denkern unserer Zeit die Feststellung, daß der menschliche Intellekt die volle Wahrheit des Seins wird niemals ganz erfassen und begreifen können. Aber dennoch: Dennoch ist das, was der Mensch sieht, beobachtet, erfaßt und konstruiert, stets ein Abbild von außen. Schon der Gedanke ist der Beweis des

Wer gibt dem menschlichen Geist Halt, nachdem er von Kopernikus, Darwin und Freud so gekränkt wurde?

Sind wir ausgesetzte Zufallsprodukte – oder kommunizieren wir mit dem Weltgeist?

395

Gedachten. Also sind die biochemischen Gesetze, in denen wir uns bewegen und in denen wir forschen, die Gesetze des uns umgebenden Kosmos. Es ist der Kosmos, den wir untersuchen, und schon deswegen sind unsere Erkenntnisse über ihn korrekt. Vielleicht erfassen sie nur noch nicht die ganze Wahrheit. Die Elektronen und Ionen unseres Körpers, aber auch alle anderen Bestandteile belebter Materie sind Abbilder von außen. Sie verhalten sich in ihrer Relation so wie die uns im Wasser oder im Kosmos umgebende Materie.

Unsere Erkenntnis hat Relevanz

Die Netzhaut des Auges erfaßt exakt die Wellenlänge des Sonnenlichtes – damit ist das Auge biochemisch das Abbild einer physikalischen Größe. Auch die Schwerkraft könnte nicht registriert werden, wenn sie nicht das Bewußtsein, die Gene und die menschlichen Vorstellungen geprägt hätte. Wir sind Abbild und Spiegel der Wirklichkeit, ganz so, wie es im Schöpfungsbericht der Genesis steht. Und dieser Spiegel hat stets eine Beziehung zum Tatsächlichen, vor dem Spiegel stehenden Objekt.

Gene, Proteine und die gesamte Chemie reflektieren eine Wirklichkeit, die uns umgibt. Und auch die intellektuelle Ausformung der Gene – die Gedanken – sind nur Abbilder der uns umgebenden Wahrheiten.

Die Philosophie geht davon aus, daß man nur deswegen von einem Weltenbaumeister reden und über ihn nachdenken kann, weil es ihn gibt. Denn gäbe es ihn nicht, hätten wir von ihm keine begriffliche Ahnung – Gene und Bewußtsein spiegeln ja schließlich nur die Realität wider. Die Erkenntnisse von Kopernikus, Newton oder Freud sind demnach keine intellektuellen Zufallserkenntnisse, sie sind vielmehr das Zusammentreffen des menschlichen Geistes mit dem Kosmos.

Wir sind ein Teil des Ganzen und können dieses – zumindest teilweise – erkennen

Neben Newton, Einstein und Kopernikus stehen auch noch andere Namen – Buddha, Jesus, Moses oder Mohammed. Auch sie sind Erscheinungsformen, in denen sich menschlicher Geist, Denken, Forschen und Glauben manifestieren. Wie eine Pflanze in einem bestimmten Stadium der Reife Blüten wachsen läßt, bringt das Universum zu bestimmten Zeiten neue Formen menschlichen Wissens hervor. Oder es reflektiert die eigene Schönheit, indem es der Welt Genies wie Michelangelo, da Vinci oder Puccini schenkt.

So ist, wie Hegel behauptet, die Entwicklung des menschlichen Wissens, des menschlichen Glaubens und der menschlichen Kultur nichts anderes als die Selbstoffenbarung der Welt. Der Kosmos hat die Menschheit in archetypischer Weise entscheidend geprägt. Aus dieser Prägung bekommt daher der menschliche Geist die Kompetenz, den Kosmos zu erkennen. Zumindest ihn zu erahnen. Denn schließlich sind es ja die Instrumente des Kosmos, seine Atome und Elemente, die dem menschlichen Intellekt als Instrumentarien der Erkenntnisfähigkeit zur Verfügung stehen.

Der Weltgeist hat nicht nur unsere Gene, sondern auch unser Bewußtsein geprägt

Es gibt Bereiche, die der Wissenschaft noch nicht zugängig sind. Dazu gehört sicher die Erhellung der gegenseitigen Prägung von Kosmos und menschlichem Geist. Die menschliche Selbstanalyse von Geist und Glauben erkennt zwar grundlegende Prinzipien, aber die Konkretisierungen von Wechselwirkungen zwischen Subjekt und Objekt, zwischen Geist und Kosmos, zwischen Gedanken und Archetypen stehen noch aus.

Dennoch gibt es Modelle, in deren Umfeld sich Unbegreifliches begreifen ließe. Es gibt Beispiele, die zu Herzen gehen – Beispiele, wie sehr unsere Vorstellung, unser Wissen, unser Glauben, unsere Visionen, unser Weltbild, ja sogar unsere Existenz von äußeren Faktoren geprägt sind, die dem Menschen sogar eine Legitimation verleihen, auch Aussagen über kosmische Ereignisse zu machen. Ob diese Aussagen Tatsachen sind, möge dahingestellt sein. Zumindest sind es Denkmodelle, deren

Unser Genom ist Spiegel der uns umgebenden Umwelt; auch unser Geist reflektiert jene Wahrheiten, die uns umgeben

397

Schlüssigkeit nicht grundsätzlich in Zweifel gezogen werden kann.

Ein Aspekt dieser Wechselwirkung von Kosmos und Mensch bezieht sich auf die Frau. Der weibliche Organismus symbolisiert wohl in idealer Weise das ewige Prinzip der Reproduktion – also von Geburt und Menschwerdung.

Diese Geburt ist es auch, die der psychischen und philosophischen Grundstruktur des Homo sapiens die Prägung eines kosmischen Vorganges verleiht. Wissenschaftliche Arbeiten weisen dramatisch auf die archetypischen Auswirkungen des zentralbiologischen Ereignisses der Geburt hin. Dieser Geburtsakt ist Basis für die vom Kosmos konditionierte geistige Grundstruktur des Menschen.

Da gibt es zunächst die ungefährdete Einheit des Embryos mit der Mutter. Durch das Schwimmen im Fruchtwasser wird ein ozeanisches Gefühl vermittelt. Die Biochemie der Gebärmutter und des Mutterkuchens verbirgt gleichzeitig jene Geborgenheit, die nur eine Mutter ihrem Kinde zu geben imstande ist. Aber dann folgt der Geburtsvorgang. Abrupt wird ein paradiesisches Gefühl der Sicherheit aufgegeben. Es kommt zu einer gewaltsamen Trennung von jener organischen Ureinheit; das Ereignis der Geburt bewirkt durchaus traumatische Erlebnisse. Es spielt sich der Prozeß eines extrem und intensiv erlebten Kampfes zwischen Leben und Tod ab. Der Uterus krampft sich würgend zusammen, und der Geburtskanal bewirkt das Gefühl umfassender Vernichtung.

In dieser immens dramatischen Situation werden Archetypen geschaffen, die den späteren Menschen ein Leben lang begleiten. Dabei spielt es nur eine nebengeordnete Rolle, ob das junge Wesen auf normalem Weg oder durch Kaiserschnitt auf die Welt kam – die Wirkung ist in beiden Fällen nachhaltig prägend. Dem Gefühl der existentiellen Bedrohung, ausgelöst durch Wehen und Abnabelung,

Gäbe es keinen Weltenbaumeister – wir hätten von ihm keine begriffliche Ahnung, denn unser Geist ist genauso wie unsere Gene Abbild der uns umgebenden Wahrheit

Archetypen formen unser Bewußtsein und unseren Körper

398

folgt aber abrupt eine ganz konträre Erfahrung: ein Rausch der plötzlichen, unerwarteten und globalen Befreiung. Die wissenschaftliche Forschung hat tausende Probanden untersucht, die ihre physische Geburt als spirituelle Wiedergeburt erlebt haben. Beide Ereignisse, berichten sie, seien auf geheimnisvolle Weise miteinander vermischt gewesen, in ihrer gedanklichen Rekonstruktion sei das eine Ereignis voll ins andere eingeflossen.

Keine Frage – der Geburtsvorgang präjudiziert ganz große Vorgänge. In ihm spiegeln sich die großen Auseinandersetzungen zwischen Philosophie und Religion wider; er zeigt den Dualismus zwischen Subjekt und Objekt, zwischen Mensch und Natur, zwischen Selbst und Anderen, zwischen Ich und Du, zwischen Geist und Materie sowie zwischen Sein und Schein.

Im Geburtsvorgang entsteht neues Leben – und mit diesem gleichzeitig auch ein neuer Kosmos.

Der Dualismus beschäftigte seit jeher die Geistesgeschichte. Er entstand aus der schmerzhaften Trennung des Embryos vom allumfassenden Schoß der Natur, aus dem Verlust einer biochemisch unbegrenzten Geborgenheit, aus der Vertreibung aus dem Paradies; aber auch aus dem Eintritt in Zeit und Geschichte. Dazu gehört das Gefühl des Ausgeliefertseins in einer feindlichen Welt anonymer Mächte, das den Menschen ein Leben lang begleitet.

Daraus entsteht das zwanghafte Streben, sich aus der Umarmung der Natur zu befreien, die Naturkräfte zu kontrollieren und zu beherrschen sowie die unbändige Lust, sich an der Natur zu rächen. Vielleicht stammt daraus auch die Grundangst, irgendwann Kontrolle und Beherrschung über sich selbst zu verlieren – und dann auch noch zu sterben. Schließlich ist der Tod der ultimativ unvermeidliche Abschluß jenes Vorganges, der mit der Geburt begonnen hat. Mit dem Tod endet das individuelle Ich; und es endet auch die Erinnerung

Der stärkste Archetyp wird während der Schwangerschaft und Geburt geprägt

Der Geburtsvorgang moduliert unseren Geist, unsere Ängste und die Philosophie der Neuzeit an den bergenden Schoß der Mutter. Die Erkenntnis der theoretischen Trennung vom „Ich selbst" und der Welt stellt dann wohl die große Brücke zurück zum vorgeburtlichen Leben her.

Mit der Geburt lebt das Gefühl des menschlichen Geistes auf, das sich auch in der jüdisch-christlichen Religion wiederfindet. In der Erzählung vom Garten Eden, vom Sündenfall, der Trennung vom Göttlichen, vom Hinausgestoßenwerden in eine Welt des Leidens und Sterbens wird kollektives Bewußtsein verbalisiert. Aber dann kommt die Kreuzigung als Akt der höchstmöglichen Leidensstufe, dem die Auferstehung als Akt der höchstmöglichen Erfüllung folgt. Denn durch sie kommt es zur Wiedervereinigung mit dem Göttlichen.

Die Geburt als Gesamtereignis wurde bisher in ihrer philosophischen und erkenntnistheoretischen Perspektive viel zu wenig beachtet. Gerade in dieser Phase verfügt der menschliche Geist über ein hohes Maß an Plastizität, Anpassungsvermögen, Reaktion und Merkfähigkeit. Obwohl das winzige Wesen Mensch, das soeben das Licht der Welt erblickt hat, noch vom Zustand der Hilflosigkeit geprägt ist, hat sein Unterbewußtsein schon die dramatischen Erlebnisse einer Geburt gespeichert.

Möglicherweise wird in dieser Phase bereits die mentale, philosophische und religiöse Grundstruktur des künftigen Menschen geprägt – alles zusammen präjudiziert durch die Vorgänge während der Geburt.

Vielleicht ist die Geburt dann doch jenes Urerlebnis, das letztlich zur Offenbarung des Kosmos führt.

Und daran unmittelbar beteiligt ist die Frau.

Die Geburt aus dem weiblichen Körper ist ein Beweis der Prägung durch den Weltgeist

Theologie, Philosophie und Weltgeist verbinden sich in Schwangerschaft und Geburt

Wenn Sie einen Begriff suchen ...

402

JOHANNES HUBER / ALFRED WORM

Länger leben

später altern

EINE ANLEITUNG

343 Seiten, Format: 15 x 21 cm, gebunden
ISBN 3-85175-692-4   öS 460,- /DM 66,- / SFr 57,50

Dieses Buch wendet sich an alle Menschen, die gerne leben. Es geht all jene an, die länger – und auch im hohen oder höheren Alter noch glücklich – leben wollen. Es ist ein Plädoyer gegen Alkohol-, Nikotin- und Drogenmißbrauch, gegen Völlerei, aber für das gesunde Mittelmaß. Und für ein längeres, gesünderes Leben. Gewissermaßen eine Anleitung zum länger Leben. Die behandelten Probleme sprechen junge und ältere Menschen an, Frauen und Männer. Junge deshalb, weil schon in der Jugend viele Fehler vermieden werden können, deren Folgeschäden im Alter nur sehr schwer zu beheben sind. Davon abgesehen, werden auch junge Menschen älter – und mit dem Älterwerden stellen sich dann jene Veränderungen ein, deren Ursachen nicht selten in der Jugend zu suchen sind.

Es befaßt sich mit Mangelzuständen und deren Beseitigung, aber auch mit der Vermeidung von Hormon„überschwemmungen“, beschreibt jene „freien Radikale“, die – als wild durch den Körper taumelnde Elektronen – verheerende Wirkungen haben und im Extremfall sogar zum Tod führen können. Sport ist ein besonders wichtiges Kapitel in der Bekämpfung dieser „freien Radikale“: Er kann in Maßen betrieben werden – dann wirkt er gesundheitsverlängernd; oder exzessiv – mit zum Teil gravierenden Folgen. Und die Ernährung ebenso.

Auf zahllose Fragen gibt es in diesem Buch Antworten. Die Autoren sparen bewußt keine Themen aus, die von vielen Menschen verdrängt und sogar nicht einmal mit dem Arzt besprochen werden. Es gibt keine Tabus, weil es bei der Vision eines längeren und schöneren Lebens auch nur sehr wenige Probleme gibt, die nicht bewältigt werden können. Sie müssen nur rechtzeitig erkannt und behandelt werden!

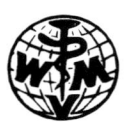

VERLAG WILHELM MAUDRICH
WIEN – MÜNCHEN – BERN